# Begutachtung in der Privaten Unfallversicherung

Elmar Ludolph

# Begutachtung in der Privaten Unfallversicherung

Für Einsteiger und Fortgeschrittene

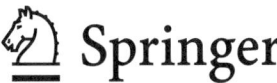

Elmar Ludolph
Chirotherapie Institut für Ärztliche Begutachtung
Düsseldorf, Deutschland

ISBN 978-3-662-71082-1     ISBN 978-3-662-71083-8 (eBook)
https://doi.org/10.1007/978-3-662-71083-8

Die Deutsche Nationalbibliothek verzeichnet diese Publikation in der Deutschen Nationalbibliografie; detaillierte bibliografische Daten sind im Internet über https://portal.dnb.de abrufbar.

© Der/die Herausgeber bzw. der/die Autor(en), exklusiv lizenziert an Springer-Verlag GmbH, DE, ein Teil von Springer Nature 2025

Das Werk einschließlich aller seiner Teile ist urheberrechtlich geschützt. Jede Verwertung, die nicht ausdrücklich vom Urheberrechtsgesetz zugelassen ist, bedarf der vorherigen Zustimmung des Verlags. Das gilt insbesondere für Vervielfältigungen, Bearbeitungen, Übersetzungen, Mikroverfilmungen und die Einspeicherung und Verarbeitung in elektronischen Systemen.
Die Wiedergabe von allgemein beschreibenden Bezeichnungen, Marken, Unternehmensnamen etc. in diesem Werk bedeutet nicht, dass diese frei durch jede Person benutzt werden dürfen. Die Berechtigung zur Benutzung unterliegt, auch ohne gesonderten Hinweis hierzu, den Regeln des Markenrechts. Die Rechte des/der jeweiligen Zeicheninhaber*in sind zu beachten.
Der Verlag, die Autor*innen und die Herausgeber*innen gehen davon aus, dass die Angaben und Informationen in diesem Werk zum Zeitpunkt der Veröffentlichung vollständig und korrekt sind. Weder der Verlag noch die Autor*innen oder die Herausgeber*innen übernehmen, ausdrücklich oder implizit, Gewähr für den Inhalt des Werkes, etwaige Fehler oder Äußerungen. Der Verlag bleibt im Hinblick auf geografische Zuordnungen und Gebietsbezeichnungen in veröffentlichten Karten und Institutionsadressen neutral.

Planung/Lektorat: Antje Lenzen
Springer ist ein Imprint der eingetragenen Gesellschaft Springer-Verlag GmbH, DE und ist ein Teil von Springer Nature.
Die Anschrift der Gesellschaft ist: Heidelberger Platz 3, 14197 Berlin, Germany

Wenn Sie dieses Produkt entsorgen, geben Sie das Papier bitte zum Recycling.

# Vorwort

Die große Fallsammlung zur Privaten Unfallversicherung in dem zum 31.12.2023 eingestellten „Kursbuch der ärztlichen Begutachtung" (ecomed Verlag, Landsberg), entstanden über einen Zeitraum von ca. 25 Jahren, war Anlass für die Überlegung, diese in einem gesonderten Werk zusammenzustellen zur Erläuterung und Kommentierung der einzelnen Ziffern der Allgemeinen Unfallversicherungs-Bedingungen (AUB 2020). Die Vielzahl der Fälle, erweitert um Rechtsprechung, ist der Kern des Buches, das dieses von den übrigen zu den AUB und der PUV erschienenen Büchern unterscheidet. Geachtet wurde auf eine gute Verständlichkeit der zahlreichen Fallbeispiele. Soweit einzelne Fallbeispiele mehrere Aspekte haben, werden diese auch mehrfach aufgegriffen.

Diese Idee traf zusammen mit neu erarbeiteten, aktualisierten Bemessungsempfehlungen für Unfallfolgen in der Privaten Unfallversicherung. Die bisher seit Frühjahr 2009 gültigen Bemessungsempfehlungen (Schröter/Ludolph) bedurften einer Überarbeitung, insbesondere einer Anpassung an geänderte Standzeiten von Endoprothesen, an Erkenntnisse zur Entwicklung umformender Gelenkveränderungen, an geänderte Behandlungsmethoden nach Unfallverletzungen, an geänderte Messblätter, unter Berücksichtigung der Rechtsprechung und unter strenger Umsetzung des Abstraktionsprinzips der Gliedertaxe. Diese seit Mitte 2024 geltenden neuen Bemessungsempfehlungen wurden erstellt unter der Federführung der FGIMB unter Beteiligung der einzelnen Fachgesellschaften sowie mit der Materie vertrauten Institutionen in Deutschland, Österreich und der Schweiz. Dies sind im Einzelnen:

- AGA – Gesellschaft für Arthroskopie und Gelenkchirurgie, Sektion der Deutschen Gesellschaft für Orthopädie und Unfallchirurgie
- BDV – Bund der Versicherten
- D.A.F. – Deutsche Assoziation für Fuß und Sprunggelenk, Sektion der Deutschen Gesellschaft für Orthopädie und Unfallchirurgie
- DGH – Deutsche Gesellschaft für Handchirurgie, Sektion der Deutschen Gesellschaft für Orthopädie und Unfallchirurgie
- DGHNO-KHC – Deutsche Gesellschaft für Hals-Nasen-Ohren-Heilkunde, Kopf- und Halschirurgie
- DGIM – Deutsche Gesellschaft für Innere Medizin
- DGMKG – Deutsche Gesellschaft für Mund-, Kiefer- und Gesichtschirurgie

- DGNB – Deutsche Gesellschaft für neurowissenschaftliche Begutachtung
- DGU – Deutsche Gesellschaft für Urologie
- DOG – Deutsche Ophthalmologische Gesellschaft
- DWG – Deutsche Wirbelsäulengesellschaft
- FGIMB – Fachgesellschaft für Interdisziplinäre Medizinische Begutachtung
- FIMB – Freies Institut für medizinische Begutachtungen (Studienleitung)
- GDV – Gesamtverband der deutschen Versicherungswirtschaft
- Junges Forum O und U der Deutschen Gesellschaft für Orthopädie und Unfallchirurgie
- ÖGU – Österreichische Gesellschaft für Unfallchirurgie
- ÖGOuT – Österreichische Gesellschaft für Orthopädie und Traumatologie
- SIM – Swiss Insurance Medicine
- Mit Versicherungsrecht befasste Juristen/Richter aus Deutschland und Österreich
- Freie unfallchirurgisch/orthopädische Mitarbeiter/Berater

Der Dank des Autors gilt dem Springer Verlag für die Umsetzung der Publikation – allen voran Frau A. Lenzen für Ihre Geduld, Ihre Anleitungen und Anregungen, die gute Zusammenarbeit, die zahlreichen Hilfestellung und die stetige Hilfsbereitschaft.

Düsseldorf, Deutschland  E. Ludolph
Herbst 2025

# Inhaltsverzeichnis

**Teil I  Allgemeiner Teil**

**1  Historie**........................................................ 3

**2  Rechtsgrundlagen** ............................................ 5

**3  Der Gutachtenauftrag** ....................................... 9

**4  Die gutachtliche Untersuchung** ............................. 13
    4.1  Der Proband kommt zur Untersuchung. Was ist zu beachten? ..... 13
    4.2  Die klinische Untersuchung................................ 16
        4.2.1  Angaben zur Person................................ 17
        4.2.2  Inspektion......................................... 18
        4.2.3  Palpation ......................................... 21
        4.2.4  Stabilitätsprüfung................................. 21
        4.2.5  Funktionsprüfung.................................. 22
        4.2.6  Messblätter und Skelettskizzen ..................... 25
        4.2.7  Zusammenfassung: Die klinische Untersuchung.......... 36
    4.3  Die bildgebende Untersuchung ............................ 37
        4.3.1  Rechtsgrundlagen.................................. 37
        4.3.2  Röntgenaufnahmen ................................ 38
        4.3.3  Rückschlüsse aus dem Ergebnis bildgebender Aufnahmen.......................................... 39
        4.3.4  Zusammenfassung: Die bildgebende Untersuchung ....... 40
    4.4  Die Fotodokumentation .................................. 41
    Literatur........................................................ 42

**5  Die Rangordnung/Wertigkeit der erhobenen Befunde** ............. 43
    5.1  Zusammenfassung: Rangordnung/Wertigkeit der erhobenen Befunde ................................................. 45

**6  Die gutachtliche Beurteilung** ................................. 47
    6.1  Der ärztliche Gutachter als Wissensvermittler................. 47
        6.1.1  Die Sprache des Gutachtens......................... 47
        6.1.2  Worte vermitteln Inhalte ........................... 48
        6.1.3  Der Gutachter, kein Fachmann für „Glaubensfragen"...... 48

|  |  | 6.1.4 | Zu vermitteln ist die herrschende bzw. konsentierte Meinung.......................................... | 50 |
|---|---|---|---|---|
|  |  | 6.1.5 | Zusammenfassung: Der ärztliche Gutachter als Wissensvermittler.................................... | 50 |
|  | 6.2 | Kausalität (Zusammenhangsgutachten)....................... | | 51 |
|  |  | 6.2.1 | Adäquanztheorie ................................ | 51 |
|  |  | 6.2.2 | Zusammenfassung: Adäquanztheorie ................. | 53 |
|  |  | 6.2.3 | Partialkausalität: Ziff. 3 AUB 2020: „Was passiert, wenn Unfallfolgen mit Krankheiten oder Gebrechen zusammentreffen?" ............................... | 53 |
|  |  | 6.2.4 | Zusammenfassung: Partialkausalität .................. | 55 |
|  |  | 6.2.5 | Nachschaden .................................... | 55 |
|  |  | 6.2.6 | Zusammenfassung: Nachschaden .................... | 56 |
|  | 6.3 | Beweis ............................................... | | 56 |
|  |  | 6.3.1 | Beweislast ...................................... | 56 |
|  |  | 6.3.2 | Beweismaß...................................... | 59 |
|  |  | 6.3.3 | Beweismittel .................................... | 61 |
|  |  | 6.3.4 | Zusammenfassung: Beweis ......................... | 62 |
|  | 6.4 | Zustandsgutachten...................................... | | 62 |
|  |  | 6.4.1 | Die aktuellen Bemessungsempfehlungen .............. | 63 |
|  |  | 6.4.2 | Zusammenfassung: Zustandsgutachten ................ | 63 |

**Teil II  Bemessungsempfehlungen**

| 7 | **Aufbau und Systematik der Bemessungsempfehlungen**........... | | 67 |
|---|---|---|---|
|  | 7.1 | Schaftverletzungen...................................... | 67 |
|  | 7.2 | Weichteilverletzungen ................................... | 68 |
|  | 7.3 | Gelenkverletzungen ..................................... | 68 |
|  | 7.4 | Vorgehen bei der Begutachtung ............................ | 69 |

| 8 | **Bemessungsempfehlungen zur Invalidität in der Privaten Unfallversicherung** ........................................... | | | 71 |
|---|---|---|---|---|
|  | 8.1 | Vorbemerkungen ....................................... | | 71 |
|  | 8.2 | Relevanz konsentierter Invaliditätseckwerte .................. | | 72 |
|  | 8.3 | Umsetzung der Allgemeinen Unfallversicherungsbedingungen .... | | 73 |
|  | 8.4 | Anmerkung zur Vergleichbarkeit von Invaliditätswerten.......... | | 74 |
|  | 8.5 | Normalbeweglichkeit eines Gelenks ........................ | | 74 |
|  | 8.6 | Gliedertaxe............................................ | | 76 |
|  |  | 8.6.1 | Obere Gliedmaßen................................ | 76 |
|  |  | 8.6.2 | Untere Gliedmaßen ............................... | 87 |
|  |  | 8.6.3 | Thrombosefolgen und unfallbedingte Lymphödeme....... | 93 |
|  |  | 8.6.4 | Unfallbedingte Arthrosen........................... | 94 |
|  |  | 8.6.5 | Unfallbedingte Endoprothesen....................... | 94 |
|  | 8.7 | Invalidität außerhalb der Gliedertaxe ........................ | | 94 |
|  |  | 8.7.1 | Wirbelsäule ..................................... | 94 |
|  |  | 8.7.2 | Becken (Tab. 8.21)................................ | 97 |

          8.7.3    Brustkorb, Brustbein, Rippen (Tab. 8.22) .............. 99
          8.7.4    Bauchdecke (Tab. 8.23) ............................ 99
          8.7.5    Verbrennungs-/Verbrühungs-/Verätzungsfolgen .......... 100
          8.7.6    Addendum – BGH-Rechtsprechung zum Schultergelenk ... 101
   8.8    Fazit für die Praxis ...................................... 101
   Literatur. .................................................... 101

9  **Weitere Bemessungsempfehlungen** ............................ 103
   9.1    Bemessung der Invalidität nach Abdominalverletzungen ......... 103
          9.1.1    Schwerbehindertenrecht und Soziales
                   Entschädigungsrecht ............................... 103
          9.1.2    Gesetzliche Unfallversicherung (SGB VII) .............. 104
          9.1.3    Private Unfallversicherung. ......................... 104
   9.2    Spezifische Verletzungsbilder ............................. 105
          9.2.1    Verlust der Milz .................................. 105
          9.2.2    Verlust einer Niere ................................ 106
          9.2.3    Verletzungen der Harn- und Geschlechtsorgane .......... 108
          9.2.4    Verletzungen des Verdauungstraktes .................. 109
   9.3    Bemessung der Invalidität bei Funktionseinbußen des
          Herzens (H. G. Gieretz und E. Ludolph) ..................... 110
   9.4    Bemessung der Invalidität bei Lungenfunktionsstörungen
          (H. G. Gieretz und E. Ludolph) ............................ 116
   9.5    Bemessung der Invalidität nach Nierenverletzungen ............. 117
   9.6    Bemessung der Invalidität nach
          Verbrennungen/Verbrühungen/Verätzungen ................... 117
   9.7    Bemessung der Invalidität bei Lymphödem ................... 118
   Literatur. .................................................... 119

**Teil III   AUB 2020 (inhaltlich nahezu gleichlautend mit den
            AUB 88, 99, 2008, 2010, 2014) – systematisch
            erläutert an Hand von Fallbeispielen**

10  „**Unfallbegriff**": Ziff. 1.3 AUB 2020. ........................... 123
    10.1    „Ereignis". ........................................... 123
            10.1.1    Eigenbewegung ................................ 125
            10.1.2    Zusammenfassung: „Ereignis". .................... 126
    10.2    „Von außen". ......................................... 127
            10.2.1    Zusammenfassung: „Von außen". .................. 132
    10.3    „Plötzlich" ........................................... 132
            10.3.1    Zusammenfassung: „Plötzlich" .................... 135
    10.4    „Auf ihren Körper" .................................... 135
            10.4.1    Zusammenfassung: „Auf ihren Körper" ............. 137
    10.5    „unfreiwillig". ........................................ 137
            10.5.1    Zusammenfassung: „Unfreiwillig" ................. 139
    10.6    „Gesundheitsschädigung" ............................... 139
            10.6.1    Zusammenfassung: „Gesundheitsschädigung" ......... 140

|     |        |           |                                                                                          |     |
| --- | ------ | --------- | ---------------------------------------------------------------------------------------- | --- |
|     | 10.7   |           | „Erweiterter Unfallbegriff": Ziff. 1.4 AUB 2020                                          | 140 |
|     |        | 10.7.1    | „Erhöhte" Kraftanstrengung                                                               | 141 |
|     |        | 10.7.2    | Zusammenfassung: „Erhöhte" Kraftanstrengung                                              | 142 |
|     |        | 10.7.3    | Die versicherte Eigenbewegung                                                            | 142 |
|     |        | 10.7.4    | Zusammenfassung: Die versicherte Eigenbewegung                                           | 143 |
|     |        | 10.7.5    | Die versicherten Verletzungsmechanismen                                                  | 144 |
|     |        | 10.7.6    | Zusammenfassung: Die versicherten Verletzungsmechanismen                                 | 146 |
|     |        | 10.7.7    | Die versicherten Gesundheitsschädigungen                                                 | 146 |
|     |        | 10.7.8    | Zusammenfassung: Die versicherten Gesundheitsschädigungen                                | 146 |
| 11  | **„Invalidität": Ziff. 2.1.1.1 AUB 2020**                                                                                           | 147 |
|     | 11.1   |           | Problematische Fallgruppen                                                               | 148 |
|     |        | 11.1.1    | Das rein subjektive Beschwerdebild                                                       | 148 |
|     |        | 11.1.2    | „Bagatelltraumen" bei schwersten unfallfremden Veränderungen                             | 149 |
|     |        | 11.1.3    | Zusammentreffen von möglichen Unfallfolgen und einer unfallfremden Krankheit             | 150 |
|     |        | 11.1.4    | Invalidität bei paarigen Organen                                                         | 150 |
|     |        | 11.1.5    | Zusammenfassung: „Invalidität"                                                           | 152 |
| 12  | **Prognose: Ziff. 2.1.1.1 Satz 3 AUB 2020**                                                                                         | 153 |
|     | 12.1   |           | Zeitpunkt für die Prognose                                                               | 153 |
|     |        | 12.1.1    | Zur Diskussion steht eine Gelenkverletzung (Arthrose)                                    | 154 |
|     |        | 12.1.2    | Die Befunde unterliegen einem ständigen Wechsel                                          | 155 |
|     |        | 12.1.3    | Die ärztliche Behandlung ist zum Ende des 3. Unfalljahres noch nicht abgeschlossen       | 155 |
|     |        | 12.1.4    | Die weitere Entwicklung der Unfallfolgen ist zum Ende des 3. Unfalljahrs nicht bzw. nur begrenzt zu prognostizieren (künstlicher Gelenkersatz) | 157 |
|     |        | 12.1.5    | Der abschließende Behandlungserfolg ist von der Mitwirkung des Versicherten abhängig     | 158 |
|     |        | 12.1.6    | Zusammenfassung: Prognose                                                                | 159 |
| 13  | **„Eintritt und ärztliche Feststellung der Invalidität": Ziff. 2.1.1.2 AUB 2020**                                                   | 161 |
|     | 13.1   |           | Die Bedeutung der Invaliditätseintrittsfrist                                             | 161 |
|     |        | 13.1.1    | Zusammenfassung: Die Bedeutung der Invaliditätseintrittsfrist                            | 163 |
|     | 13.2   |           | Die Fristenregelung                                                                      | 163 |
|     |        | 13.2.1    | Was ist in Bezug auf die ärztliche Bestätigung zu beachten?                              | 164 |
|     |        | 13.2.2    | Zusammenfassung: Die Fristenregelung                                                     | 166 |

13.3 „Geltendmachung der Invalidität": Ziff. 2.1.1.3 AUB 2020 ...... 167
    13.3.1 Zusammenfassung: „Geltendmachung der Invalidität"... 168

# 14 „Keine Invalidität bei Unfalltod im ersten Jahr": Ziff. 2.1.1.4 AUB 2020 ......................................... 169
14.1 „Todesfallleistung": Ziff. 2.6 AUB 2020 .................... 169
    14.1.1 Zusammenfassung: „Keine Invalidität bei Unfalltod im ersten Jahr"/„Todesfallleistung"........... 171

# 15 „Berechnung der Invaliditätsleistung": Ziff. 2.1.2.1 AUB 2020 ...... 173

# 16 „Bemessung des Invaliditätsgrads": Ziff. 2.1.2.2 Satz 1 AUB 2020 .... 175
16.1 „Gliedertaxe"......................................... 175
    16.1.1 Gliedertaxe, abstrakter, genereller Maßstab............ 175
    16.1.2 Gleiche Bemessung gleicher Funktionseinbußen ....... 176
    16.1.3 Getrennte Bemessung jeder Gliedmaße............... 176
    16.1.4 Individuelle Normabweichungen.................... 177
    16.1.5 Zusammenfassung: „Gliedertaxe", abstrakter, genereller Maßstab........................ 177
16.2 „Gliedertaxe": Ziff. 2.1.2.2.1 AUB 2020.................... 178
    16.2.1 Die „Bemessung des Invaliditätsgrades" *innerhalb* der Gliedertaxe.................................. 178
    16.2.2 Zusammenfassung: Die „Bemessung der Invaliditätsgrades" *innerhalb* der Gliedertaxe.......... 185
16.3 Sonderfälle *innerhalb* der Gliedertaxe – Der (künstliche) Ersatz von Körperstrukturen ............................. 186
    16.3.1 Zusammenfassung: Sonderfälle *innerhalb* der Gliedertaxe – Der (künstliche) Ersatz von Körperstrukturen ................................ 189
16.4 Bemessung außerhalb der Gliedertaxe: Ziff. 2.1.2.2.2 AUB 2020 ............................................. 189
    16.4.1 „Wertungswiderspruch"........................... 189
    16.4.2 „Normale körperliche oder geistige Leistungsfähigkeit": Ziff. 2.1.2.2.2 (1) Satz 1 AUB 2020. ................. 191
    16.4.3 „Ausschließlich nach medizinischen Gesichtspunkte": Ziff. 2.1.2.2.2 (2) AUB 2020 ...................... 192
    16.4.4 „insgesamt": Ziff. 2.1.2.2.2 (1) Satz 1 AUB 2020....... 194
    16.4.5 „Durchschnittliche Person gleichen Alters und Geschlechts": Ziff. 2.1.2.2.2 (1) Satz 2 AUB 2020 ...... 194
    16.4.6 Zusammenfassung: „Bemessung *außerhalb* der Gliedertaxe"..................................... 195
16.5 „Invaliditätsgrad bei Beeinträchtigung mehrerer Körperteile oder Sinnesorgane": Ziff. 2.1.2.2.4 ....................... 195
    16.5.1 Zusammenfassung: „Invaliditätsgrad bei Beeinträchtigung mehrerer Körperteile oder Sinnesorgane" ............................... 196

|  | 16.6 | Die Bemessung des Schmerzes ............................ 196 |
|  |  | 16.6.1 Die Bemessung des ungewöhnlichen Schmerzes ....... 198 |
|  |  | 16.6.2 Zusammenfassung: Die Bemessung des Schmerzes ..... 200 |

**17 „Minderung bei Vorinvalidität": Ziff. 2.1.2.2.3 AUB 2020** .......... 201
    17.1 Die Vorinvalidität bei Unfallfolgen innerhalb der Gliedertaxe .... 202
        17.1.1 Zusammenfassung: Die Vorinvalidität bei
                Unfallfolgen innerhalb der Gliedertaxe ................ 211
    17.2 Die Vorinvalidität bei Unfallfolgen außerhalb der Gliedertaxe .... 211
        17.2.1 Zusammenfassung: Die Vorinvalidität bei
                Unfallfolgen außerhalb der Gliedertaxe................ 215
    17.3 Typische Fehler bei der Bemessung der Vorinvalidität .......... 215
        17.3.1 Zusammenfassung: Typische Fehler bei der
                Bemessung der Vorinvalidität ..................... 219

**18 „Was passiert, wenn Unfallfolgen mit Krankheiten oder Gebrechen zusammentreffen?": Ziff. 3 AUB 2020**................. 221
    18.1 Die Mitwirkung von „Krankheiten oder Gebrechen" ........... 222
        18.1.1 „an der Gesundheitsschädigung": .................... 222
        18.1.2 „oder ihren *Folgen*" ............................... 222
        18.1.3 Höhe der Mitwirkung............................... 222
        18.1.4 „Krankheiten" ................................... 223
        18.1.5 „Gebrechen".................................... 223
    18.2 Mitwirkung am *Eintritt* der „Gesundheitsschädigung".......... 224
    18.3 Mitwirkung an den *Folgen* der Gesundheitsschädigung ......... 225
    18.4 Mitwirkung am *Eintritt* der Gesundheitsschädigung *und* ihren *Folgen*............................................. 226
    18.5 Mitwirkung *altersentsprechender Veränderungen*.............. 228
    18.6 Zusammenfassung: „Was passiert, wenn Unfallfolgen mit Krankheiten oder Gebrechen zusammentreffen?"................ 232

**19 „Was ist nicht versichert?": Ziff. 5 AUB 2020** ..................... 233
    19.1 „Ausgeschlossene Unfälle": Ziff. 5.1 AUB 2020 .............. 233
        19.1.1 „Bewusstseinsstörung" infolge „gesundheitlicher
                Beeinträchtigung" ............................... 234
        19.1.2 Übermüdung/Sekundenschlaf ....................... 235
        19.1.3 Bewusstseinsstörung durch „Alkoholkonsum" .......... 236
        19.1.4 Zusammenfassung: „Ausgeschlossene Unfälle",
                „Bewusstseinsstörung" ............................ 237
    19.2 „Ausgeschlossene Gesundheitsschäden": Ziff. 5.2 AUB 2020 .... 237
        19.2.1 „Schäden an Bandscheiben" ....................... 237
        19.2.2 Blutungen aus inneren Organen und Gehirnblutungen ... 238
        19.2.3 Zusammenfassung: „Ausgeschlossene
                Gesundheitsschäden", „Schäden an Bandscheiben"
                sowie „Blutungen aus inneren Organen und
                Gehirnblutungen"................................ 239

| | | | |
|---|---|---|---|
| | 19.3 | Ausschluss von „Gesundheitsschäden durch Heilmaßnahmen oder Eingriffe am Körper der versicherten Person": Ziff. 5.2.3 AUB 2020 | 239 |
| | | 19.3.1 „Heilmaßnahmen" | 240 |
| | | 19.3.2 „Eingriffe am Körper" | 241 |
| | | 19.3.3 Zusammenfassung: „Gesundheitsschäden durch Heilmaßnahmen oder Eingriffe am Körper" | 242 |
| | 19.4 | Ausschluss „krankhafter Störungen infolge psychischer Reaktionen, auch wenn diese durch einen Unfall verursacht wurden": Ziff 5.2.6 AUB 2020 | 242 |
| | | 19.4.1 Zusammenfassung: „Krankhafte Störungen infolge psychischer Reaktionen" | 248 |
| | Literatur | | 249 |
| 20 | „Was ist nach einem Unfall zu beachten (Obliegenheiten)?": Ziff. 7.1 AUB 2020 | | 251 |
| | 20.1 | Zusammenfassung: „Was ist nach einem Unfall zu beachten (Obliegenheiten)?" | 252 |
| 21 | „Neubemessung des Invaliditätsgrads": Ziff. 9.4 AUB 2020 | | 253 |
| | 21.1 | Zusammenfassung: „Neubemessung des Invaliditätsgrad" | 255 |
| 22 | „Was bedeutet die vorvertragliche Anzeigepflicht und welche Folgen hat ihre Verletzung?": Ziff. 13 AUB 2020 | | 257 |
| | 22.1 | Zusammenfassung: „Was bedeutet die vorvertragliche Anzeigepflicht und welche Folgen hat ihre Verletzung?" | 259 |
| 23 | „Tagegeld, Voraussetzungen für die Leistung": Ziff. 2.4 und 2.4.1 AUB 2020 | | 261 |
| | 23.1 | Höhe und Dauer der Leistung: Ziff. 2.4.2 AUB 2020 | 261 |
| | 23.2 | Vorinvalidität und Mitwirkung unfallfremder Krankheiten oder Gebrechen | 264 |
| | 23.3 | Darlegungslast, Beweislast und Beweismaß | 264 |
| | 23.4 | Zusammenfassung: „Tagegeld" | 265 |
| 24 | Krankenhaustagegeld, „Voraussetzungen für die Leistung": Ziff. 2.5.1 AUB 2020 | | 267 |
| | 24.1 | „Höhe und Dauer der Leistung": Ziff. 2.5.2 AUB 2020 | 267 |
| | 24.2 | Vorinvalidität und Mitwirkung unfallfremder Krankheiten oder Gebrechen | 270 |
| | 24.3 | Darlegungslast, Beweislast und Beweismaß | 271 |
| | 24.4 | Zusammenfassung: Krankenhaustagegeld | 271 |

**25 Anhang: Übergangsleistung (AUB 61 bis AUB 2014)** .............. 273
    25.1  Übergangsleistung, Voraussetzung für die Leistung:
           Ziff. 2.3.1 AUB 2014 ................................... 273
    25.2  Vorinvalidität und Mitwirkung unfallfremder Krankheiten
           oder Gebrechen ....................................... 275
    25.3  Darlegungslast, Beweislast und Beweismaß ................. 275
    25.4  Zusammenfassung: „Übergangsleistung" .................... 275

**Literatur** ................................................. 277

**Stichwortverzeichnis** ...................................... 279

# Abkürzungsverzeichnis

| | |
|---|---|
| A | Armwert |
| AGB | Allgemeine Geschäftsbedingungen |
| AGBG | Gesetz zur Regelung des Rechts der Allgemeinen Geschäftsbedingungen |
| AHB | Anschlussheilbehandlung |
| ALARA | As Low As Reasonably Archievable |
| Art. | Artikel |
| AUB | Allgemeine Unfallversicherungs-Bedingungen (Deutschland) |
| AUVB | Allgemeine Bedingungen für die Unfallversicherung (Österreich) |
| | |
| B | Beinwert |
| BAV | Bundesaufsichtsamt für das Versicherungswesen |
| BB | Besondere Bedingungen |
| BGB | Bürgerliches Gesetzbuch |
| BGH | Bundesgerichtshof |
| BK | Berufskrankheit |
| BSG | Bundessozialgericht |
| BVA | Bundesversicherungsamt |
| BWK | Brustwirbelkörper |
| | |
| CRPS | Complex Regional Pain Syndrome |
| CT | Computertomografie/Computertomogramm |
| | |
| D | Daumenwert |
| DGOOC | Deutsche Gesellschaft für Orthopädie und Orthopädische Chirurgie |
| DGOU | Deutsche Gesellschaft für Orthopädie und Unfallchirurgie |
| DGU | Deutsche Gesellschaft für Unfallchirurgie |
| | |
| EF | Ejection fraction (Auswurfleistung der linken Herzkammer) |
| EKG | Elektrokardiogramm |
| EU | Europäische Union |

| | |
|---|---|
| EVC | Exspiratorische Vitalkapazität |
| F | Fußwert |
| FEV | Forcierte expiratorische Einsekundenkapazität in Prozent der Vitalkapazität (Tiffenau) |
| FGIMB | Fachgesellschaft Interdiziplinäre Medizinische Begutachtung |
| Fi | Fingerwert |
| FS | Fraction shortening (Maß für die systolische Verkürzung der linken Herzkammer) |
| FSA | Forschungsgesellschaft für angewandte Systemsicherheit und Arbeitsmedizin |
| FVC | Forcierte Vitalkapazität |
| GdB | Grad der Behinderung |
| GdS | Grad der Schädigungsfolgen |
| GDV | Gesamtverband der Deutschen Versicherungswirtschaft |
| GDW | Grunddeckplattenwinkel |
| GG | Grundgesetz |
| GKV | Gesetzliche Krankenversicherung |
| GUV | Gesetzliche Unfallversicherung |
| GVG | Gerichtsverfassungsgesetz |
| Gz | Großzehenwert |
| H | Handwert |
| HG | Handgelenk |
| HW | Halswirbel |
| HWS | Halswirbelsäule |
| LG | Landgericht |
| LSG | Landessozialgericht |
| LWK | Lendenwirbelkörper |
| MRT | Magnetresonanztomografie (Kernspin) |
| M. | Musculus (Muskel) |
| N | Nervus (Nerv) |
| OGH | Oberster Gerichtshof Österreich |
| OLG | Oberlandesgericht |
| PA | Pulmonalarterie (Lungenschlagader) |
| $pCO_2$ | Kohlendioxidpartialdruck |
| $pO_2$ | Sauerstoffpartialdruck |

| | |
|---|---|
| PUV | Private Unfallversicherung |
| | |
| RG | Reichsgericht |
| RHG | Reichshaftpflichtgesetz |
| RVO | Reichsversicherungsordnung |
| | |
| SG | Sozialgericht |
| SGB | Sozialgesetzbuch |
| StrlschG | Strahlenschutzgesetz |
| StrschV | Strahlenschutzverordnung |
| | |
| Tab. | Tabelle |
| | |
| UVG | Unfallversicherungsgesetz |
| | |
| VC | vital capacity (Vitalkapazität) |
| VN | Versicherungsnehmer |
| VVG | Versicherungsvertragsgesetz |
| | |
| W | Watt |
| WHO | Weltgesundheitsorganisation |
| WPW | Wolff-Parkinson-White-Syndrom |
| | |
| Z | Zehenwert |
| Ziff. | Ziffer |
| ZPO | Zivilprozessordnung |

# Teil I
# Allgemeiner Teil

# Historie 1

Die moderne Unfallversicherung in Deutschland nahm ihren Anfang mit dem Aufbau des Eisenbahnverkehrs Mitte des 19. Jahrhunderts. Das feuerspeiende Monstrum, die Eisenbahn, flößte Respekt ein. Es war der Wunsch der Passagiere, sich vor den wirtschaftlichen Folgen von Unfällen durch das neue Verkehrsmittel zu schützen. Der entscheidende Aufschwung kam aber mit der Einführung der Unternehmerhaftung durch das Reichshaftpflichtgesetz (RHG) im Jahr 1871 und der Möglichkeit, sich durch Abschluss einer Privaten Unfallversicherung gegen das Haftungsrisiko abzusichern.

> § 1 Reichshaftpflichtgesetz
> *"Wenn bei dem Betriebe einer Eisenbahn ein Mensch getötet oder körperlich verletzt wird, so haftet der Betriebs-Unternehmer für den dadurch entstandenen Schaden."*

> § 2 Reichshaftpflichtgesetz
> *"Wer ein Bergwerk, einen Steinbruch, eine Gräberei (Grube) oder eine Fabrik betreibt, haftet, wenn ein Bevollmächtigter oder ein Repräsentant oder eine zur Leitung oder Beaufsichtigung des Betriebes oder der Arbeiter angenommene Person durch ein Verschulden in Ausführung der Dienstverrichtungen den Tod oder die Körperverletzung eines Menschen herbeigeführt hat, für den dadurch entstandenen Schaden."*

Auf den vom Unternehmer zu zahlenden Schadenersatz konnten Versicherungsleistungen der PUV angerechnet werden, wenn der Unternehmer zumindest 1/3 des Versicherungsbeitrags übernommen hatte.

> § 4 Reichshaftpflichtgesetz
> *"War der Getödtete oder Verletzte unter Mitleistung von Prämien oder anderen Beiträgen durch den Betriebs-Unternehmer bei einer Versicherungsanstalt, Knappschafts-, Unterstützungs-, Kranken- oder ähnlichen Kasse gegen den Unfall versichert, so ist die Leistung der Letzteren an den Ersatzberechtigten auf die Entschädigung einzurechnen, wenn die Mitleistung des Betriebs-Unternehmers nicht unter einem Drittel der Gesamtleistung beträgt."*

Abgeschlossen wurden sog. Arbeiter-Kollektivunfallversicherungen. Diese Entwicklung endete jedoch mit der Bismarck'schen Sozialgesetzgebung, die dem Reichshaftpflichtgesetz weitgehend den Boden entzog. Am 01.10.1985 trat das Unfallversicherungsgesetz (UVG) in Kraft, abgelöst am 19.07.1911 durch die Reichsversicherungsordnung (RVO) und am 01.01.1997 durch das Sozialgesetzbuch (SGB) VII (Gesetzliche Unfallversicherung – GUV), das Arbeiter in Bergwerken, Aufbereitungsanstalten, Gräbereien, Salinen, Steinbrüchen, auf Werften und Bauhöfen sowie in Fabriken und Hüttenwerken gegen „Betriebsunfälle" versicherte. Das Bedürfnis, sich auch außerhalb der Arbeit gegen Unfälle zu versichern, war aber geweckt, sodass sich die Private Unfallversicherung alsbald von diesem Rückschlag erholte. Zu Beginn des 20. Jahrhunderts wurde die Private Unfallversicherung in Deutschland bereits von 29 Unternehmen betrieben. Am 01.01.1997 schlossen sich die Privaten Versicherungsunternehmen zum Gesamtverband der Deutschen Versicherungswirtschaft (GDV) zusammen. Ihm gehören derzeit ca. 90 Versicherungsgesellschaften an (Auskunft des GDV vom 21.06.2024), die die Private Unfallversicherung anbieten. Durch Unternehmensübernahmen, durch Zusammenschlüsse, Abspaltungen bzw. Zuwachs aus dem Ausland ändert sich diese Zahl ständig. Aufgabe des GDV ist es u. a., einheitliche Versicherungsbedingungen zu erarbeiten, sog. *Musterbedingungen*, die jedoch für die einzelnen Gesellschaften seit 1994 nicht mehr verbindlich sind (EU-Recht). Ab diesem Zeitpunkt ist das Erfordernis weggefallen, Versicherungsbedingungen vor ihrer Verwendung vom Bundesaufsichtsamt für das Versicherungswesen (BAV) genehmigen zu lassen. In der Folge wurden – aus Wettbewerbsgründen – zahlreiche neue Produkte entwickelt – z. B. die Versicherung von „Eigenbewegungen" oder die höhere Bemessung von Gliedmaßen entgegen der Gliedertaxe (Musterbedingungen), die das Gleichgewicht der AUB zum Wanken bringen und den ärztlichen Gutachter vor kaum lösbare Aufgaben stellen.

> Wenn in den konkret vereinbarten Unfallversicherungsbedingungen die Invaliditätsgrade von denjenigen der Musterbedingungen abweichen, z. B. der Invaliditätsgrad für den Daumen statt mit 20 % (Musterbedingungen) mit 50 % angegeben ist, die Hand aber entsprechend den Musterbedingungen bei 55 % verbleibt, und dadurch Probleme auf den Gutachter zukommen, sollte er sich an die Musterbedingungen (AUB) halten. Die Lösung des Problems ist der Versicherung zu überlassen, die sich an ihren Beratenden Arzt wenden kann.

# Rechtsgrundlagen 2

Die Private Unfallversicherung ist eine *Summenversicherung*, weil sich die Höhe der Leistungen – anders als in der Schadenversicherung – nicht nach dem konkreten Schaden des Versicherungsnehmers, sondern – neben der unfallbedingten Gesundheitsschädigung – nach der bei Vertragsabschluss vereinbarten Versicherungssumme richtet. Ihr Kern ist die *Invaliditätsleistung*, deren Höhe sich – neben den unfallbedingten Funktionseinbußen – nach der abgeschlossenen Versicherungssumme richtet. Die Private Unfallversicherung ist Teil des Bürgerlichen Rechts. Für Rechtsstreitigkeiten sind also die Zivilgerichte – Amtsgericht, Landgericht, Oberlandesgericht und Bundesgerichtshof – zuständig. Vor Gericht gilt die Zivilprozessordnung (ZPO). Deren Regeln sind auch außerhalb eines Rechtsstreits das Leitbild für die Dreierbeziehung: Auftraggeber, versicherte Person (Proband), ärztlicher Gutachter. Die Private Unfallversicherung ist im Bürgerlichen Gesetzbuch (BGB), im Versicherungsvertragsgesetz (VVG), vor allem in den §§ 178–191, und in den AUB geregelt. Die AUB sind vergleichbar den Allgemeinen Geschäftsbedingungen – z. B. der Banken – und unterliegen den gleichen Auslegungsregeln (§§ 305–310 BGB). Dazu der BGH (Urteil vom 06.07.2016 – IV ZR 44/15):

> *„Allgemeine Versicherungsbedingungen sind so auszulegen, wie ein durchschnittlicher Versicherungsnehmer sie bei verständiger Würdigung, aufmerksamer Durchsicht und Berücksichtigung des erkennbaren Sinnzusammenhangs verstehen kann. Dabei kommt es auf die Verständnismöglichkeiten eines Versicherungsnehmers ohne versicherungsrechtliche Spezialkenntnisse und damit auch auf seine Interessen an."*

Diese nicht zu beanstandende Auslegungsregel hat zwar nach dem Verständnis des BGH (z. B. Urteil vom 24.05.2006 – IV ZR 203/03) zu für den unbedarften Leser abwegig anmutenden Konsequenzen geführt, die zum konkret vorgestellten Sachverhalt ausschließlich die *AUB 88* betreffen. Nach § 7 I. (2) a) der *AUB 88* ist vereinbart:

> „Als feste Invaliditätsgrade gelten – unter Ausschluss des Nachweises einer höheren oder geringeren Invalidität – bei Verlust oder Funktionsunfähigkeit eines Armes im Schultergelenk 70 %, einer Hand im Handgelenk 55 % und eines Fußes im Fußgelenk 40 %."

Die Versicherungsbedingungen (*AUB 88*) setzen also den „Verlust" und die „Funktionsunfähigkeit" (!) eines Armes, einer Hand, eines Fußes gleich und gewähren dafür die gleichen Leistungen. Dies war so gemeint und wurde auch über viele Jahre so verstanden, dass unter „Funktionsunfähigkeit" eine dem Verlust vergleichbare Funktionseinbuße, d. h. die vollständige Lähmung eines Armes einschließlich Schultergelenk, verstanden wurde. Der BGH bezieht jedoch die „Funktionsunfähigkeit" ausschließlich auf das Schultergelenk, das Handgelenk, das Fußgelenk und setzt z. B. – ausgehend von den *AUB 88* – die Funktionsunfähigkeit eines Armes im Schultergelenk, einer Hand im Handgelenk, eines Fußes im Fußgelenk der Versteifung von Schulter-, Hand- und Fußgelenk gleich, obwohl z. B. bei der versteiften Schulter die anderen Funktionen des Armes voll intakt sein können, Ellenbogen- Hand- und Fingergelenke frei bewegt werden können, der Arm also alles andere als funktionslos ist und ein Vergleich mit dem Verlust des Armes im Schultergelenk völlig fernliegend ist. Der BGH begründet dies wie folgt (Urteil vom 24.05.2006 – IV ZR 203/03):

> „Da der Versicherungsnehmer die Formulierung „eines Armes im Schultergelenk" auch so verstehen kann, dass auf die (volle oder teilweise) Funktionsunfähigkeit im Gelenk selbst abzustellen ist und nicht auf die Funktionsunfähigkeit des Armes insgesamt, ist nach §§ 5 AGBG, 305c Abs. 2 BGB diese ihm günstigere Auslegung maßgebend."

Argumentiert wird also mit der *Unklarheitenregel* (§ 305 c (2) BGB): „Zweifel bei der Auslegung Allgemeiner Geschäftsbedingungen gehen zu Lasten des Verwenders", wobei jedoch der durchschnittliche Versicherungsnehmer durchaus erkennen kann, dass z. B. für ein versteiftes Schultergelenk – ausgehend vom Aufbau der Gliedertaxe – nicht die gleichen Leistungen zu erwarten sind wie für den Verlust eines Armes im Schultergelenk. Auch die nachfolgenden AUB haben teils merkwürdige Auslegungen durch den BGH erfahren. Dazu wird jedoch im Rahmen der einzelnen Bestimmungen der AUB Stellung genommen.

Im Laufe der Jahre haben sich die Musterbedingungen (AUB) wiederholt geändert. Versucht wurde, sie zu modernisieren. Den einzelnen Versicherungsverträgen liegen also unterschiedliche Musterbedingungen zugrunde. Der zeitliche Rahmen dieses Buches beginnt mit den AUB 88 und endet mit den AUB 2020. Die Änderungen der Musterbedingungen (AUB 88/94/99/2010/2014/2020), spielen für den ärztlichen Gutachter – mit minimalen Ausnahmen – keine Rolle. Zwar wurden die Paragrafen zu Ziffern. Geändert hat sich ihre Reihenfolge. Im Gegensatz zu den AUB 88/94, die damit beginnen, was nicht versichert ist, stehen an erster Stelle in den dann folgenden AUB – kundenfreundlicher – die versicherten Leistungen. Der für den ärztlichen Gutachter relevante Teil der Musterbedingungen ist jedoch inhaltlich seit 1988 im Wesentlichen unverändert geblieben – zu wenigen Passagen zwar entstellend interpretiert durch eine teilweise wenig nachvollziehbare höchstrichterliche Rechtsprechung, der jedoch zu folgen ist, da sie die Auslegungsregeln der jeweiligen AUB vorgibt und der Auftraggeber eines Gutachtens und damit der ärztliche Gutachter sich danach zu richten hat.

> **Grundlage eines Anspruchs in der Privaten Unfallversicherung ist das Vorliegen eines Unfalls. Abzugrenzen davon ist die Krankheit, die in der Privaten Unfallversicherung (Musterbedingungen) nicht versichert ist.**

# Der Gutachtenauftrag     3

- Abzuklären ist, auf welches *Rechtsgebiet* sich der Gutachtenauftrag bezieht. In Betracht kommen vor allem die Gesetzliche Unfallversicherung (Sozialrecht), die Private Unfallversicherung (Zivilrecht) und die Haftpflichtversicherung (Kfz-Haftpflicht, Privathaftpflicht, Berufshaftpflicht – Zivilrecht), aber auch weitere Versicherungssparten – z. B. die Private Berufsunfähigkeitsversicherung (Zivilrecht), die Private Krankenversicherung (Zivilrecht), die Private Krankentagegeldversicherung (Zivilrecht), das Dienstunfallrecht (Verwaltungsrecht) sowie das Soziale Entschädigungsrecht und das Schwerbehindertenrecht (Sozialrecht). **Nachfolgend steht zur Diskussion ausschließlich der Gutachtenauftrag für die *Private Unfallversicherung*, sodass nur deren Eigenheiten zu beachten sind.**
- Zu sichten sind die vom Auftraggeber vorgelegten Unterlagen: Sind diese ausreichend zur Beurteilung der konkret gestellten Fragen?

Anders als in der Gesetzlichen Unfallversicherung (GUV) hat der Private Unfallversicherer keinen Einfluss auf die Behandlung der unfallbedingten Gesundheitsschädigung (Verletzung) und damit auch keine unmittelbare Kenntnis von deren Verlauf. Der Unfallversicherer – nicht der Gutachter – hat sich diese Informationen vom Versicherungsnehmer zu beschaffen. Das ist einer der Gründe, warum bei Gutachtenaufträgen dieser Sparte die Aktenlage oft dünn und lückenhaft ist. **Zu unterscheiden ist zwischen *Zustandsgutachten* (Finalgutachten) und *Kausalitätsgutachten*.**

Nach einem Unterarmbruch lautete der Auftrag an den ärztlichen Gutachter:

- Bemessung der unfallbedingten Invalidität zum Ende des 3. Unfalljahres
- Prognose voraussichtlich auf Dauer zum Ende des 3. Unfalljahres

Diese Fragen – Zustand und Prognose zum Ende des 3. Unfalljahres – können in der Regel anhand der aktuellen klinischen und bildgebenden Befunde beantwortet werden. **Anders ist dies jedoch, wenn die Abgrenzung gegenüber unfallfremden Krankheiten/Gebrechen oder Kausalitätsfragen zur Diskussion stehen.**

Der Gutachtenauftrag zum Ende des 3. Unfalljahres hatte zum Inhalt die Sicherung der Befunde nach einem geschlossenen Oberschenkelschaftbruch *links* im mittleren Drittel, der operativ behandelt wurde. Während des Verlaufs war es zu einer Weichteilinfektion, die unter konservativen Maßnahmen abheilte, und zu einer verzögerten Knochenbruchheilung gekommen. Unfallfremd (vorbestehend) war der totalprothetische Ersatz des *linken* Hüftgelenks. Der Versicherte war zudem stark übergewichtig. Es stellte sich die Frage nach vorbestehenden Funktionsbeeinträchtigungen des linken Beins und nach den Ursachen der Wundheilungsstörung und der verzögerten Knochenbruchheilung. Jegliche Informationen zu Vorbefunden und zum Allgemeinzustand fehlten. Was ist in einem solchen Fall zu tun?

Die versicherte Person, zu der keinerlei vertragliche Bindung besteht, ist nicht verpflichtet, dem ärztlichen Gutachter entsprechende Informationen zu überlassen/zu beschaffen. Noch weniger ist der ärztliche Gutachter berechtigt, diese von dritter Seite anzufordern, sozusagen von Kollege zu Kollege (Cave: Ärztliche Schweigepflicht!). Der ärztliche Gutachter hat jedoch aufgrund des zwischen ihm und dem Auftraggeber bestehenden Werkvertrags – geschuldet wird das Werk, das Gutachten – den Rechtsanspruch, dass dieser ihm alle Informationen zur Verfügung stellt, die zur Erfüllung des Auftrags erforderlich sind. **Der ärztliche Gutachter hat bereits zu diesem frühen Zeitpunkt vom Auftraggeber die fehlenden Unterlagen anzufordern.**

- Der Gutachter muss prüfen, ob er den Gutachtenauftrag in der vorgegebenen Frist (vergl. § 407a (1) ZPO) oder, wenn keine Frist vorgegeben ist, in angemessener Frist (ca. 4 Wochen) erledigen kann. **Wenn das nicht möglich ist, wenn also mehr Zeit benötigt wird, sollte unmittelbar nach Eingang des Auftrags mit dem Auftraggeber Kontakt aufgenommen werden.**
- Der Gutachter erhält einen Auftrag, der sich auf seinen Schwager bezieht.

§ 407a (2) ZPO: *„Der Sachverständige hat unverzüglich zu prüfen, ob ein Grund vorliegt, der geeignet ist, Misstrauen gegen seine Unparteilichkeit zu rechtfertigen."*

**Auch wenn dieser Paragraf ausdrücklich nur den gerichtlich bestellten Sachverständigen betrifft, ist es bei jedem Auftrag vertragliche Nebenpflicht des Gutachters zu prüfen, ob Gründe vorliegen – z. B. Verwandtschaft, enge Freundschaft, eine irgendwie geartete Abhängigkeit z. B. zwischen Vermieter und Mieter, ein Rechtsstreit, die ihn als Gutachter ungeeignet erscheinen lassen. Diese Gründe sind dem Auftraggeber vorweg mitzuteilen. Fraglich ist, wie in Fällen zu verfahren ist, in denen der Gutachter bereits ein Gutachten für einen anderen Auftraggeber erstattet hat. Ob er deswegen befangen ist, kommt auf den Einzelfall an. Auf jeden Fall ist dies dem Auftraggeber mitzuteilen – insbesondere, wenn es sich um ein Kausalitätsgutachten handelt.**

- Einem Arzt für Unfallchirurgie/Orthopädie wird der Auftrag erteilt, die Frage zu beantworten, ob Veränderungen im Bereich der Augen Folge einer Schädel-Hirnverletzung sind. Zu klären ist, ob das Fachgebiet Unfallchirurgie/Orthopädie das richtige ist zur Beantwortung dieser Frage. Im Zweifel sollte der Auftraggeber eingeschaltet werden, dies auch dann, wenn weitere Fachgebiete benötigt werden. **Weitere Fachgebiete eigenmächtig hinzuzuziehen, dazu ist der Gutachter weder berechtigt noch hat er einen Anspruch auf Ersatz der dadurch verursachten Kosten**.
- Nach Sichtung und Vervollständigung der Unterlagen erhält die versicherte Person einen Termin zur gutachtlichen Untersuchung. Es steht der versicherten Person frei, den vom Gutachter vorgegebenen Termin wahrzunehmen. **Nicht richtig ist es, die versicherte Person zu laden, sie vorzuladen oder sie einzubestellen. Welche Konsequenzen eine Weigerung der versicherten Person hat, sich gutachtlich untersuchen zu lassen, liegt außerhalb der Zuständigkeit des ärztlichen Gutachters. Das geht ihn nichts an.**
- Dem Gutachter wird ein Auftrag erteilt, aus dem sich ergibt, dass die versicherte Person der deutschen Sprache nicht ausreichend mächtig ist. Die Untersuchung auf unfallchirurgisch-orthopädischem Gebiet kann dennoch meist ohne Dolmetscher stattfinden, da die Untersuchungsgänge vom Gutachter demonstriert werden können – z. B. der Einbeinstand, das Einnehmen der Hocke, der Schürzengriff, die Bewegungen in den einzelnen Gelenken der Gliedmaßen usw. **Wenn es aufgrund des erteilten Auftrags möglich ist, sollte auf einen Dolmetscher verzichtet werden. Denn in Abhängigkeit von dessen Haltung zur gutachtlichen Fragestellung oder zu Versicherungsunternehmen generell kann es zu Verzerrungen kommen. Das gleiche gilt – insbesondere – für dolmetschende Angehörige.**
- Für die gutachtliche Untersuchung einer Mono-Gesundheitsschädigung sollte ein Zeitraum bis zu einer Stunde eingeplant werden, für die gutachtliche Untersuchung einer Mehrfach-Verletzung ein Zeitraum bis zu 2 h. Der Untersuchungstermin ist so zu planen, dass keine Wartezeit entsteht und ausreichend Zeit für die gutachtliche Untersuchung zur Verfügung steht.

# Die gutachtliche Untersuchung

**4**

> Die gutachtliche Untersuchung ist der Kern eines jeden ärztlichen Gutachtens. Sie muss so umfassend aber auch so schonend durchgeführt werden, dass einerseits alle für die Beantwortung der Fragen des Auftraggebers erforderlichen Befunde erhoben werden, der Proband aber nur soweit belastet wird, als dies zwingend erforderlich ist. Dies gilt insbesondere für die bildgebende Untersuchung.

## 4.1 Der Proband kommt zur Untersuchung. Was ist zu beachten?

- Verlangt wird vom ärztlichen Gutachter in der Untersuchungssituation Neutralität – sowohl dem Auftraggeber als auch der versicherten Person gegenüber. Die Empathie, die Fähigkeit also, sich in den Anderen hineinzuversetzen und dessen Empfindungen zu erkennen und nachzuvollziehen und aus dessen Position zu handeln, ist eine Anforderung an den Therapeuten, nicht an den ärztlichen Gutachter. **Die Rolle des ärztlichen Gutachters unterscheidet sich grundsätzlich von der des Therapeuten.** Während der Therapeut von *möglichen* Unfallfolgen auszugehen hat, zumindest zu Beginn der Behandlung bis zum Abschluss der Diagnostik, hat der ärztlicher Gutachter Unfallfolgen zu *sichern*. Das heißt nicht, dass der Gutachter der versicherten Person nicht zuhören soll. Die Atmosphäre bei einer gutachtlichen Untersuchung sollte möglichst entspannt sein. Die Befunde sind jedoch aus einer neutralen Beobachterstellung heraus zu erheben und zu beurteilen. Die Unterscheidung zwischen der Rolle als Therapeut und als Gutachter ist von entscheidender Bedeutung bei allen Schadensbildern ohne klar umschriebene verletzungsbedingte strukturelle Veränderungen.

Für den ärztlichen Gutachter steht zur Diskussion die unfallbedingte Verursachung einer Achillessehnenschädigung. Die versicherte Person gibt an, ihr sei beim Einsteigen in den Pkw die Autotür von einem Dritten mit Wucht gegen die Achillessehne geschlagen worden.

Wenn das Verhalten der versicherten Person im zeitlichen Zusammenhang mit dem als Ursache angegebenen Sachverhalt (z. B. Niederlegung oder Fortsetzung der Arbeit, Zeitpunkt des ersten Arztbesuchs), der klinische Erstbefund (Prellmarke), der Operationsbericht (Zeichen einer frischen Verletzung, wobei die Einblutung nicht zwingend darunter fällt, da sie sich durch die Zusammenhangstrennung als solche erklären kann) und die feingewebliche Untersuchung mit einer frischen Verletzung in Übereinstimmung stehen, ist die unfallbedingte Verursachung der Achillessehnenschädigung gesichert, ansonsten nicht, wobei es nicht die Aufgabe des Gutachters ist, Alternativursachen zu benennen. **Der Gutachter hat nicht die Aufgabe, die Angaben der versicherten Person zu sichern oder sie zu widerlegen. Er sucht nach Verletzungszeichen, vor allem nach objektiven, also von der Mitarbeit oder den Angaben des Versicherten unabhängigen Fakten.**

- Von allen Beobachtungen und Vorgängen der Untersuchungssituation sind Notizen zu fertigen. Diese dienen nicht nur der Vermeidung von Erinnerungslücken, sondern auch der Dokumentation. **Auch wenn es dem Zug der Zeit entspricht, sollte in der Untersuchungssituation kein PC benutzt werden. Dies würde die Zweiersituation stören und eine unnötige Distanz schaffen.** Letztlich ist dies aber eine persönliche Entscheidung und abhängig von der jeweiligen Untersuchungssituation und dem Probanden.

- Wie wird der Beginn der Untersuchungssituation gestaltet? Der Proband wird in der Regel vom Gutachter in der Wartezone abgeholt. Zwar spart es Zeit, wenn der Proband bereits teilentkleidet mit der CD-ROM in der Hand auf der Untersuchungsliege wartet. Dies Vorgehen verschließt jedoch wesentliche Erkenntnismöglichkeiten – zur Haltung, zum Gangbild, zum Händedruck, zum Hinsitzen und Aufstehen sowie zum Aus- und Ankleiden. Diese Wahrnehmungen gehören in das Gutachten, aber keine Tricks und Heimlichkeiten. Die Untersuchungssituation ist so zu gestalten, dass der Proband erkennen kann, dass er sich in dieser befindet, dass der Gutachter alles hört und sieht, was für die Beurteilung relevant ist. **Heimliche Beobachtungen des Probanden außerhalb der eigentlichen Begutachtungssituation, z. B. beim Verlassen der Praxis/Klinik, sind zu unterlassen und gehören nicht in das Gutachten. Dies kann dazu führen, dass der Gutachter wegen Befangenheit abgelehnt wird. Die Arbeit des Gutachters erstreckt sich nicht auf dedektivische Tätigkeiten. Einem „Ausspähen" hat der Proband nicht zugestimmt. Ein solches Verhalten verstößt gegen die Pflicht zur Neutralität.**

- Der Proband wünscht die Anwesenheit eines Dritten bei der gutachtlichen Untersuchung. Wie hat sich der Gutachter zu verhalten? Die gutachtliche Untersuchung ist grundsätzlich eine *Zweiersituation* – Proband und Gutachter. Dies folgt aus dem Schutz der Intimsphäre des Probanden (Art. 2 Abs. 1 in Verbindung mit Art. 1 Abs. 1 Grundgesetz – GG). Dadurch ist Jeder ausgeschlossen, dessen Anwesenheit der Proband widerspricht. **Ist der Proband minderjährig oder steht er unter Betreuung, ist die Anwesenheit des gesetzlichen Vertreters/des**

Betreuers zu ermöglichen. Es besteht ein Rechtsanspruch, wobei sich zwar der einsichtsfähige minderjährige Proband (etwa ab 14 Jahre) gegen die Anwesenheit seines gesetzlichen Vertreters entscheiden kann. Ob eine grundsätzliche Pflicht zur Zulassung Dritter besteht, wenn der Proband dies wünscht, dazu bestehen in den verschiedenen Rechtsgebieten divergierende Gerichtsentscheidungen, obwohl die gesetzliche Grundlage, die ZPO, die gleiche ist. Bezogen auf die PUV fehlt bisher eine höchstrichterliche Entscheidung (BGH). Das OLG Köln (Beschluss vom 30.10.2009 – 5 U 112/08) hat dazu wie folgt Stellung genommen:

*„Im Hinblick auf die Stellung des Sachverständigen als eines Gehilfen des Richters, der zur Unparteilichkeit und Neutralität verpflichtet ist, besteht auch kein Grund, der betroffenen Partei generell das Recht zuzubilligen, eine Vertrauensperson als Zeugen zu einer Untersuchung durch einen medizinischen Sachverständigen hinzuzuziehen."*

Das BSG (Urteil vom 27.10.2022 – B 9 SB 1/20 R), das grundsätzlich die Anwesenheit eines Dritten zulassen will, leitet demgegenüber aus § 404a ZPO das Weisungsrecht des Gerichts über dessen Zulassung ab:

*„(1) Das Gericht hat die Tätigkeit des Sachverständigen zu leiten und kann ihm für Art und Umfang seiner Tätigkeit Weisungen erteilen."*

Wollte man diese Bestimmung auf das Anwesenheitsrecht eines Dritten bei der Untersuchung übertragen – dem Wortlaut nach bezieht sie sich nur auf die Tätigkeit des Sachverständigen selbst – kann der Auftraggeber darüber entscheiden. Dies widerspricht aber dem Kern des Werkvertrags. Geschuldet wird der Arbeitserfolg und nicht die Umstände der Ausführung. Die Frage ist insgesamt ungeklärt. Empfohlen wird folgendes Verhalten: Es vermindert atmosphärische Störungen, wenn – auf Wunsch des Probanden – eine erwachsene Person seines Vertrauens bei der gutachtlichen Untersuchung anwesend ist, dies insbesondere dann, wenn – wie bei Gutachten für die Private Unfallversicherung die Regel – objektive Befunde über die Beurteilung entscheiden. Diese werden durch die Anwesenheit eines Dritten nicht verändert. Je weiter sich die Begutachtung von rein objektiven Befunden entfernt, umso größer ist das Risiko der Einflussnahme durch die Anwesenheit Dritter. **Stört die aus atmosphärischen Gründen zugelassene dritte Person die Untersuchung, mischt sie sich ein, macht sie Notizen oder gar Aufnahmen, hat der Gutachter darauf zu bestehen, dass sie den Untersuchungsraum verlässt.** Der Vorfall ist zu dokumentieren und der Gutachter sollte, wenn möglich, sofort eine Person seines Vertrauens hinzuziehen. Denn die Entfernung der dritten Person aus dem Untersuchungsraum verspricht Ärger. Gegebenenfalls muss die gutachtliche Untersuchung abgebrochen werden. Dem Auftraggeber sind die Gründe für dieses Vorgehen mitzuteilen.

- Der Proband ist nach unfallfremden Krankheiten und Gebrechen zu fragen – zwar bei zur Diskussion stehenden Unfallfolgen innerhalb der Gliedertaxe nur nach solchen, die die verletzte Gliedmaße bzw. das verletzte Sinnesorgan betreffen, wobei zur Einordnung der Befunde auch Informationen zur kontralateralen Gliedmaße bzw. zum kontralateralen Sinnesorgan zu erfragen sind. **Ergeben**

sich entsprechende Hinweise, ist die **Ermittlung von unfallfremden Krankheiten und Gebrechen Aufgabe des Auftraggebers.** Diesem obliegt die Ermittlung sog. Anknüpfungstatsachen.
- Vom Probanden ist die Überlassung bildgebender Aufnahmen und fachradiologischer Befundungen zu erbitten. **Diese Unterlagen sind an den Auftraggeber weiterzuleiten, da er der „Herr" des Verfahrens und berechtigt ist, alle Unterlagen einzusehen** – mit der Bitte, sie an den Probanden zurückzugeben.
- Dem Probanden ist ausreichend Gelegenheit zu geben, seine Beschwerden und Funktionsbeeinträchtigungen darzulegen. Dies steht nicht in Widerspruch zur Neutralitätspflicht des Gutachters. Die subjektiven Klagen und Funktionseinbußen sind Teil des Gutachtens. **Die Ausführungen des Probanden sind möglichst wörtlich in das Gutachten zu übernehmen, um zu belegen, dass den Angaben des Probanden die nötige Beachtung geschenkt wurde.**
- Was ist zu veranlassen, wenn Zweifel am Unfallzusammenhang bestehen, der Gutachter also beauftragt ist, zum Kausalzusammenhang Stellung zu nehmen, wenn die nicht-medizinischen Anknüpfungstatsachen nur unvollständig vorliegen, also z. B. Informationen zum Zeitpunkt (Datum/Uhrzeit) sowie Hergang/Ablauf des äußeren Ereignisses, zum Verhalten des Versicherten im zeitlichen Zusammenhang mit dem äußeren Ereignis, zum Zeitpunkt des ersten Arztbesuchs, zu unfallfremden Krankheiten und zu einer Vorinvalidität usw. fehlen? Es ist Aufgabe des Auftraggebers, diese zu ermitteln und diese dem Gutachter verbindlich vorzugeben. Der Auftraggeber hat die Möglichkeit dazu und kennt die Grenzen, bis zu denen ermittelt werden kann und darf.

Die Ermittlung nicht-medizinischer Anknüpfungstatsachen (§ 404a (3) ZPO) ist nicht die Aufgabe des Gutachters. Dazu fehlen der Auftrag, die Berechtigung, die Zugriffsmöglichkeiten und die Sachkunde. Ungesicherte Angaben der versicherten Person sind keine Grundlage der gutachtlichen Beurteilung. Das provoziert streitige Auseinandersetzungen. Die fehlenden Informationen sind aufzulisten und die Beurteilung muss offenbleiben. Es ist ein grober Fehler, wenn die Beurteilung erfolgt in Unkenntnis wesentlicher nicht-medizinischer Anknüpfungstatsachen. Ein deshalb nicht ausreichend fundiertes, auf gesicherten Fakten aufbauendes, ärztliches Gutachten belastet das gesamte weitere Verfahren.

## 4.2 Die klinische Untersuchung

Bei den Befunden scheidet sich die Spreu vom Weizen. Deren Erhebung und Dokumentation sind der Kern des ärztlichen Gutachtens. Die Befunde müssen vollständig, getrennt nach subjektiv, semi-objektiv, objektiv, und konsistent sein. An ihnen muss ein Dritter die vorgenommene Bemessung der unfallbedingten Invalidität nachvollziehen und überprüfen können.

## 4.2 Die klinische Untersuchung

Zu erheben sind nur die Befunde, die zur Beurteilung der konkreten Fragestellung erforderlich sind. Nicht erforderlich ist z. B. ein Ganzkörperstatus, wenn Unfallfolgen nur im Bereich einer unteren Gliedmaße zur Diskussion stehen. Die *Gliedertaxe* fragt nach der *unfallbedingten Funktionsbeeinträchtigung des Beines, des Fußes oder der Zehen* und nicht nach der unfallbedingten Erwerbsminderung oder der unfallbedingten Beeinträchtigung der Leistungsfähigkeit. Die Überfrachtung eines Gutachtens mit unnötigen Befunden ist zwar nur eine „lässliche Sünde". Häufen sich aber lässliche Sünden, können sie zur „Todsünde" werden. Der Gutachter und der Auftraggeber verlieren die Übersicht.

> Die Befunde (subjektive, semi-objektive, objektive) sollten immer in gleicher Reihenfolge erhoben werden. Ein festes Schema hilft, dass kein Befund vergessen wird. Vorgeschlagen wird folgende Reihenfolge:
>
> 1. Angaben zur Person
> 2. Inspektion (Betrachten)
> 3. Palpation (Betasten)
> 4. Stabilitätsprüfung
> 5. Funktionsprüfung und als deren Teil die
> 6. Kraftprüfung

Zu diesen Prüfungsschritten sind zu allen Punkten zunächst die subjektiven Klagen zu dokumentieren und dann – in der o. g. Reihenfolge – die semi-objektiven und objektiven Befunde.

### 4.2.1 Angaben zur Person

Zu erfassen sind: Alter, Körperlänge, Gewicht und Händigkeit. Nicht erforderlich ist auf unfallchirurgisch-orthopädischem Gebiet in aller Regel die Kontrolle der Identität des Probanden durch Vorlage des Personalausweises, da sich diese aus den Unfallfolgen erschließt (Abb. 4.1). Zu Körperlänge und Gewicht reichen meist die Angaben des Probanden. Nur in Ausnahmefällen ist eine Kontrolle erforderlich. Dies gilt auch für die Händigkeit (Rechtshänder/Linkshänder/Beidhänder), wobei ggf. eine Hinterfragung durch eine Schreibprobe, das Öffnen einer Flasche oder Beifallklatschen möglich ist.

**Teilweise wird praktiziert, die Angaben zur Person durch eine Hilfskraft erheben zu lassen. Dies erspart dem Gutachter zwar Zeit, ist aber aus atmosphärischen Gründen nicht anzuraten. Es fehlt ein Teil des gutachtlichen Gesprächs.**

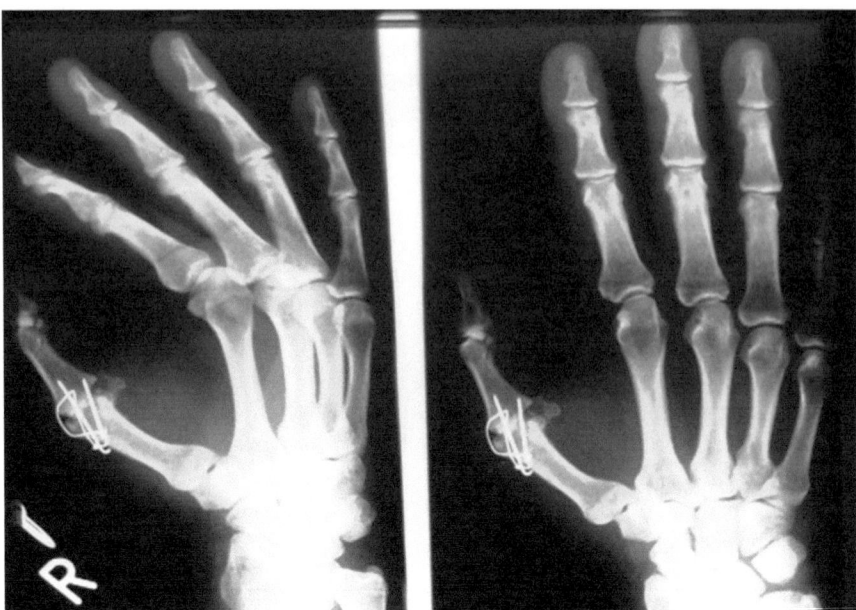

**Abb. 4.1** Versteifung des Daumengrundgelenks als Identifikationsmerkmal

## 4.2.2 Inspektion

Zur Inspektion sind – in Abhängigkeit von der unfallbedingt verletzten Funktionseinheit – nachfolgende Befunde zu erheben (Tab. 4.1):

- Schulterstand bei locker herabhängenden Armen
- Arm-/Beinlänge (Abb. 4.2)
- Arm-/Beinachsen
- Deformierungen (Abb. 4.3)
- Gelenkkonturen (Abb. 4.3)
- Beckenstand, zu bestimmen durch Brettchenunterlage (Abb. 4.2) und Beckenwaage
- Weichteilausprägung (Abb. 4.4)
- Durchblutung (Pulsstatus, Kapillardurchblutung)
- Narben, Pigmentierungen, Tätowierungen
- Venen-/Sehnenrelief, Nagelwachstum
- Hautfältelungen
- Hautfarbe (Rötungen, Verfärbungen)
- Behaarung
- Schwielen/Arbeitsspuren (Abb. 4.5)

## 4.2 Die klinische Untersuchung

**Tab. 4.1** Inspektion. (Rangordnung der Befunde in Abhängigkeit von der verletzten Funktionseinheit)

| Objektive (von der Mitarbeit unabhängige) Befunde | Semi-objektive (von der Mitarbeit abhängige) Befunde |
|---|---|
| Schulterstand bei locker herabhängenden Armen | Haltung und Funktion (Kopf, Brustkorb, Becken, Wirbelsäule, Gliedmaßen) |
| Arm-/Beinlänge, Beckenstand | Stand-/Gangbild |
| Arm-/Beinachsen, Gelenkkonturen | Differenzierte Stand- und Gangarten (Einbeinstand, Zehenballenstand, Zehenballengang, Hackenstand, Hackengang, Fußinnenkantengang, Fußaußenkantengang, Knie-Hüftbeuge) |
| Weichteilausprägung | |
| Narben, Pigmentierungen, Tätowierungen | |
| Venen-/Sehnenrelief, Nagelwachstum | |
| Behaarung, Hautfältelungen | |
| Durchblutung, Hautfarbe | |
| Schwielen, Arbeitsspuren | |

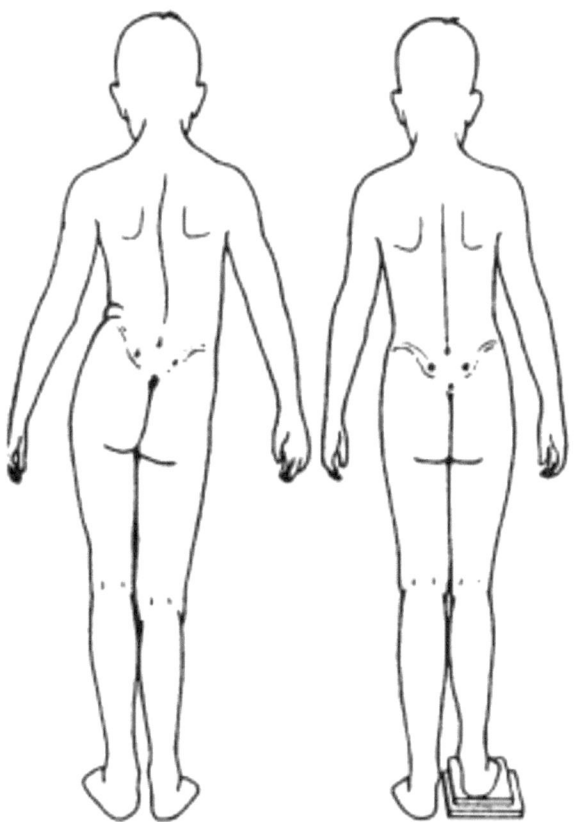

**Abb. 4.2** Beinlängenbestimmung im Stehen durch Brettchenunterlage. (Aus: Der Unfallmann, 2022)

**Abb. 4.3** Deformierung und Achsabweichung des linken Handgelenks nach handgelenksnahem Speichenbruch. (Aus: Der Unfallmann, 2022)

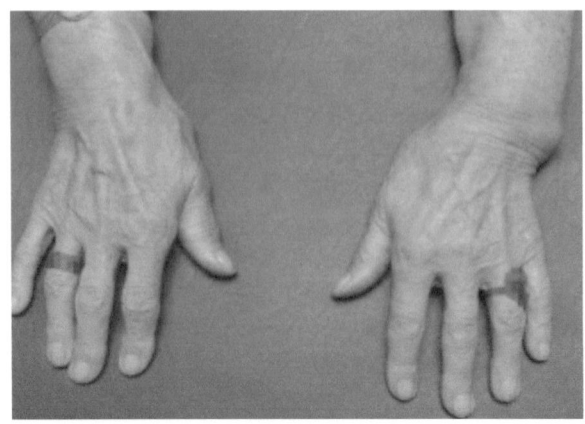

**Abb. 4.4** Weichteilausprägung im Seitenvergleich. (Aus: Der Unfallmann, 2022)

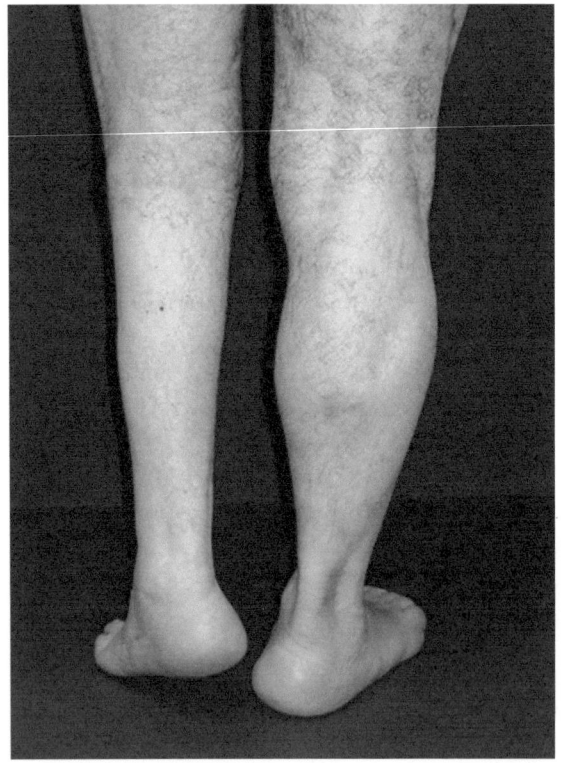

## 4.2 Die klinische Untersuchung

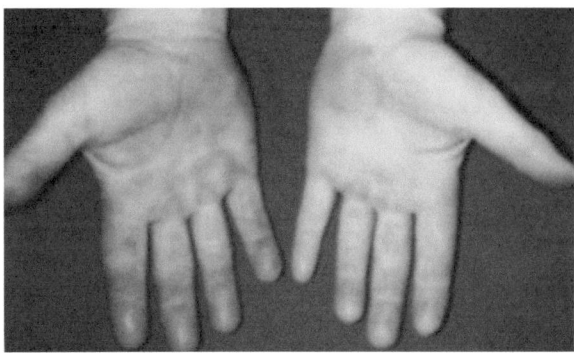

**Abb. 4.5** Hohlhandschwielen und Arbeitsspuren im Seitenvergleich. (Aus: Der Unfallmann, 2022)

**Tab. 4.2** Palpation

| Objektive Befunde | Subjektive Befunde |
|---|---|
| Muskeltonus | Druck-/Berührungsempfindlichkeiten |
| Hautturgor | Missempfindungen |
| Hautwärme | Bewegungs-/Zug-/Stauchungs-/Fallschmerz |
| Arterielle Pulse | |
| Gelenkergüsse | |
| Ödematöse Weichteilschwellungen mit Angabe des *Untersuchungszeitpunkts* | |
| Verschieblichkeit von Narben | |
| Knöcherne Verhärtungen, Deformierungen, Weichteiltumore | |

### 4.2.3 Palpation

Die Palpation (Tab. 4.2) ist das Erspüren von Befunden, die „nicht auf der Hand" liegen, also nicht durch Inspektion zu sichern sind.

### 4.2.4 Stabilitätsprüfung

Die Stabilitätsprüfung betrifft vorrangig das Schulterhauptgelenk, das Schultereckgelenk, das Ellenbogengelenk, die Fingergelenke, das Kniegelenk und die Sprunggelenke. Zu unterscheiden sind am *Kniegelenk* die mediale und die laterale Stabilität (Seitenbänder), die Stabilität in Pfeilrichtung (Kreuzbänder) und die kombinierten Stabilitäten. Die Bewertung der Instabilitäten erfolgt nach der Aufklappbarkeit des Gelenks in Millimetern (Tab. 4.3).

**Tab. 4.3** Bewertung der Instabilität anhand der Aufklappbarkeit des Gelenks

| Bewertung | Aufklappbarkeit in mm |
|---|---|
| 0 | 0–2 mm |
| (+) | grenzwertig |
| + | 3–5 mm (leichtgradig) |
| ++ | 6–10 mm (mittelgradig) |
| +++ | > 10 mm (hochgradig) |

Die klinische Stabilitätsprüfung ist zwingend auch an der kontralateralen Gliedmaße durchzuführen. Außerdem muss geprüft werden, ob die Instabilität muskulär zu kompensieren ist. Als wichtigste klinische Tests sind erforderlich:

- Abduktionsprüfung in Streckstellung und 30° Beugestellung zur Überprüfung der medialen Kapsel-Bandstrukturen
- Adduktionsprüfung in Streckstellung und 30° Beugestellung zur Überprüfung der lateralen Kapsel-Bandstrukturen
- Vordere und hintere Schubladenbewegung in 90° Beugung im Kniegelenk und Neutralrotation des Unterschenkels, in 15° Innenrotation und 30° Außenrotation des Unterschenkels sowie in leichter Beugung (20–30°) im Kniegelenk (Lachman-Test) zur Überprüfung der Kreuzbänder

### 4.2.5 Funktionsprüfung

Die Funktionsprüfung ist der Kern der klinischen Untersuchung. Denn entscheidend ist in allen Rechtsgebieten, also auch im Rechtsgebiet der Privaten Unfallversicherung, die *Funktion*. Zu beantworten ist also stets die Frage, was der Betroffene noch kann bzw. welche Tätigkeiten ihm verschlossen sind. Maßgeblich für die Funktion sind die Beweglichkeit und Belastbarkeit, die u. a. durch die Eintragungen in den Messblättern und Skelettskizzen dokumentiert werden (Abschn. 4.2.6).

- Die Funktion der Arme ist es, die Hand an den „Ort der Tat" zu bringen
- Ist die Hand am „Ort der Tat", ist maßgeblich für deren Funktion die Beweglichkeit im Handgelenk, damit die Finger den „Ort der Tat" erreichen
- Ist dieser erreicht, ist maßgeblich die Funktion der Finger, damit die differenzierten Griffe am „Ort der Tat" ausgeführt werden können
- Die Funktion der Beine ist v. a. die Fortbewegung und die Belastung (Stand, Gang, differenzierte Stand- und Gangarten, Knie-Hüftbeuge)
- Die Funktion der Wirbelsäule ist statisch und dynamisch, also Belastbarkeit und Beweglichkeit

## 4.2 Die klinische Untersuchung

Sind an einer Bewegung mehrere Gelenke (Gelenkkette) beteiligt, so ist auf eine sorgfältige Zuordnung der einzelnen gemessenen Bewegungsausschläge zu achten.

> Die versicherte Person hat unfallbedingt eine Schulterverrenkung erlitten. Abzugrenzen ist die Beweglichkeit im Schulterhauptgelenk (Humero-Scapulargelenk) von Bewegungsausschlägen, die unter Einsatz des Schultergürtels erzielt werden, der, wenn die Beweglichkeit im Bereich des Schulterhauptgelenks erfragt ist, zu fixieren ist.

Diese Trennung von Funktionen, die anatomisch-funktionell eine Einheit bilden, ist jedoch dadurch wieder zurechtzurücken, dass Kombinationsbewegungen geprüft werden (Tab. 4.4).

> Dem um 50 kg übergewichtigen Probanden gelingt bei der klinischen Untersuchung mit der Fragestellung nach den Folgen eines Bruchs des 1. Lendenwirbelkörpers eine Rumpfbeugung nur bis zu einem Fingerspitzen-Fußbodenabstand von 40 cm. Der ausgeprägte Bauchumfang verhindert eine weitergehende Rumpfbeuge.

- Wird die Beweglichkeit durch Faktoren begrenzt, die nicht im Gelenk selbst ihre Ursache haben (z. B. Bewegungseinschränkung durch Adipositas), ist dies erläuternd zu vermerken
- Zu beachten ist, dass eine Mehrzahl von Bewegungsausschlägen durch Kombinationsbewegungen z. B. von Hüftgelenk und Lendenwirbelsäule (Fingerspitzen-Fußbodenabstand) oder von Lendenwirbelsäule und Brustwirbelsäule (Drehbewegungen des Rumpfs) erzielt werden. Wird also z. B. der Fingerspitzen-Fußbodenabstand maßgeblich durch eine Beugeeinschränkung im Bereich der Hüftgelenke begrenzt, so ist dies zu dokumentieren und zu erläutern

**Tab. 4.4** Funktionsprüfung (Kombinationsbewegungen)

| Befunde, die Funktionseinbußen anzeigen | |
|---|---|
| Hinterhauptsgriff<br>Nackengriff<br>Gesäßgriff<br>Schürzengriff | Funktionseinheit Schulter/Arm |
| Grobe Kraft<br>Faustschluss<br>Spitzgriff des Daumens mit sämtlichen Langfingern<br>Gegenüberstellen des Daumens<br>Spreizen und Heranführen der Finger | Funktionseinheit Hand/Finger |
| Einnehmen der Hocke | Funktionseinheit Hüfte/Knie/Sprunggelenk |
| Differenzierte Stand-/Gangarten (Einbeinstand, Einbeinhüpfen, Zehenballenstand, Zehenballengang, Hackenstand, Hackengang, Fußinnenkantengang, Fußaußenkantengang) | Funktionseinheit Bein |
| Beugung/Streckung<br>Drehung<br>Entfaltbarkeit (Ott-Zeichen, Schober-Zeichen)<br>(Die Untersuchung der Wirbelsäule ist im Stehen, Sitzen und Liegen durchzuführen) | Funktionseinheit Wirbelsäule |

### 4.2.5.1 Kraftprüfung, Teil der Funktionsprüfung

Der Versicherte führt nach einem stattgehabten handgelenksnahen Speichenbruch rechts den Händedruck rechts kraftlos aus. Muskulatur und Schwielen sind jedoch für einen Rechtshänder typisch, also rechts kräftiger ausgebildet als links.

Zur Überprüfung der groben Kraft stehen als **objektive** Beurteilungskriterien die Ausprägung der **Arbeitsspuren**, der **Schwielen**, der **Muskulatur** und des **Kalksalzgehalts** zur Verfügung – letzterer überprüft im seitenvergleichenden Röntgenbild in einem Strahlengang. Die grobe Kraft selbst ist ein semi-objektiver Befund. Dieser wird also stets nur vorgeführt – unabhängig davon, ob dieser mit wiederholt geprüftem gekreuztem Händedruck unter Wechsel der Unter-/Überkreuzungen oder mit einem Vigorimeter (Abb. 4.6) oder mit einem hydraulischen Handdynamometer ermittelt wird. Bei apparativ gesteuerten und gut dokumentierten Messverfahren ist es jedoch – je nach deren Gestaltung – schwieriger, die Messergebnisse willentlich zu beeinflussen und eine Kraftminderung vorzuspiegeln.

Bei Teillähmungen (Paresen) oder vollständigen Lähmungen (Paralysen) wird – vornehmlich auf neurologischem Gebiet – die Einteilung nach dem Kraftgrad vorgenommen. Es handelt sich um eine motorische Funktionsprüfung einzelner

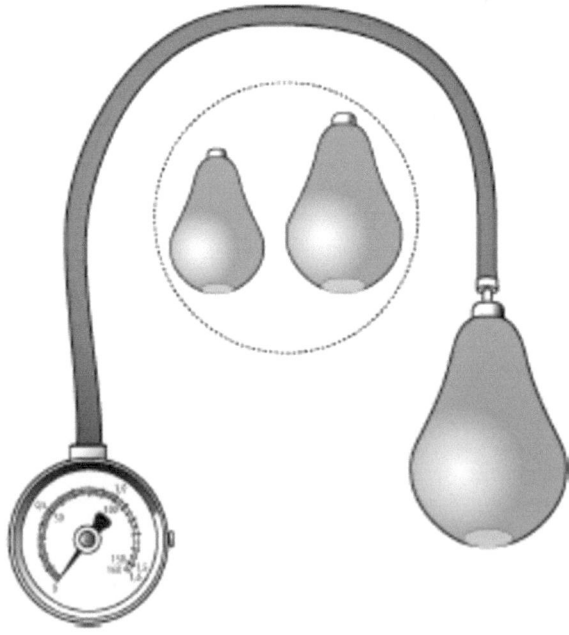

**Abb. 4.6** Vigorimeter. (Aus: Der Unfallmann, 2022)

Muskelgruppen gegen Widerstand (British Medical Research Council, 1978), deren Ergebnis wie folgt definiert ist:

| | |
|---|---|
| • Kraftgrad 5 | Normale Kraft |
| • Kraftgrad 4+ | Aktive Bewegung gegen Widerstand, jedoch schwächer als auf der Gegenseite |
| • Kraftgrad 4 | Aktive Bewegung gegen mäßigen Widerstand |
| • Kraftgrad 4− | Aktive Bewegung gegen leichten Widerstand |
| • Kraftgrad 3 | Aktive Bewegung gegen die Schwerkraft |
| • Kraftgrad 2 | Bewegung des Gliedmaßenabschnitts bei Ausschaltung der Schwerkraft |
| • Kraftgrad 1 | Eben sichtbare Muskelanspannung |
| • Kraftgrad 0 | Fehlende Muskelkontraktion, komplette Lähmung |

**Zu unterscheiden sind sowohl sprachlich als auch vor allem in ihrer Gewichtung subjektive, semi-objektive und objektive Befunde. Für die Bemessung der unfallbedingten Invalidität sind vorrangig maßgeblich die *funktionsspezifischen objektiven Befunde*.**

### 4.2.6 Messblätter und Skelettskizzen

#### 4.2.6.1 Allgemeines

Zum gesicherten Standard der gutachtlichen klinischen Untersuchung gehört die Verwendung der Messblätter und Skelettskizzen. Die Messblätter dienen der Dokumentation der Beweglichkeit in den Gelenken, der Umfangmaße und der Gliedmaßenlängen; die Skelettskizzen der Dokumentation von Narben, insbesondere von Verbrennungs-, Verbrühungs- und Verätzungsnarben, auffälligen Pigmentierungen und Amputationshöhen. **Die Messblätter für die oberen und unteren Gliedmaßen wurden 2016 korrigiert/aktualisiert. Der Realität angeglichen wurde die Beweglichkeit, deren Normalbefunde teilweise geändert wurden. Die Änderungen der Messblätter sind nicht in allen aktuellen Standardwerken (Schiltenwolf et al. 2021; Thomann et al. 2020) berücksichtigt. Kann z. B. das Ellenbogengelenk unfallbedingt nur bis 50° gebeugt werden, macht es einen erheblichen Unterschied, ob bezogen auf einen Normalwert von 150° (alt) oder von 135° (neu) bemessen wird. Es ist also unbedingt darauf zu achten, dass die aktuellen Messblätter verwendet werden. Messblätter (Abb. 4.8, 4.9, 4.10 und 4.11) und Skelettskizzen (Abb. 4.12, 4.13 und 4.14) können dem Internet unter „DGUV Formtexte für Ärztinnen/Ärzte" entnommen werden.** Den Messblättern liegt die Neutral-0-Methode zugrunde. Die Messblätter dienen der Vergleichbarkeit von Behandlungs- und Begutachtungsergebnissen über die nationalen Grenzen hinaus. Sie gehören zwingend zum Standard eines unfallchirurgisch-orthopädischen Gutachtens und sollten auch von anderen Fachrichtungen (Neurologie, Angiologie) benutzt werden.

### 4.2.6.2 Die Neutral-0-Methode

Die **Neutral-0-Methode** geht von einer anatomischen Grundstellung des Menschen aus, die im aufrechten Stand mit gestreckten Armen und Beinen, mit Blick nach vorn und nach vorne gerichteten Daumen und Füßen fingiert wird (Abb. 4.7). Dementsprechend ist die Winkelbezeichnung z. B. für die Streckung im Ellenbogengelenk 0. Verwiesen werden darf auf die Messblätter Abb. 4.8, 4.9, 4.10, 4.11, 4.12, 4.13 und 4.14.

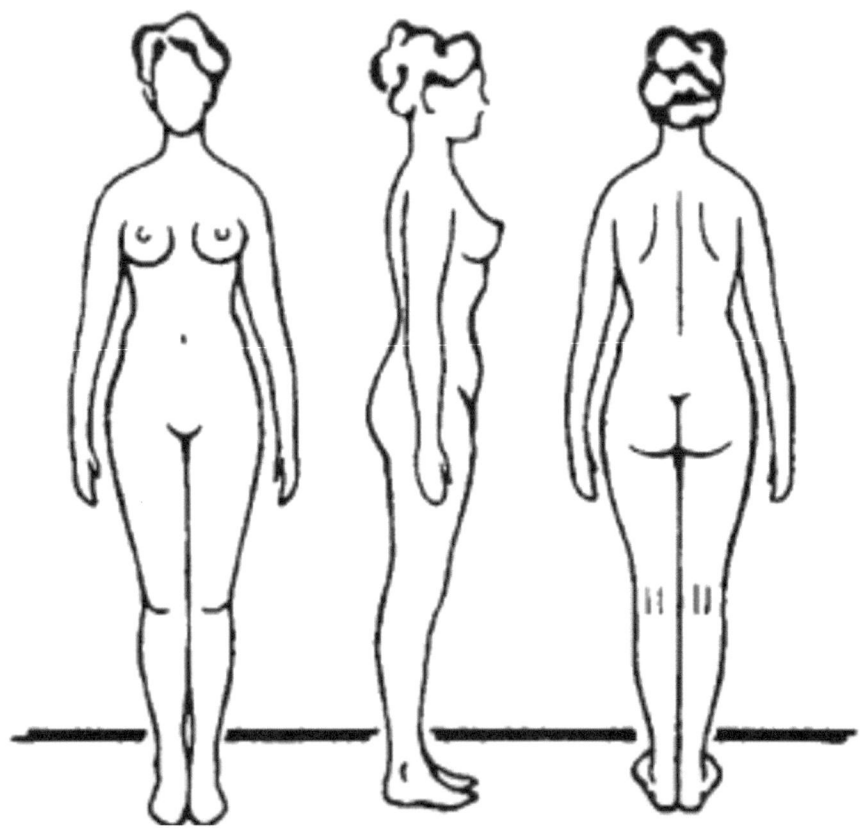

**Abb. 4.7** Die Neutral-0-Stellung. (Aus: Der Unfallmann, 1998)

## 4.2 Die klinische Untersuchung

Name: [...]     Aktenzeichen: [...]

Untersuchungstag: [...]

☐ Rechtshänder    ☐ Linkshänder

### Messblatt für obere Gliedmaßen (nach der Neutral - 0 - Methode)

| Schultergelenke: | Rechts | | | Links | | |
|---|---|---|---|---|---|---|
| Arm seitwärts / körperwärts (Abb. 1) | [...] | [...] | [...] | [...] | [...] | [...] |
| Arm rückwärts / vorwärts (Abb. 2) | [...] | [...] | [...] | [...] | [...] | [...] |
| Arm auswärts / einwärts drehen (Oberarm anliegend) (Abb. 3) | [...] | [...] | [...] | [...] | [...] | [...] |
| Arm kopfwärts / fußwärts (Oberarm 90° seitwärts abgehoben) (Abb. 4) | [...] | [...] | [...] | [...] | [...] | [...] |

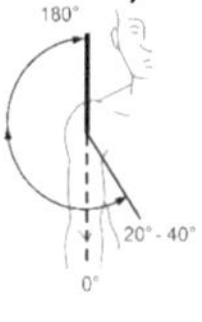

seitw./körperw. Abb. 1    rückw./vorw. Abb. 2

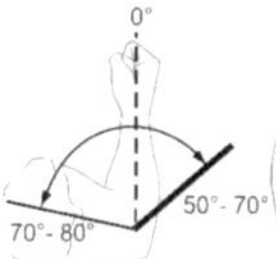

| Ellenbogengelenke: | | | | | | |
|---|---|---|---|---|---|---|
| Streckung / Beugung (Abb. 5) | [...] | [...] | [...] | [...] | [...] | [...] |

| Unterarmdrehung: | | | | | | |
|---|---|---|---|---|---|---|
| auswärts / einwärts (Abb. 6) | [...] | [...] | [...] | [...] | [...] | [...] |

Drehg. ausw./einw. Abb. 3    Drehg. kopf-/fußwärts. Abb. 4

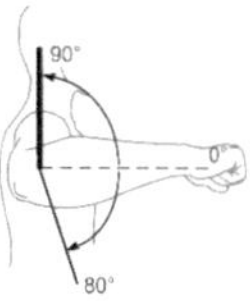

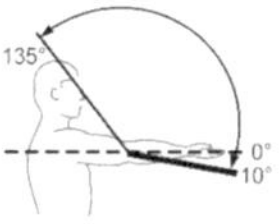

| Handgelenke: | | | | | | |
|---|---|---|---|---|---|---|
| handrückenwärts / hohlhandwärts (Abb. 7) | [...] | [...] | [...] | [...] | [...] | [...] |
| speichenwärts / ellenwärts (Abb. 8) | [...] | [...] | [...] | [...] | [...] | [...] |

Streck./Beugg. Abb. 5    Drehg. ausw./einw. Abb. 6

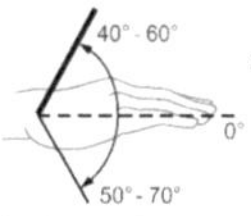

**Fingergelenke:**
Abstände in cm:

| | II | III | IV | V | II | III | IV | V |
|---|---|---|---|---|---|---|---|---|
| Fingerkuppe von der queren Hohlhandbeugefalte (Abb. 9) | [..] | [..] | [..] | [..] | [..] | [..] | [..] | [..] |
| Fingerkuppe von der verlängerten Handrückenebene (Abb. 10) | [..] | [..] | [..] | [..] | [..] | [..] | [..] | [..] |

**Daumengelenke:**
Streckung / Beugung:

| Grundgelenk | [...] | [...] | [...] | [...] | [...] | [...] |
|---|---|---|---|---|---|---|
| Endgelenk | [...] | [...] | [...] | [...] | [...] | [...] |

**Abspreizung (Winkel zwischen 1. und 2. Mittelhandknochen)**

| In der Handebene (Abb. 11) | 0 | [...] | [...] | 0 | [...] | [...] |
|---|---|---|---|---|---|---|
| Rechtwinklig zur Handebene (Abb. 12) | 0 | [...] | [...] | 0 | [...] | [...] |

handrückenw./hohlhandw. Abb. 7    Abb. 8

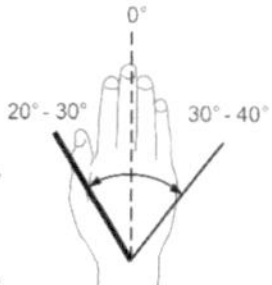

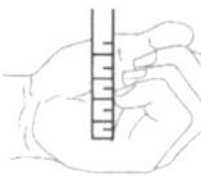

| | II | III | IV | V | II | III | IV | V |
|---|---|---|---|---|---|---|---|---|
| Ankreuzen, welche Langfingerkuppen mit der Daumenspitze erreicht werden können | [..] | [..] | [..] | [..] | [..] | [..] | [..] | [..] |

**Handspanne:**

| Größter Abstand in cm zwischen Daumen- und Kleinfingerkuppe | [...] | [...] |
|---|---|---|

**Umfangmaße in cm:**
(Hängender Arm)

| 15 cm oberhalb äußerem Oberarmknorren | [...] | [...] |
|---|---|---|
| Ellenbogengelenk | [...] | [...] |
| 10 cm unterhalb äußerem Oberarmknorren | [...] | [...] |
| Handgelenk | [...] | [...] |
| Mittelhand (ohne Daumen) | [...] | [...] |

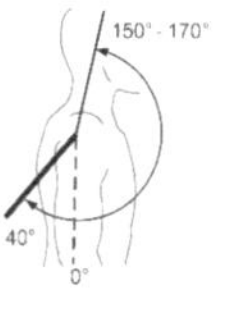

**Armlänge in cm:**

| Schulterhöhe / Speichenende | [...] | [...] |
|---|---|---|

**Stumpflängen in cm:**

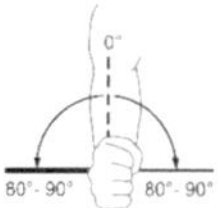

| Schulterhöhe / Stumpfende | [...] | [...] |
|---|---|---|
| Äußerer Oberarmknorren / Stumpfende | [...] | [...] |

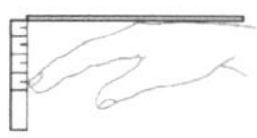

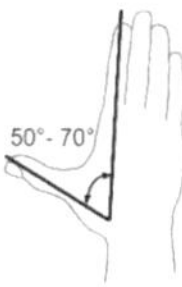

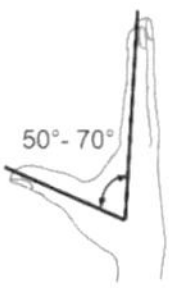

F 4222   0117 Messblatt obere Gliedmaßen

**Abb. 4.8** Messblatt für obere Gliedmaßen. (Aus: Internet dguv.de/formtexte/aerzte/index)

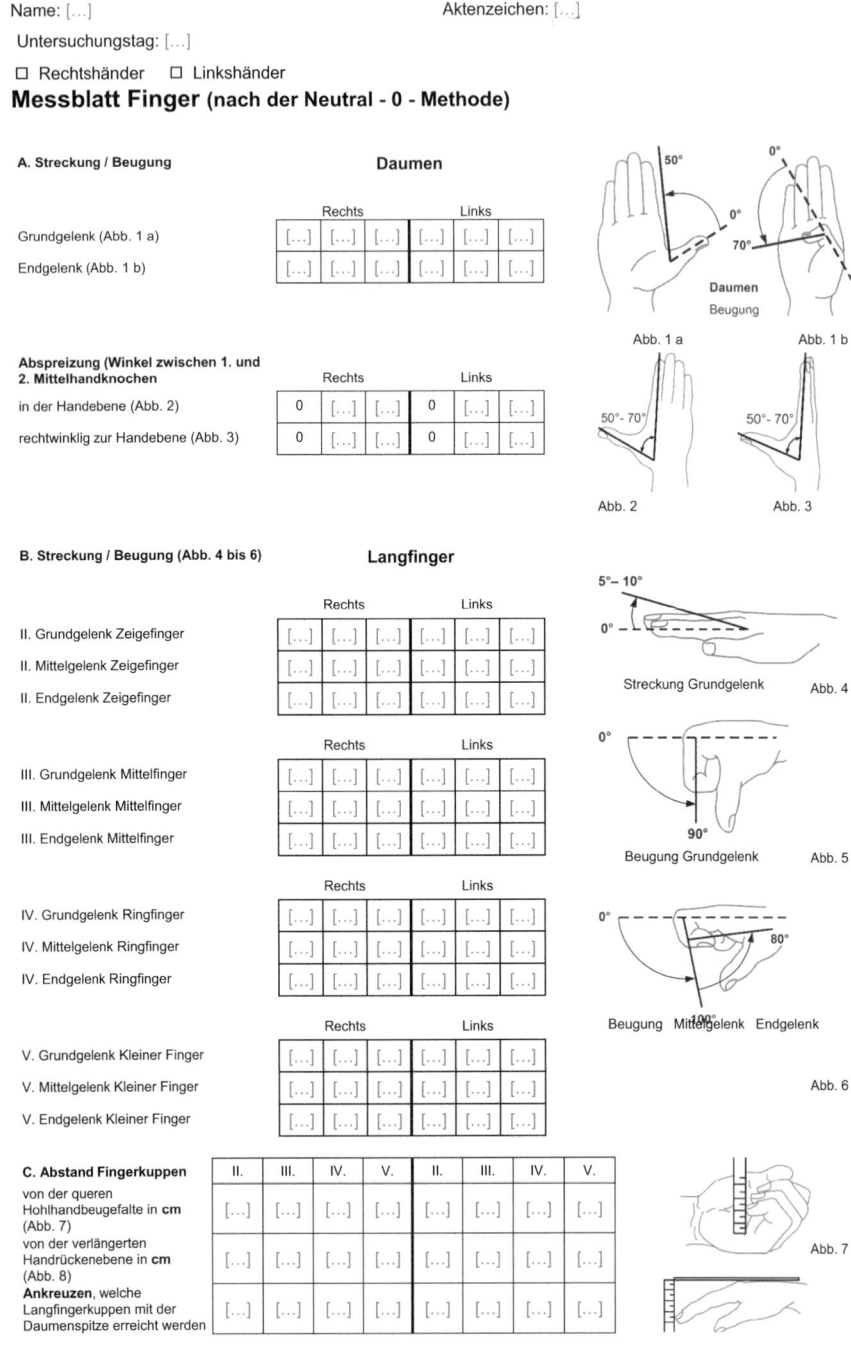

**Abb. 4.9** Messblatt Finger. (Aus: Internet dguv.de/formtexte/aerzte/index)

Name: [...] Aktenzeichen: [...]

Untersuchungstag: [...]

Standbein: ☐ rechts ☐ links

## Messblatt für untere Gliedmaßen (nach der Neutral - 0 - Methode)

**Hüftgelenke:**

| | Rechts | | | Links | | |
|---|---|---|---|---|---|---|
| Streckung / Beugung (Abb.1 a und 1 b) | [...] | [...] | [...] | [...] | [...] | [...] |
| Abspreizen / Anführen (Abb. 2) | [...] | [...] | [...] | [...] | [...] | [...] |
| Drehung auswärts / einwärts (Hüftgelenk. 90° gebeugt) (Abb. 3) | [...] | [...] | [...] | [...] | [...] | [...] |
| Drehung auswärts / einwärts (Hüftgelenk gestreckt) (Abb. 4) | [...] | [...] | [...] | [...] | [...] | [...] |

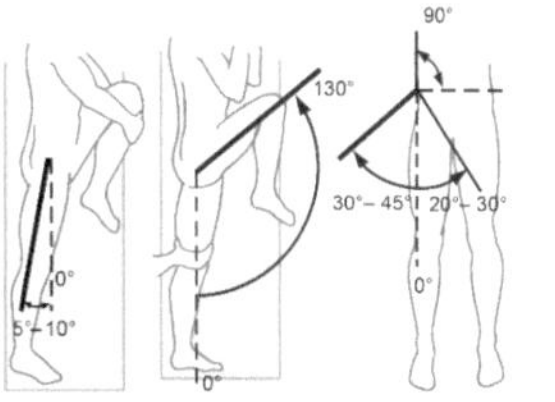


Streck./Beugg. Abb. 1a Abb. 1b Abspreiz./Anführen Abb. 2

**Kniegelenke:**

| | | | | | | |
|---|---|---|---|---|---|---|
| Streckung / Beugung (Abb. 5) | [...] | [...] | [...] | [...] | [...] | [...] |

**Obere Sprunggelenke:**

| | | | | | | |
|---|---|---|---|---|---|---|
| Heben / Senken des Fußes (Abb. 6) | [...] | [...] | [...] | [...] | [...] | [...] |

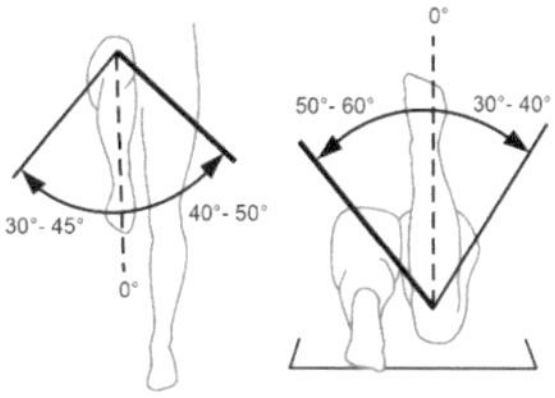


Drehg. ausw./einw. Abb. 3 Drehg. ausw./einw. Abb. 4

**Untere Sprunggelenke:**

| | | |
|---|---|---|
| Gesamte Beweglichkeit (Fußaußenrand heben Abb. 7 a / senken Abb. 7 b) (in Bruchteilen der normalen Beweglichkeit) | [...] | [...] |

**Zehengelenke:**

| | | |
|---|---|---|
| (in Bruchteilen der normalen Beweglichkeit) | [...] | [...] |

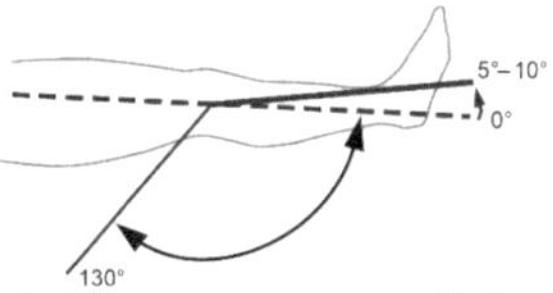


Streck./Beugg. Abb. 5

**Umfangmaße in cm:**

| | | |
|---|---|---|
| 20 cm ob. innerer Knie-Gelenkspalt | [...] | [...] |
| 10 cm ob. innerer Knie-Gelenkspalt | [...] | [...] |
| Kniescheibenmitte | [...] | [...] |
| 15 cm unterhalb innerer Gelenkspalt | [...] | [...] |
| Unterschenkel, kleinster Umfang | [...] | [...] |
| Knöchel | [...] | [...] |
| Rist über Kahnbein | [...] | [...] |
| Vorfußballen | [...] | [...] |

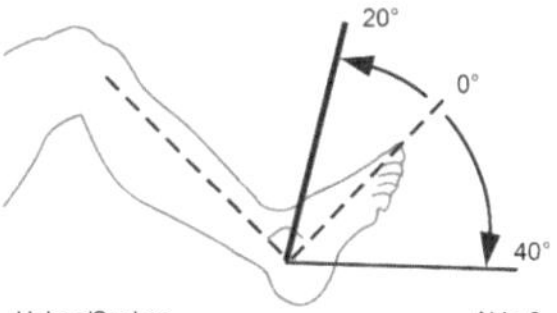


Heben/Senken Abb. 6

**Beinlänge in cm:**

| | | |
|---|---|---|
| Vorderer oberer Darmbeinstachel - Außenknöchelspitze | [...] | [...] |

**Stumpflänge in cm:**

| | | |
|---|---|---|
| Sitzbein - Stumpfende | [...] | [...] |
| Innerer Knie-Gelenkspalt - Stumpfende | [...] | [...] |

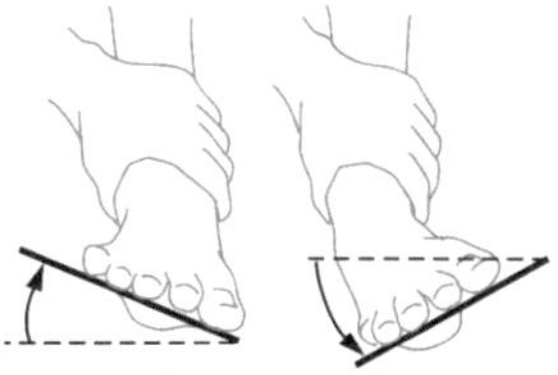

Gesamtbeweglichkeit

Abb. 7 a Außenrand heben Abb. 7 b Außenrand senken

F 4224 0816 Messblatt untere Gliedmaßen

**Abb. 4.10** Messblatt für untere Gliedmaßen. (Aus: Internet dguv.de/formtexte/aerzte/index)

Az.: [...]  Name: [...]
Untersuchungstag: [...]

**Messblatt Wirbelsäule**
(nach der Neutral-0-Methode)

Größe in cm: [...]  Gewicht in kg: [...]

**HWS**

Vorneigen / Rückneigen (Abb. 1) [...]

Seitneigen   rechts / links   (Abb. 2) [...]

Drehen   rechts / links   (Abb. 3) [...]

**BWS / LWS**

Seitneigen   rechts / links   (Abb. 4) [...]

Drehen im Sitzen   rechts / links   (Abb. 5) [...]

Finger - Boden - Abstand (cm)
a) Ott   (Abb. 6)   [...]
   Messstrecke DF C7 30 cm caudal
b) Schober   (Abb. 6)   [...]
   Messstrecke DF S1 10 cm cranial
c) Messstrecke 10 cm   (Abb. 6)   [...]
   mit Mittelpunkt DF L 1

Seitverbiegung   [...]

Schulterstand (rechts tief/links tief)

Sagittale Verbiegung (kyphotische oder lordotische Fehlform)   [...]

F 6222 0418 Messblatt Wirbelsäule BK 2108, 2109, 2110

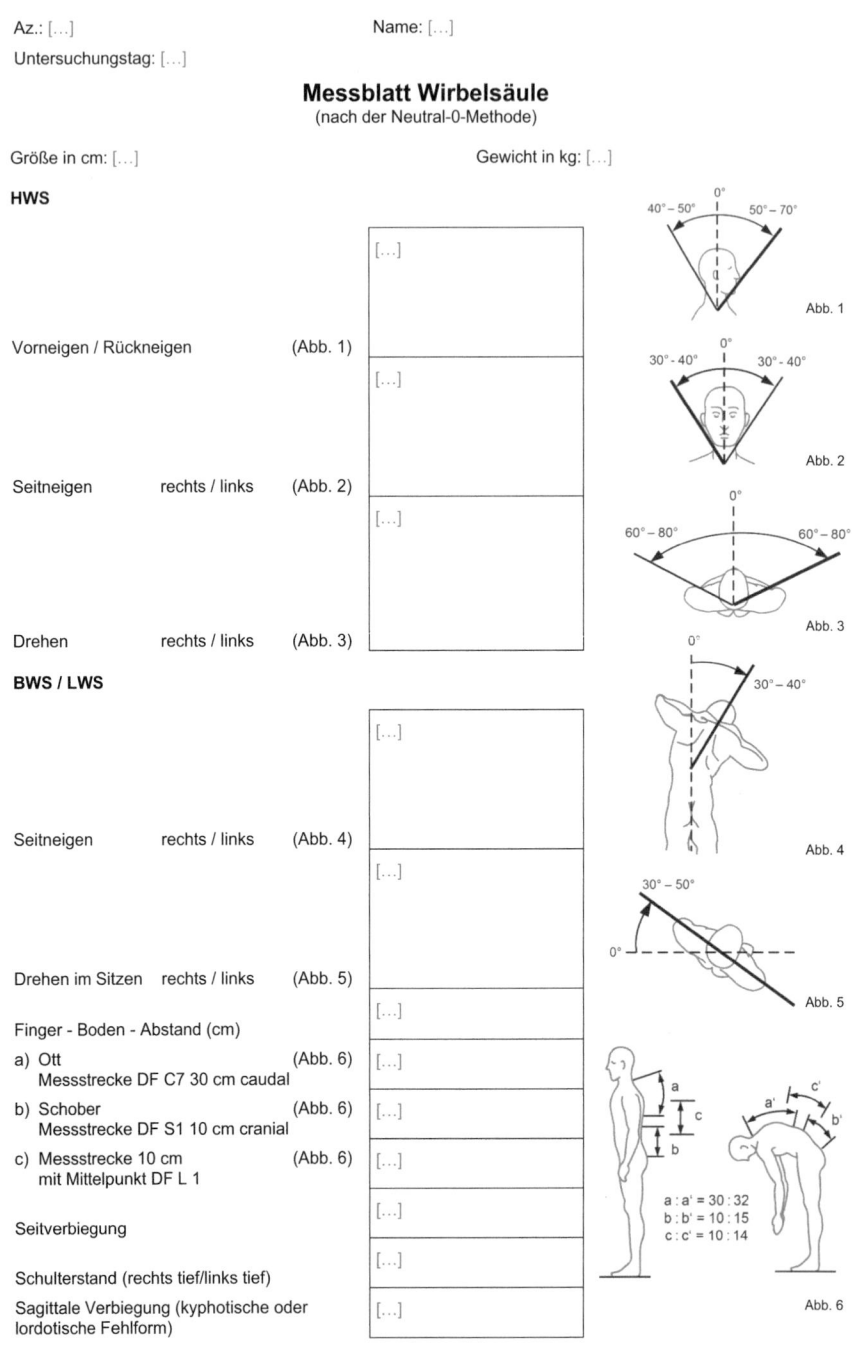

**Abb. 4.11** Messblatt Wirbelsäule. (Aus: Internet dguv.de/formtexte/aerzte/index)

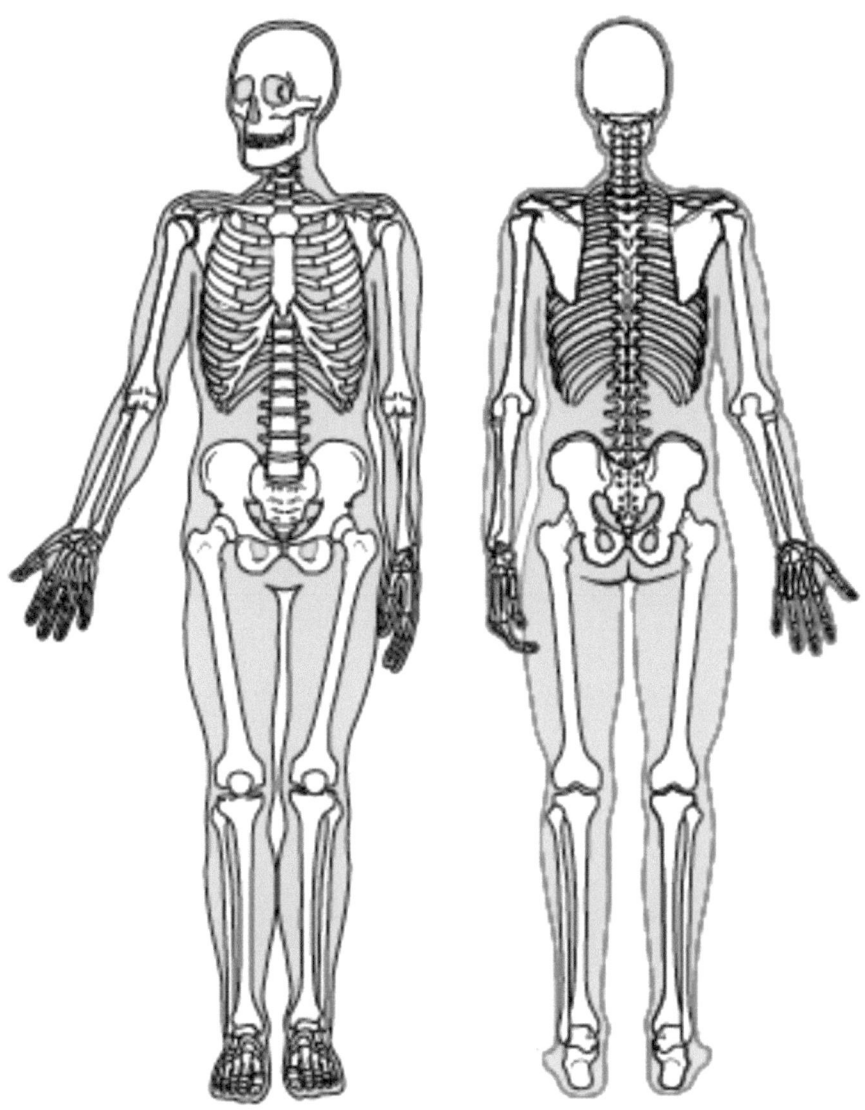

**Abb. 4.12** Skelettskizzen ganzes Skelett. (Aus: Der Unfallmann, 2022)

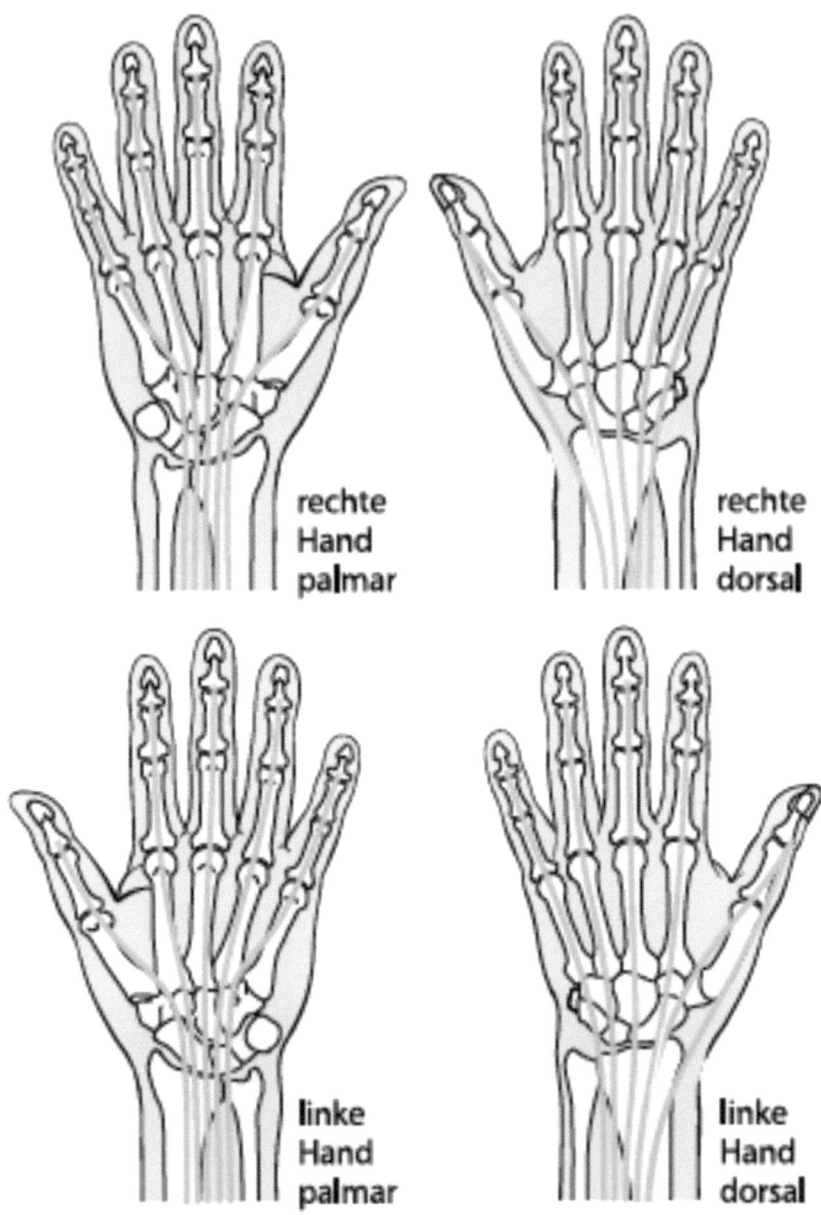

**Abb. 4.13** Skelettskizzen Hand. (Aus: Der Unfallmann, 2022)

4.2 Die klinische Untersuchung

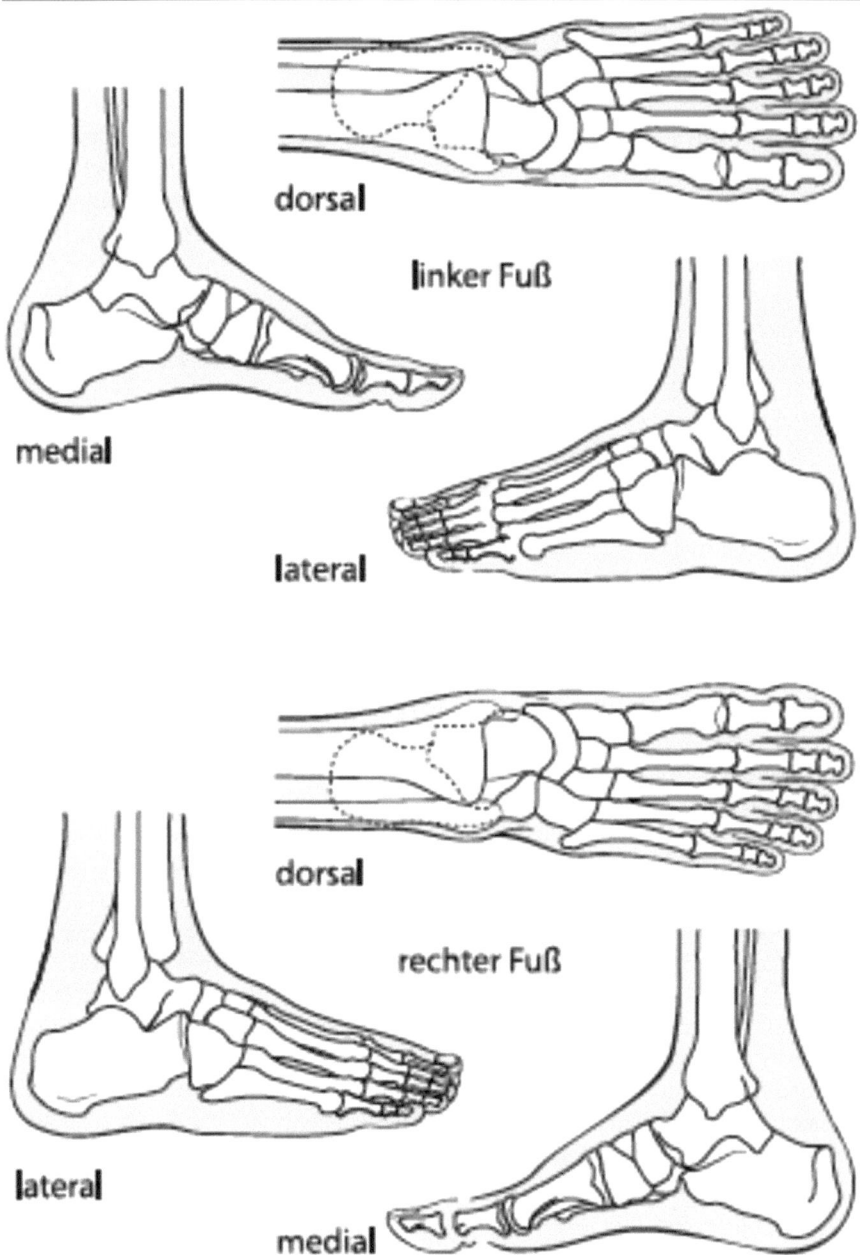

Abb. 4.14 Skelettskizzen Fuß. (Aus: Der Unfallmann, 2022)

### 4.2.6.3 Die Beweglichkeit, geführt überprüft

> Als *Beweglichkeit* in den Gelenken sind in die Messblätter grundsätzlich die *geführt überprüften* Bewegungsausschläge einzutragen. „Geführt überprüft" bedeutet, der Untersucher begleitet händisch die aktiv vom Probanden vorgeführte Beweglichkeit und ertastet dabei, ob die Muskulatur entspannt ist oder ob der Proband muskulär gegenspannt. Nur die geführt festgestellten Bewegungsausschläge in den Gelenken sind der Bemessung der unfallbedingten Invalidität zugrunde zu legen.

Unterschieden wird zwischen aktiv vorgeführten, geführt überprüften und passiven Bewegungsausschlägen. Der Proband wird zunächst aufgefordert, die Beweglichkeit z. B. im Schultergelenk aktiv vorzuführen, den Arm z. B. seitwärts zu heben. Nachfolgend wird diese Bewegung ohne Kraftaufwand durch den Untersucher begleitet durch die Führung des Unterarms mit tastmäßiger Überprüfung der Oberarm- und Schultergürtelmuskulatur. So wird erspürt, ob der Proband die Muskulatur anspannt/gegenspannt oder nicht. Der Gutachter prüft, ob der Proband die ihm möglichen Bewegungen vorführt, indem er diese begleitet, nicht unterstützt oder forciert. So besteht die Möglichkeit, willkürliche Bewegungsabbrüche zu erspüren und die objektiven Bewegungseinschränkungen so gut wie möglich zu sichern. Nicht richtig ist es, die *passiven* Bewegungsausschläge im Messblatt anzugeben, wobei die geführten Bewegungen teilweise in der Literatur irrig als „passive Bewegungen" (Thomann et al. 2020) bezeichnet werden. Unter einer „passiven Bewegung" wird eine fremdtätige Bewegung in einem Gelenk verstanden, was gutachtlich nur bei Lähmungen von Interesse ist und dann im Text bzw. im Messblatt zu erläutern ist.

### 4.2.6.4 Winkelmesser und Maßbänder

Wenn immer möglich werden die Bewegungsausschläge mit den Winkelmessern erhoben (Abb. 4.15). Winkelmesser (Goniometer) mit langen Schenkeln erlauben eine größere Genauigkeit der Messung. Für die Fingergelenke gibt es extra kleindimensionierte Winkelmesser (Abb. 4.15). Das Zentrum des Winkelmessers ist im Bewegungszentrum des Gelenks anzulegen. Die Schenkel sind mit den Extremitätenachsen zur Deckung zu bringen. Das Messergebnis ist über die Extremitätenachsen anzupeilen. Ist das Anlegen des Winkelmessers schwierig, wie dies z. B. beim Schulter- und Hüftgelenk oder bei Adipositas der Fall ist, wird das Ergebnis mit dem Augenmaß überprüft unter Orientierung an der 45° und 90° Winkelstellung.

### 4.2.6.5 Messblätter

Die Messblätter sehen zu den Bewegungsausschlägen drei Ziffern vor. Im Einzelnen gilt Folgendes:

- Sind Bewegungen in den Gelenken aus der Neutral-0-Stellung in beiden Richtungen möglich, wird jeweils von der Neutral-0-Stellung aus gemessen. Die 0 steht also in der Mitte (z. B. Handgelenk: Handrückenwärts/hohlhandwärts 50/0/55).

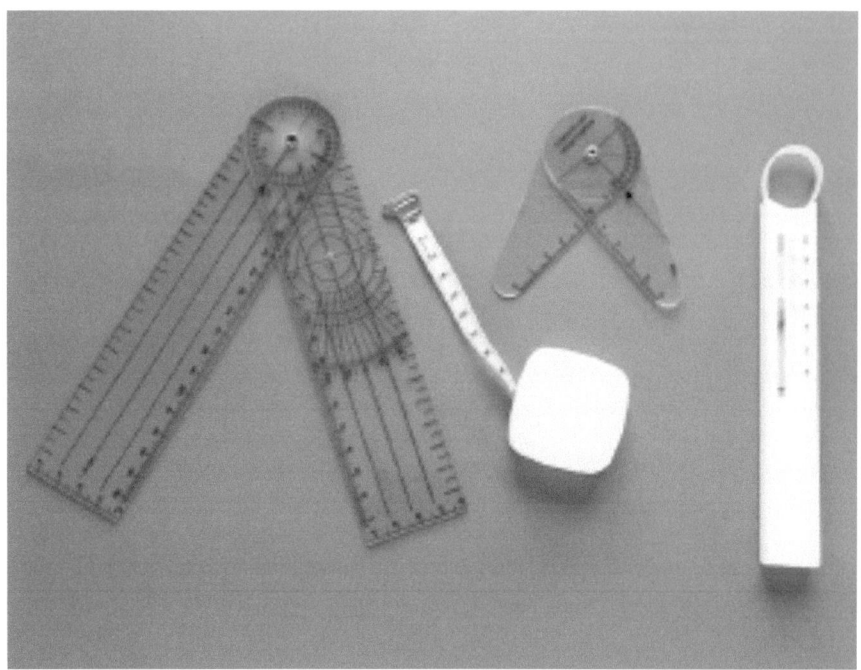

**Abb. 4.15** Winkelmesser, Maßband, Winkelmesser für die Finger und Finger-Ringmaßband. (Foto: © Debora Reichert/Springer Verlag GmbH)

- Fehlt ein Bewegungsausschlag, kann also z. B. im Handgelenk über die Neutral-0-Stellung nicht nach handrückenwärts bewegt werden, wird die 0 wiederholt (handrückenwärts/hohlhandwärts 0/0/55).
- Wird die Neutral-0-Stellung nicht erreicht – kann im Handgelenk also z. B. über eine Stellung von 15° nach hohlhandwärts nicht zur Neutral-0-Stellung und nach handrückenwärts bewegt werden, so wird dies dadurch angezeigt, dass statt der Neutral-0-Stellung die Beugekontraktur dokumentiert wird (handrückenwärts/hohlhandwärts 0/15/55). Kann demgegenüber im Handgelenk über eine Stellung von 15° nach handrückenwärts nicht nach hohlhandwärts bewegt werden, wird dies umgekehrt dokumentiert (handrückenwärts/hohlhandwärts 50/15/0).
- Gelenkversteifungen werden durch Wiederholung der Versteifungsstellung angezeigt. Das Handgelenk ist in einer Stellung von 15° nach hohlhandwärts versteift (handrückenwärts/hohlhandwärts 0/15/15). Das Handgelenk ist in einer Stellung von 15° nach handrückenwärts versteift (handrückenwärts/hohlhandwärts 15/15/0).

### 4.2.6.6 Beispiele

**Kniegelenk: Flexion/Extension**
Im Messblatt sind für das *Kniegelenk* (Streckung/Beugung) eingetragen:

- Rechts: 5/0/130
- Links: 0/30/30

Dies bedeutet, dass im rechten Kniegelenk normal bewegt wird, das linke Kniegelenk jedoch in einer Beugestellung von 30° versteift ist.

**Handgelenk: Flexion/Extension/ulnare und radiale Abduktion**
Im Messblatt sind für das *Handgelenk* eingetragen:

- Handrücken-/hohlhandwärts: Rechts 50/0/20 und links 50/0/60
- Speichen-/ellenwärts: Rechts 5/0/35 und links 25/0/35

Dies bedeutet, dass im rechten Handgelenk die Beweglichkeit nach hohlhandwärts und nach speichenwärts eingeschränkt ist und im linken Handgelenk die Beweglichkeit frei ist.

### Beinlänge
Die *Beinlänge* kann klinisch nur im Stehen durch Brettchenunterlage unter Zuhilfenahme einer Beckenwaage annähernd genau bestimmt werden. Insoweit ist die Vorgabe im Messblatt (Vorderer oberer Darmbeinstachel – Außenknöchelspitze) zu ungenau. Kommt es auf eine exakte Längenmessung an und muss geprüft werden, wo (Ober- und/oder Unterschenkel) die Differenz lokalisiert ist, dann sind ausnahmsweise Röntgen-Aufnahmen in Aufsicht im Seitenvergleich mit den jeweils angrenzenden Gelenken erforderlich.

### Umfangmaße
- Die *Messpunkte* für die Umfangmaße ergeben sich aus den Messblättern. Sie sind exakt zu markieren. Die Umfangmaße der unteren Gliedmaßen sollten im Liegen erhoben werden bei leichter Beugung in den Kniegelenken zur Muskelentspannung und zur bequemen Messung am Ober- und Unterschenkel. Werden die Umfangmaße im Stehen oder im Sitzen erhoben, ist dies zu vermerken. Für die Finger ist ein Ringmaßband zu empfehlen (Abb. 4.15).

### 4.2.7 Zusammenfassung: Die klinische Untersuchung

- Die Messergebnisse sind – um keine mathematische Genauigkeit vorzutäuschen – zwar so exakt wie möglich zu messen, jedoch mit Ausnahme der Finger, nur in 5°-Schritten (Bewegungsausschläge) bzw. 5 mm-Schritten (Umfangmaße) anzugeben. Grundlage für die Messung der Bewegungsausschläge in den Gelenken bzw. einer Gelenkkette (Wirbelsäule) ist die Neutral-0-Methode.

- Dokumentiert werden die Bewegungsausschläge und die Umfangmaße in den standardisierten Messblättern. In diese sind die geführt überprüften Bewegungsausschläge einzutragen. Es ist darauf zu achten, dass keine Widersprüche zwischen den Befunden im Text des Gutachtens und den Eintragungen in den Messblättern auftreten. Zwingend zu benutzen sind die aktuell gültigen Messblätter.
- Maßgeblich für die Bemessung in der PUV sind die *normalen* (durchschnittlichen) Bewegungsausschläge in den einzelnen Gelenken, nicht die individuelle Beweglichkeit, die anlagebedingt mitunter deutlich übernormal, nur selten unternormal, ist.
- Die Orientierung erfolgt nicht an den Bewegungsausschlägen in den kontralateralen, nicht verletzten, Gelenken, sondern an den Normalwerten – abzulesen in den Messblättern! Bei einer anlagebedingten Minderbeweglichkeit in den Gelenken ist diese der Bezugspunkt der Bemessung. Die Gleichbehandlung der Versicherten kann nicht so weit gehen, dass einer versicherten Person Funktionen „angedichtet" (unterstellt) werden, die sie nicht hat. Dies ergibt sich schon aus der Berücksichtigung einer Vorinvalidität bei der Bemessung von Unfallfolgen. Andernfalls wäre eine versicherte Person mit einer anlagebedingten Minderbeweglichkeit in den Gelenken besser gestellt im Vergleich zur Versichertengemeinschaft.

## 4.3 Die bildgebende Untersuchung

Bei jedem Einsatz ionisierender Strahlung müssen der Nutzen und das Risiko gegeneinander abgewogen werden. Grundlage bei der Anwendung ionisierender Strahlung ist das

> *ALARA-Prinzip (As Low As Reasonably Achievable), d. h. es darf nur so viel Strahlung eingesetzt werden, dass noch ein qualitativ ausreichendes Bild erzielt wird, um eine Diagnose stellen zu können (§ 83 Abs. 5 StrlSchG).*

### 4.3.1 Rechtsgrundlagen

#### 4.3.1.1 Die rechtfertigende Indikation

Wenn im Rahmen der Begutachtung geröntgt wird, erfolgt dies nicht „im Rahmen einer medizinischen Exposition" (§ 83 (1) 1. StrlSchG). Der Proband wird ionisierenden Strahlen nicht aus „medizinischen", therapeutischen, Gründen ausgesetzt. Geröntgt wird in aller Regel, um finanzielle Ansprüche zu verifizieren. Dennoch darf die Röntgenstrahlung am Menschen ausgeübt werden und zwar „im Rahmen der Exposition der Bevölkerung zur Untersuchung einer Person in durch Gesetz vorgesehenen oder zugelassenen Fällen … *nichtmedizinische Anwendung*" (§ 83 (1) 2. StrlSchG). **Vor Durchführung einer strahlenbelastenden Untersuchung müssen sorgfältig geprüft und dokumentiert werden die Voraussetzungen der „Rechtfertigenden Indikation" nach § 83 StrlSchG und § 119 StrlSchV. Vor jeder einzelnen Strahlenanwendung ist die Feststellung erforderlich, dass der Nutzen der jeweiligen Anwendung das Strahlenrisiko überwiegt.** Diese Beurteilung obliegt in erster Linie dem ärztlichen Gutachter, aber auch – grundsätzlich – dem beauftragten Radiologen, wobei dieser die Indikation mangels Aktenkenntnis in aller Regel bei gutachtlicher Strahlenanwendung nicht beurteilen kann. Der Radiologe muss sich also bei einer gutachtlichen Fragestellung auf den „Zielauftrag" verlassen können. **Der Nutzen einer Röntgenuntersuchung im Rahmen der Begutachtung übersteigt dann deren Risiko, wenn die Untersuchung erforderlich ist, um einen bestimmten Sachverhalt festzustellen, an den bestimmte Rechtsfolgen geknüpft werden (z. B. sozial- und/oder entschädigungsrechtliche sowie versicherungsrechtliche Leistungen).** Zu klären sind durch den ärztlichen Gutachter bei der Nutzen-Risiko-Abwägung im Einzelnen folgende Fragen:

- Welche Informationen ergeben sich aus der Vorgeschichte der zu untersuchenden Person (Anamnese, körperlicher Befund, Voruntersuchungen)?
- Ist die Röntgen-Aufnahme überhaupt das richtige Mittel der Wahl?
- Gibt es Röntgen-Aufnahmen neueren Datums, die herangezogen werden können oder kann die Fragestellung nur mit einer aktuellen Röntgen-Aufnahme geklärt werden?
- Kann der diagnostische Zweck mit einer weniger belastenden Maßnahme erreicht werden (Sonografie)?
- Sind Besonderheiten aufgrund der besonderen Strahlenempfindlichkeit der zu untersuchenden Person zu beachten?

### 4.3.1.2 Einwilligung des Probanden
**Selbstverständliche Voraussetzung jeder Untersuchung ist die Einwilligung des Probanden nach der Information dazu, welche Untersuchung durchgeführt werden soll.**

> Die versicherte Person verweigert die Anfertigung von Röntgen-Aufnahmen unter Hinweis auf die damit verbundene Strahlenbelastung. Was ist zu tun?

Vom ärztlichen Gutachter ist eine sachliche Erklärung erforderlich, wozu die Röntgen-Aufnahmen benötigt werden, mehr aber auch nicht. Die weiteren Folgen, z. B. für von der versicherten Person geltend gemachte Ansprüche, kann er nicht übersehen. Diese gehen ihn auch nichts an.

### 4.3.2 Röntgenaufnahmen

**Nach Gliedmaßenverletzungen sind zum Regulierungszeitpunkt in aller Regel Röntgen-Nativ-Aufnahmen im Seitenvergleich erforderlich, soweit wie möglich in einem Strahlengang (Tab. 4.5), zur Beurteilung der Gelenkstrukturen, der Achsen- und Längenverhältnisse und des Mineralsalzgehalts.**

> Bei einem 19-Jährigen wurde nach einem Umknicken beim Fußballspiel klinisch eine Instabilität an der Außenseite des linken Sprunggelenks festgestellt, die durch gehaltene Röntgen-Aufnahmen bestätigt wurde. Durchgeführt wurde eine konservative Therapie. Im Rahmen der gutachtlichen Untersuchung des Versicherten zur Bemessung der unfallbedingten Invalidität wurden gehaltene Röntgen-Aufnahmen im Seitenvergleich angefertigt. Beide Sprunggelenke waren seitengleich instabil.

## 4.3 Die bildgebende Untersuchung

**Tab. 4.5** Röntgenaufnahmen im Seitenvergleich in *einem* Strahlengang

| Gelenk | Strahlengang |
|---|---|
| Schultergelenk/Schlüsselbein | Panorama-Aufnahme |
| Ellenbogengelenk | in Aufsicht |
| Handgelenk/Handwurzel | in 2 oder mehr Ebenen |
| Hand | in Aufsicht und schräg |
| Beckenübersicht | tiefe Beckenübersicht bei prothetischem Ersatz des Hüftgelenks |
| Kniegelenk | in Aufsicht |
| Kniescheibe | axial |
|  | Einblickaufnahme nach Frik |
| Oberes Sprunggelenk | in Aufsicht |
| Fuß | in Aufsicht |
| Fersenbein | axial |

Zur Sicherung bzw. zum Ausschluss einer Instabilität sind gehaltene Röntgen-Aufnahmen im Seitenvergleich erforderlich. Liegt eine seitengleiche Aufklappbarkeit vor und fehlen Anhaltspunkte für eine Verletzung im Bereich der kontralateralen Gliedmaße, spricht dies für eine anlagebedingte Bandlaxität.

### 4.3.3 Rückschlüsse aus dem Ergebnis bildgebender Aufnahmen

> Unfallbedingt hat der Proband einen geschlossenen Bruch des 3. Mittelhandknochens rechts erlitten. Nach seinen Angaben ist die rechte Hand nicht mehr belastbar. Die angefertigten Röntgen-Aufnahmen im Seitenvergleich in einem Strahlengang zeigen einen in anatomischer Stellung ausgeheilten Bruch mit einer zarten spindelförmigen Knochennarbe, keine umformenden Gelenkveränderungen und einen seitengleichen und völlig regelrechten Kalksalzgehalt.

Die Ausheilung in anatomischer Stellung und ein seitengleicher Kalksalzgehalt sind – in Verbindung mit der Ausprägung der Hohlhandschwielen/der Arbeitsspuren und der Muskulatur – objektive, von der Mitarbeit unabhängige, Beurteilungskriterien, also sichere Zeichen für eine regelhafte Funktion der rechten Hand.

> Nach einem Sprunggelenksverrenkungsbruch rechts kommen im Bereich des oberen Sprunggelenks umformende Veränderungen (Arthrose) zur Darstellung.

Der bildgebende Befund korreliert in einer Vielzahl von Fällen nicht mit Beschwerden und Funktionseinbußen. Zwar kann von einem instabilen Falschgelenk im Bereich des rechten Oberschenkels auf eine fehlende Belastbarkeit des rechten Beins geschlossen werden. Kommen jedoch umformende (arthrotische) Veränderungen zur Darstellung, ist dies kein Indiz für daraus resultierende *gegenwärtige* Funktionseinbußen. Diese müssen vielmehr anhand des Kalksalzgehalts und vor allem anhand klinischer Befunde (Prüfung der objektiven Befunde – Muskulatur, Fußsohlenschwielen – und der semi-objektiven Befunde – Beweglichkeit) gesichert werden. Allenfalls sind Rückschlüsse auf die zukünftige Entwicklung (Prognose) möglich.

### 4.3.3.1 Aussagekraft der Kernspintomografie

Die *Kernspintomografie* gibt, wenn sie innerhalb eines Intervalls von bis zu 3 Monaten nach einer Krafteinwirkung (Unfallereignis) durchgeführt wird, eine *deutliche* Hilfestellung zur Beantwortung der Frage, ob und ggf. welche Strukturen durch eine äußere Krafteinwirkung betroffen waren/sind. Eine äußere Krafteinwirkung führt innerhalb von wenigen Stunden zur Ausbildung von Ödemen (Flüssigkeitseinlagerungen), die sich im weiteren Verlauf – bis zum Ablauf von 3 Monaten – dann wieder zurückbilden. Zur Darstellung kommen können zudem Begleitverletzungen an den Weichteilen und Einblutungen. **Der kernspintomografische Befund kann also, wenn er sachverständig durch einen mit Kausalitätsfragen vertrauten Radiologen interpretiert wird, eine deutliche Hilfestellung zur Beantwortung der Frage sein, ob überhaupt eine messbare Kraft auf die versicherte Person eingewirkt hat.** Aufgrund der hohen Kosten sind kernspintomografische Aufnahmen zum Zwecke der Begutachtung nur in Ausnahmefällen in Auftrag zu geben und zwar ohne Ausnahme: **Nur nach vorheriger Rücksprache mit dem Auftraggeber.** Wenn zur Kausalität Zweifel bestehen, sollten im Rahmen der Therapie angefertigte, vor allem kernspintomografische Aufnahmen, nach Rücksprache mit dem Auftraggeber fachradiologisch durch einen in Kausalitätsfragen erfahrenen Radiologen mit ganz konkreten Fragen nachbefundet werden. Es kann nicht erwartet werden, dass Kausalitätsüberlegungen im Rahmen der Therapie ausreichend Beachtung finden, denn diese sind für die Therapie nur ganz nachgeordnet von Bedeutung. Deshalb sollte die Nachbefundung veranlasst werden. Die Fragen an den Radiologen zur Interpretation bildgebender Aufnahmen, wenn z. B. die Kausalität zwischen einem sog. Schleudertrauma und einer Heckkollision 3 Tage zuvor beurteilt werden soll, sind beispielhaft in Tab. 4.6 aufgelistet.

### 4.3.4 Zusammenfassung: Die bildgebende Untersuchung

- In der Regel erfordert die gutachtliche Untersuchung auf unfallchirurgisch-orthopädischem Gebiet bei stattgehabten Gesundheitsschädigungen im Bereich der Gliedmaßen die Anfertigung von Röntgen-Nativ-Aufnahmen im Seitenvergleich zur Beurteilung der Gelenkstrukturen, der Achsen- und Längenverhältnisse, der Gelenkstabilität und des Kalksalzgehalts – nach Möglichkeit in einem

**Tab. 4.6** Fragen zur Interpretation kernspintomografischer Aufnahmen

| |
|---|
| 1. Welche Befunde kommen bildgebend zur Darstellung? Handelt es sich um altersentsprechende Befunde oder aber um Befunde, die dem Alter vorauseilen? |
| 2. Lassen sich frische, bis zu 3 Tage alte, Verletzungszeichen sichern? Wenn ja, an welchen Strukturen? |
| 3. Lassen sich Zeichen einer äußeren Krafteinwirkung (Weichteilödeme/knöcherne Ödeme) sichern? |
| 4. Lassen sich Flüssigkeitsansammlungen/Gelenkergüsse sichern? Wenn ja, kann eine Aussage zu ihrer Qualität gemacht werden? |

Strahlengang. In ca. 75 % der Fälle sind in der PUV Verletzungsfolgen an den Gliedmaßen zu beurteilen. Stehen Kausalitätsfragen zur Diskussion, kann – in Abhängigkeit von der Fragestellung – die fachradiologische Nachbefundung von während des Verlaufs angefertigter bildgebender Aufnahmen (Röntgen, CT, MRT) erforderlich sein.

## 4.4 Die Fotodokumentation

Die Dokumentation klinischer und bildgebender Befunde mithilfe der digitalen Fotografie ist zwischenzeitlich Standard im ärztlichen Gutachten. Ein Foto ist mitunter besser geeignet, einen Befund zu veranschaulichen als viele Worte. Die Fotodokumentation ist jedoch auf das Nötigste zu beschränken, da eine „Bilderflut" Überinformation und damit Desinformation bedeutet und auch aus Kostengründen nicht zu vertreten ist. Zur Fotodokumentation eignen sich z. B. die Bewegungsausschläge in den Gelenken, die Ausprägung der Weichteile, insbesondere der Muskulatur (Abb. 4.4), die Arbeitsspuren, die Schwielen (Abb. 4.5) und der Kalksalzgehalt (Röntgenbild) sowie Achsabweichungen, Deformierungen (Abb. 4.3), Narben, Pigmentierungen, Geschwüre, Weichteilschwellungen und Gliedmaßen(teil)verluste.

## Literatur

Schiltenwolf M, Hollo DF, Gaidzik PW (2021) Begutachtung der Haltungs- und Bewegungsorgane. 7. Aufl. Thieme, Stuttgart

Thomann KD, Grosser V, Schröter F (2020) Orthopädisch-Unfallchirurgische Begutachtung. 3. Aufl. Urban & Fischer, München

# Die Rangordnung/Wertigkeit der erhobenen Befunde

5

Zu beachten ist die Rangordnung der Befunde. Diese ist wie folgt:

- *subjektiv*
- *semi-objektiv*
- *objektiv*
- *funktionsspezifisch objektiv*

Der ranghöchste Befund ist der *funktionsspezifische objektive* Befund. Die nachrangigen Befunde – objektiv, semi-objektiv, subjektiv – müssen zu dem jeweils vorrangigen Befund passen. Sie sind diesem untergeordnet. Entscheidend ist die „Harmonie" der Befunde.

> Die versicherte Person gibt nach einem Sprunggelenksbruch rechts anhaltende Schmerzen im Bereich des betroffenen Sprunggelenks an.

Schmerzen sind ein rein *subjektiver* Befund, der nicht direkt gesichert werden kann. Schmerzen als solche sind deshalb keine Begründung für eine Invalidität und sind als solche auch nicht als Begründung aufzuführen. Wenn es also am Ende eines Gutachtens unter den aufgeführten Unfallfolgen heißt: „Glaubhafte subjektive Beschwerden" oder „Vom Versicherten geklagte Schmerzen", dann ist dies die Wiedergabe der Angaben des Probanden. Diese gehören aber nicht unter die Aufzählung der gesicherten Unfallfolgen. Eine Ausnahme sind ungewöhnliche Schmerzen, wie der Phantomschmerz oder Kausalgien, die dann aber gesichert sein müssen. Es handelt sich in der Regel um einen Folgeschaden (§ 287 ZPO).

> Die versicherte Person führt beim Betreten des Untersuchungsraums ein rechts hinkendes Gangbild vor.

© Der/die Autor(en), exklusiv lizenziert an Springer-Verlag GmbH, DE, ein Teil von Springer Nature 2025
E. Ludolph, *Begutachtung in der Privaten Unfallversicherung*,
https://doi.org/10.1007/978-3-662-71083-8_5

Wie sich bereits aus der Diktion „führt vor" ergibt, handelt es sich um einen *semi-objektiven Befund*, also um einen vom Probanden beeinflussbaren Befund. Hinweise auf Funktionseinbußen können sein

- eine verkürzt vorgeführte Schrittlänge
- eine eingeschränkt vorgeführte Beweglichkeit

> Nach einem Sprunggelenksverrenkungsbruch rechts ist die Muskulatur im Bereich des rechten Beins deutlich verschmächtigt.

Den semi-objektiven Befunden überlegen sind die *objektiven* Befunde, also Befunde, die von der Mitarbeit des Probanden unabhängig sind. Dies sind z. B.

- Beinlänge
- Achsabweichungen
- Narben/Pigmentierungen/Hautverfärbungen
- Weichteilschwellungen/Krampfadern/Ödeme
- Schwielen/Arbeitsspuren
- Ausprägung der Muskulatur
- Kalksalzgehalt

Entscheidend sind jedoch die objektiven Befunde, die direkt auf die Funktion Rückschlüsse zulassen, also die *funktionsspezifischen* Befunde (Tab. 5.1).

Die bildgebenden Befunde sichern zwar objektive Verletzungsfolgen. Diese lassen aber nur bedingt auf die Funktion rückschließen. Ist der Bruch knöchern nicht oder mit einer Achsabweichung zur Ausheilung gekommen, ist dies ein starker Hinweis auf eine Minderbelastbarkeit. **Den eigentlichen Beweis bietet aber das oben genannte Trio: Ausprägung der Muskulatur, Arbeitsspuren/Schwielen, Kalksalzgehalt.** Sind diese Befunde im Seitenvergleich vermindert, ist dies der Beleg dafür, dass die betroffene Gliedmaße minderbelastet wird, funktionsbeeinträchtigt ist. Lässt das Trio demgegenüber keinerlei Seitendifferenz erkennen, lässt sich auch keinerlei Funktionseinbuße begründen, es sei denn, die kontralaterale Seite ist ebenfalls in ihrer Funktion behindert.

> Ein siebenjähriges Kind ist nach einem Kniescheibenbruch rechts, der regelhaft zur Ausheilung gekommen ist, nicht zu bewegen, das rechte Kniegelenk zu beugen und das rechte Bein zu belasten. Es hüpft auf dem linken Bein oder zieht das rechte Bein nach. Muskulatur, Schwielen und Kalksalzgehalt sind vermindert.

Das Trio sagt nichts dazu aus, ob ein im Seitenvergleich herabgesetzter Kalksalzgehalt und verminderte Umfangmaße und Schwielen darauf zurückzuführen sind,

| **Tab. 5.1** Funktionsspezifische objektive Befunde | Funktionsspezifische Befunde, jeweils im Seitenvergleich |
|---|---|
| | Muskulatur |
| | Arbeitsspuren/Schwielen |
| | Kalksalzgehalt |

dass der Proband das betroffene Bein nicht belasten kann oder ob er es nicht belasten will. Es müssen also weitere Unfallfolgen hinzukommen, damit diese Unterscheidung möglich ist. Im Bereich der Arme ist die Aussagekraft der funktionsspezifischen objektiven Befunde deshalb weniger aussagekräftig, weil die Arme geringer belastet sind als die unteren Gliedmaßen. Das Prinzip ist aber dasselbe.

> Schwierig ist die Erhebung funktionsspezifischer Befunde im Bereich der Wirbelsäule. Dort fehlt der Seitenvergleich. Hier ist entscheidend die sorgfältige klinische Untersuchung im Sitzen, Stehen, Gehen und Liegen.

Die unterschiedliche Wertigkeit der Befunde hat sich auch *sprachlich* nieder zu schlagen:

- Subjektive Befunde: Der Proband gibt an …
- Semi-objektive Befunde: Der Proband führt vor …
- Objektive Befunde: Der Proband hat/ist …

Die versicherte Person **gibt** Schmerzen im Bereich des rechten oberen Sprunggelenks **an**. Sie **führt** die Bewegungen in diesem Gelenk nur eingeschränkt **vor**. Die Fußsohlenschwielen sind im Seitenvergleich vermindert.

## 5.1 Zusammenfassung: Rangordnung/Wertigkeit der erhobenen Befunde

- Für ein Gutachten sind vorrangig maßgeblich die funktionsspezifischen objektiven Befunde. Ihnen folgen die objektiven, die semi-objektiven bzw. semi-subjektiven und die subjektiven Befunde.

# Die gutachtliche Beurteilung 6

Ein Gutachten ist ein begründetes Urteil zu einer für den Auftraggeber relevanten Frage. Was muss bei der Beantwortung dieser Frage beachtet werden?

## 6.1 Der ärztliche Gutachter als Wissensvermittler

Der ärztliche Gutachter ist Erkenntnisgehilfe des Auftraggebers und soll diesem, dem meist medizinischen Laien, Fachwissen vermitteln. Die gutachtlichen Ausführungen haben den Auftraggeber da abzuholen, wo er Hilfe braucht. Das heißt konkret:

### 6.1.1 Die Sprache des Gutachtens

- **Die Sprache des Gutachtens ist Deutsch.** Für das Gerichtsgutachten folgt dies ausdrücklich aus § 184 Gerichtsverfassungsgesetz (GVG). Dies bleibt auch so, obwohl – um Deutschlands Bedeutung als Wirtschaftsstandpunkt auch in Bezug auf die Justiz zu betonen – mit Datum vom 01.04.2025 bestimmte Rechtsstreitigkeiten in englicher Sprache abgewickelt werden können (§ 184a GVG). Die PUV gehört nicht dazu.
- **Die Sprache hat allgemeinverständlich zu sein.** Zu meiden sind nicht allgemein bekannten Fachausdrücke, unverständliche Abkürzungen (Kürzel), fremdsprachige Einschübe, also die spezifisch medizinische Terminologie. Der ärztliche Gutachter spricht nicht von Therapeut zu Therapeut. Der Auftraggeber ist in der Regel medizinischer Laie, der das Gutachten verstehen und umsetzen muss. Das Gutachten ist in seiner Sprache zu verfassen. Dies gilt auch, wenn im Einzelfall Ärzte Auftraggeber des Gutachtens sind (Polizeiärztlicher Dienst, Ärzte des Gesundheitsamts). Der Betroffene (Proband) hat in der Regel Einsichtsrecht in das Gutachten. Auch er muss das Gutachten verstehen können.

- **Der Zitaterich und sein Überich**! Durch Überladen des Gutachtens mit Zitaten wird kein Wissen vermittelt. Denn dem Auftraggeber sind in aller Regel die zitierten Literaturstellen nicht zugänglich. In Zustandsgutachten kann allenfalls zur Bemessung der unfallbedingten Invalidität Bezug auf Literatur genommen werden. Steht die Kausalität zur Diskussion, sind Literaturstellen notwendig, wenn es zu dem zu diskutierenden Thema divergierende Meinungen gibt und diese erörtert werden.

### 6.1.2 Worte vermitteln Inhalte

**Die Begriffe sind dem Rechtsgebiet der Privaten Unfallversicherung zu entnehmen.** Die richtige Wortwahl zwingt zu diszipliertem Denken.

Der Versicherte gibt an, er sei auf die rechte Schulter gefallen. Er klagt über Schulterbeschwerden rechts. Er führt die Beweglichkeit im Bereich der rechten Schulter eingeschränkt vor. Vom ärztlichen Gutachter wird *eingeschätzt* ein *unfallbedingter* Gesundheitsschaden sowie ein *Vorschaden* infolge einer in der Vergangenheit stattgehabten Schulterverrenkung. Befundet wird ein vorzeitiger aber bis zum *Unfall* klinisch stummer Verschleiß, der jedoch für die *unfallbedingten* Beschwerden nicht *wesentlich* sei.

- Durch die wiederholte Diktion „Unfall" wird unterstellt, was erst zu sichern ist. Zu beantworten ist also die Frage, ob unfallbedingte Gesundheitsschädigungen zu sichern sind, die ihrerseits auf einen Sturz als Ursache schließen lassen.
- Die Private Unfallversicherung versichert die *Gesundheitsschädigung* (Ziff. 1. AUB 2020). Der Gesundheitsschaden ist der Diktion der GUV entnommen.
- Ebenfalls der Diktion der GUV entnommen ist der Vorschaden. Die Private Unfallversicherung ist keine Schadenversicherung. Vereinbart ist eine von den Vertragsparteien festgelegte Summe. Der Begriff „Vorschaden" findet sich in den AUB nicht. Diese kennen die *Vorinvalidität* (Ziff. 2.1.2.2.3 AUB 2020), die jedoch anderen Regeln folgt als der Vorschaden.
- Die Private Unfallversicherung folgt, als Teil des Zivilrechts, der Kausalitätstheorie der Adäquanz, nicht der Kausalitätstheorie der wesentlichen Bedingung. Diese ist Teil des Sozialrechts. Deshalb hat das Wort „wesentlich" in Gutachten für die Private Unfallversicherung nichts zu suchen.

### 6.1.3 Der Gutachter, kein Fachmann für „Glaubensfragen"

**Gutachten zur Privaten Unfallversicherung erfragen Unfallfolgen und nicht die Glaubhaftigkeit der gemachten Angaben und nicht die Glaubwürdigkeit der versicherten Person.** Nachfolgender Sachverhalt ist Inhalt eines nicht veröffentlichten Urteils des Eidgenössischen Versicherungsgerichts Luzern (U 209 vom 24.08.1994):

## 6.1 Der ärztliche Gutachter als Wissensvermittler

> Gegenstand des Gutachtens für eine Private Unfallversicherung waren Funktionseinbußen im Bereich eines Kniegelenks. Der Proband aggravierte in einer Form, die den Gutachter provozierte. Als Provokation empfand es der Gutachter bereits, dass der Proband deutlich zu spät zum Untersuchungstermin kam und erklärte, sein Zug habe Verspätung gehabt. Was in Deutschland dem Erfahrungsschatz eines jeden Bahnreisenden entspricht, erweckt bei einem auf seine SBB (Schweizerische Bundesbahn) stolzen Schweizer Skepsis. Der Gutachter rief nach Entlassung des Probanden beim Bahnhof Basel an und erkundigte sich nach evtl. Zugverspätungen. Prompt stellte sich heraus, dass der Proband geflunkert hatte. Der Gutachter sah sich in seiner Einschätzung des Probanden bestätigt. Er beurteilte den Probanden – unter Hinweis auf den vorstehenden Sachverhalt – als nicht glaubwürdig und die von ihm geklagten Beschwerden und vorgeführten Funktionseinbußen im Bereich des Kniegelenks als nicht glaubhaft.

Der Gutachter wurde zu Recht – in letzter Instanz – als befangen abgelehnt.

Das war insofern ärgerlich, als die dokumentierten Befunde, insbesondere die Trias – Muskulatur, Schwielen, Kalksalzgehalt – völlig ausgereicht hätten, um unfallbedingte Funktionseinbußen zu verneinen und die Erörterung der charakterlichen Eigenschaften des Probanden nicht nur deplaziert, sondern auch überflüssig war.

### 6.1.3.1 Der Gutachter soll „hinters Licht geführt werden", wie reagiert er?

Nachfolgendes Gutachten als Beispiel, wie reagiert werden kann, wenn der Gutachter die Angaben der versicherten Person in Frage stellt:

> Die Versicherte stieß am 01.07.2021 „barfuß am Strand" mit dem linken Fuß an einen Stein und erlitt einen geschlossenen Bruch des Grundglieds der 4. Zehe. Durchgeführt wurde eine konservative Behandlung. Bei der gutachtlichen Untersuchung im Juli 2023 gab die Versicherte an: „Die 4. Zehe links ist immer noch geschwollen. Schmerzen habe ich sowohl in Ruhe wie unter Belastung. Die Schmerzen strahlen an der Streckseite des gesamten Fußrückens aus. Mit dem linken Fuß kann ich nicht richtig auftreten, da es immer wieder zu plötzlichen stichartigen Schmerzen kommt."

Folgende Befunde wurden erhoben:

- Die Durchblutung beider Füße war klinisch seitengleich unauffällig
- Die Fußpulse waren beiderseits gut zu tasten
- Die Schweißsekretion zeigte keine Seitenunterschiede
- Die Schwielen beider Fußsohlen war klinisch seitengleich und ohne umschriebene Auffälligkeiten
- Im Stand kam es zu keiner lividen Verfärbung der Füße
- Die Weichteile waren an keiner Stelle gerötet und/oder überwärmt
- Die Hautfältelungen waren seitengleich
- Weichteilschwellungen waren weder im Zehenbereich noch im Vorfußbereich zum Untersuchungszeitpunkt (14.20 Uhr) vorhanden
- Hinweise für Nervenversorgungsstörungen lagen nicht vor
- Die Beweglichkeit der Zehen wurde seitengleich demonstriert

- Bei geführter Überprüfung der Beweglichkeit der Gelenke der 4. Zehe links fanden sich im Vergleich zur rechten Seite keine Auffälligkeiten
- Klinisch fanden sich im Bereich der 4. Zehe links im Vergleich zur rechten Seite keinerlei Auffälligkeiten

Die Beurteilung lautet in Umsetzung dieser Befunde wie folgt: „Funktionseinbußen als Folge des Unfalls vom 01.07.2021 lassen sich gegenwärtig und in Zukunft (Prognose) aufgrund der objektiven und semi-objektiven Befunde nicht sichern. Eine unfallbedingte Invalidität als Folge des Unfalls am 01.07.2021 liegt nicht vor und ist auch zukünftig auszuschließen." Entscheidend war die „Harmonie" der Befunde, die Funktionseinbußen nicht sichern ließ.

### 6.1.3.2 Ergebnis

Dem unfallchirurgisch-orthopädischen Gutachter fehlt jegliche Kompetenz, jeglicher Auftrag und jegliche Berechtigung, um über die Glaubwürdigkeit einer Person oder über die Glaubhaftigkeit der von dieser Person vorgebrachten Beschwerden zu urteilen. Der Gutachter hat die subjektiv geklagten Beschwerden zu hinterfragen vor dem Hintergrund der semi-objektiven, der objektiven und insbesondere der funktionsspezifischen objektiven Befunde. Dies führte im Beispielsfall zu dem Ergebnis, dass Folgen des Unfalls vom 01.07.2021 im Bereich der 4. Zehe links zum Untersuchungszeitpunkt nicht zu sichern und auch für die Zukunft (Prognose) nicht zu erwarten waren.

### 6.1.4 Zu vermitteln ist die herrschende bzw. konsentierte Meinung

Es ist keine Seltenheit, dass Gutachten damit enden, dass „nach meiner Meinung" bzw. „nach Meinung des Unterzeichners" die Unfallfolgen z. B. mit 2/10 Beinwert bemessen werden. Die eigene Meinung des Gutachters ist jedoch ebenso wenig erfragt wie eine von ihm möglicherweise vertretene Außenseitermeinung. Auch wenn – „nach meiner Meinung" – dies häufig nur ein „Lapsus Linguae" ist, signalisieren derartige Ausführungen, dass die Auseinandersetzung mit der herrschenden Meinung nicht erfolgt ist, die jedoch der Auftraggeber wissen will, damit seine Entscheidung „gerichtsfest" ist.

### 6.1.5 Zusammenfassung: Der ärztliche Gutachter als Wissensvermittler

- Gutachten sind in deutscher für einen Nichtmediziner verständlichen, mit dem Rechtsgebiet der Privaten Unfallversicherung übereinstimmenden Sprache abzufassen.
- Gutachten für die Private Unfallversicherung haben auf den Befunden aufzubauen und nicht auf Glaubensfragen. Zu vermitteln ist die herrschende Meinung.

## 6.2 Kausalität (Zusammenhangsgutachten)

Dem unter blutgerinnungshemmender Medikation stehenden Fahrradfahrer wird von einem anderen Fahrradfahrer der Weg abgeschnitten. Er kommt zu Fall. Der andere Fahrradfahrer bemerkt den Unfall nicht und fährt weiter. Passanten, die den Vorgang beobachtet haben, eilen nicht zu Hilfe. Es wird erhebliche Zeit „verschenkt", bis der Versicherte in die Notaufnahme eines Krankenhauses eingeliefert wird. Wegen deren Überlastung und in Unkenntnis der erhöhten Blutungsneigung vergehen Stunden, bis der Versicherte eingehend ärztlich untersucht wird. Die dann sofort veranlasste bildgebende Untersuchung des Schädels zeigt eine ausgedehnte Hirnblutung. Der Versicherte verliert das Bewusstsein und verstirbt. Er hätte bei zeitnah durchgeführter Diagnostik und Therapie gerettet werden können.

Ursachen für den Tod des Versicherten (conditio sine non) waren/sind:

- die blutgerinnungshemmende Medikation
- die Behinderung durch den anderen Fahrradfahrer
- der Sturz
- der Zeitverlust durch die fehlende sofortige Hilfe durch Passanten
- die verzögerte ärztliche Diagnostik nach stationärer Aufnahme

Alle aufgezeigten Ursachen für den Tod des Versicherten können „nicht hinweggedacht werden, ohne dass der Gesundheitsschaden entfiele" (BGH, Urteil vom 19.10.2016 – IV ZR 521/14), wobei selbst der BGH gegen die Sprachdisziplin verstößt, denn es müsste *Gesundheitsschädigung* heißen. „Gesundheitsschaden" ist die Diktion der Gesetzlichen Unfallversicherung. Die Conditio sine qua non, die Kausalität im logisch-naturwissenschaftlichen Sinn, ist die Grundlage jeder Kausalitätstheorie. Sie wird jedoch – je nach Rechtsgebiet – begrenzt insbesondere durch die Adäquanz- und die Relevanztheorie.

### 6.2.1 Adäquanztheorie

In der Privaten Unfallversicherung, als Teil des Zivilrechts, gilt die *Adäquanztheorie*. Die Ursache muss – unter Berücksichtigung des Schutzzwecks der Norm – dem Erfolg angemessen/adäquat, sein, um im Rechtssinn als kausal zu gelten. **„Weiterhin muss nach der Adäquanztheorie das Ereignis im Allgemeinen und nicht nur unter besonders eigenartigen, ganz unwahrscheinlichen und nach dem regelmäßigen Verlauf der Dinge außer Betracht zu lassenden Umständen zur Herbeiführung eines Erfolges der eingetretenen Art geeignet sein"** (BGH, Urteil vom 19.10.2016 – IV ZR 521/14). Daraus folgt, dass gänzlich unwahrscheinliche Kausalverläufe außer Betracht bleiben. Die Möglichkeit des Eintritts eines Erfolgs darf nicht so entfernt sein, dass sie nach der Erfahrung des Lebens vernünftigerweise nicht in Betracht gezogen werden kann. Eine Bedingung ist dann nicht adäquat, wenn sie ihrer allgemeinen Natur nach für die Entstehung des eingetretenen Erfolgs gleichgültig ist und diesen Erfolg nur wegen einer ganz außergewöhnlichen

Verkettung von Umständen mit herbeigeführt hat. Abzustellen ist dabei auf dem Verursacher bekannte Umstände sowie auf alle einem optimalen Betrachter erkennbaren Umstände.

> Die Lichtzeichenanlage zeigt für den Fußgänger Grün. Dennoch fährt ein Autofahrer bei Rot über die Kreuzung. Der Fußgänger erkennt die Absicht des Pkw-Fahrers und bleibt auf dem Bürgersteig stehen. Dort wird er von einem Querschläger tödlich getroffen, was nicht der Fall gewesen wäre, wenn der Autofahrer die Rotphase beachtet hätte.

Dies ist ein Fall, in dem die Conditio sine qua non und die Adäquanztheorie zu unterschiedlichen Ergebnissen kommen. Denn das Überfahren der Roten Ampel war Conditio sine qua non für den Tod des Fußgängers. Hätte dieser bei Grün die Straße überquert, wäre er nicht getroffen worden. Dennoch ist das Verhalten des Autofahrers nicht adäquat, weil mit einem solchen Verlauf nicht zu rechnen war.

> Ein Autofahrer überfährt eine Kreuzung, obwohl die Lichtzeichenanlage für ihn Rot zeigt. Zwei Straßen weiter überfährt er, für ihn unvermeidbar, ein Kind. Das Kind wäre längst nicht mehr in der Gefahrenzone gewesen, wenn der Autofahrer die Rote Ampel beachtet hätte.

Auch in diesem Fall ist die Conditio sine qua non, die Bedingung, die nicht hinweggedacht werden kann, erfüllt. Dennoch ist der Rotlichtverstoß nicht adäquat für den Tod des Kindes. Denn dem **Schutzzweck** einer Ampel entspricht es, den Verkehr im Kreuzungsbereich zu regeln, nicht aber die Autofahrt zu verzögern, um dem Kind ein Verlassen der Gefahrenzone zu ermöglichen.

> Bei einer osteoporotisch veränderten Wirbelsäule kommt es durch Sturz auf das Gesäß einwirkungsfern zu einem Bruch im Bereich der oberen Brustwirbelsäule (Th 3).

Dieses Unfallereignis ist – bildhaft gesprochen – der „letzte Tropfen" für den Wirbelbruch. Dennoch ist der Sturz adäquat kausal (Manifestation der Osteoporose). Denn solche Abläufe liegen nicht außerhalb des Erfahrungswissens. In der Privaten Unfallversicherung wird sich eine Kausalitätsbeurteilung nach der Adäquanztheorie gegenüber der Beurteilung nach der Conditio sine qua non in praxi kaum unterscheiden, weil **ein Unfallereignis in aller Regel auch zu den adäquaten Ursachen einer Gesundheitsschädigung zu zählen sein wird, wenn es dafür Conditio sine qua non**, also nicht hinwegzudenkende Bedingung, ist. Dazu der BGH – Urteil vom 19.10.2016 – IV ZR 521/14:

> Die Versicherte, Turnlehrerin, gibt während des Unterrichts eine Hilfestellung. Sie fällt auf das Gesäß, kann sich aber noch mit den Händen abstützen. Es kommt zu Nervenversorgungsstörungen im Bereich eines Beins. Im Rechtsstreit führt der Sachverständige aus, „dass für ihre Beschwerdesymptomatik eine Facettengelenksymptomatik verantwortlich sei, die aber nicht auf akut-traumatische Veränderungen, sondern auf einen überaltersgemäßen Verschleiß hindeute. Insgesamt seien die bei dem Vorfall auf die Klägerin einwirkenden Kräfte gering gewesen und hätten lediglich eine Aktivierung der bereits bis dahin klinisch stumm vorbestehenden Facettengelenksarthrose bewirkt. Eine eingetretene Invalidität der Klägerin – gleich welchen Grades – sei daher nicht unfallbedingt. Der Sturz sei eine Gelegenheitsursache gewesen. Die Kausalität des Sturzes für die Nervenversorgungsstörungen sei zu verneinen."

6.2 Kausalität (Zusammenhangsgutachten) 53

Die Schlussfolgerung durch den ärztlichen Sachverständigen ist nicht korrekt. Auch eine „Gelegenheitsursache" ist eine Ursache im Sinne der Adäquanztheorie. Die Nervenversorgungsstörungen wurden durch das Unfallereignis verursacht, wenngleich nur im Sinne des „letzten Tropfens". Der Sturz war adäquat kausal für die durch den Sturz ausgelösten Nervenversorgungsstörungen. Die Adäquanz ist nicht der richtige Weg, um das Gleichgewicht zwischen der durch den Sturz verursachten Gesundheitsschädigung und der Versicherungsleistung herzustellen. Richtig ist die Erkenntnis des Sachverständigen, dass der Sturz nur unwesentlich ursächlich für das Schadensbild war, während der Ursachenbeitrag „der bis dahin klinisch stumm vorbestehenden degenerativen Facettengelenksarthrose" überwog. Dies führt jedoch im Zivilrecht, im Rahmen der Adäquanztheorie, nicht dazu, dass dieser Ursachenbeitrag einfach entfällt. Die Private Unfallversicherung reagiert auf das Missverhältnis zwischen Ursache und Wirkung mit der sog. Partialkausalität (Ziff. 3 AUB 2020).

### 6.2.2 Zusammenfassung: Adäquanztheorie

- In der PUV gilt die Adäquanztheorie. Ist ein Unfallereignis kausal (Conditio sine qua non) für eine Gesundheitsschädigung, ist es in aller Regel die adäquate Ursache.

### 6.2.3 Partialkausalität: Ziff. 3 AUB 2020: „Was passiert, wenn Unfallfolgen mit Krankheiten oder Gebrechen zusammentreffen?"

Der schwer chronisch zuckerkranke Versicherte tritt in einen Nagel. Die Stichwunde infiziert sich. Die Infektion erfasst die knöchernen Strukturen und wird chronisch. Der langwierige Krankheitsverlauf endet in der Amputation des Fußes.

Anders als das Haftpflichtrecht („a tortfeasor must take his victim as he finds it") oder die Gesetzliche Unfallversicherung („Alles oder Nichts") ist der Private Unfallversicherer für die Mitwirkung unfallfremder Krankheiten oder Gebrechen an der durch das Unfallereignis hervorgerufenen *Erst-Gesundheitsschädigung* und deren *Folgen* nicht leistungspflichtig. Die Private Unfallversicherung ist weder eine Schadenversicherung, noch eine Sozialversicherung. **Die Private Unfallversicherung leistet die vereinbarte Summe nur für Unfallfolgen und nicht für Krankheiten oder Gebrechen, die an der Gesundheitsschädigung oder ihren Folgen mitgewirkt haben. Versichert ist also nicht nur der Gesunde.** Dann ist aber der Mitwirkungsanteil von Krankheiten oder Gebrechen am Eintritt oder den Folgen der Gesundheitsschädigung einzuschätzen und prozentual abzuziehen. Der Verlauf im oben wiedergegebenen Fall spricht für die Mitwirkung der Zuckerkrankheit am desolaten Ergebnis der Behandlung der Unfallfolgen, der Fußamputation. Mit der Partialkausalität ist im konkreten Fall die Abgrenzung der Mitwirkung von Krankheiten oder Gebrechen gegenüber den „Folgen" des Unfallereignisses, des Tritts in den Nagel mit Stichwunde, gemeint. Krankheiten oder Gebrechen können aber auch am *Eintritt* der Gesundheitsschädigung mitwirken.

Der 62-jährige Versicherte, dessen Blutgerinnung durch die Einnahme von Marcumar wegen in der Vergangenheit abgelaufener Thrombosen zum Zeitpunkt des Unfallereignisses einen Quickwert von 18 % (Normalwert 70–125 %) aufwies, erlitt eine Oberschenkelprellung am Übergang vom mittleren zum kniegelenknahen Drittel, die infolge der herabgesetzten Blutgerinnung zu einer Einblutung in den Binnenraum des Kniegelenks führte.

Die herabgesetzte Blutgerinnung hat am Eintritt der Gesundheitsschädigung mitgewirkt. Sie führte dazu, dass die prellungsbedingte Einblutung nicht auf den Bereich der Prellung begrenzt blieb, sondern auch das Kniegelenk mit einbezog.

Der gehbehinderte Versicherte stürzte. Mitursächlich war seine Gehbehinderung.

Die PUV kennt *keine Mitwirkung am Unfallereignis*. Dies wird häufig übersehen.

Aufgegriffen werden darf der oben bereits zitierte Fall der Turnlehrerin, die bei dem Versuch, einem Kind Hilfestellung zu geben, auf das Gesäß stürzt mit der Folge von Nervenversorgungsstörungen sowie weiteren Funktionseinbußen. Ursächlich war – neben dem Sturz – vor allem eine vorbestehende Facettengelenksarthrose (umformende Veränderungen der Wirbelgelenke), was den ärztlichen Sachverständigen dazu veranlasste, vom Sturz als einer „Gelegenheitsursache" zu sprechen.

Dazu der BGH, Urteil vom 19.10.2016 – IV ZR 521/14:

*„Das Adäquanzerfordernis bezweckt nicht, die Folgen von Gesundheitsschädigungen, die nahezu ausschließlich durch ihre gesundheitliche Verfassung geprägt sind, von vornherein vom Versicherungsschutz auszuschließen. Dies wird der durchschnittliche Versicherungsnehmer entgegen der Auffassung der Revisionserwiderung auch dem Klauselwerk nicht entnehmen. Er wird vielmehr gerade aus der Regelung über die Mitwirkung von Krankheiten und Gebrechen an der durch den Unfall verursachten Gesundheitsschädigung schließen, dass er im Grundsatz auch dann Versicherungsschutz genießt, wenn Unfallfolgen durch eine bereits vor dem Unfall vorhandene besondere gesundheitliche Disposition verschlimmert werden".*

Der BGH führt weiter aus, dass für den Begriff der „Gelegenheitsursache" in der Privaten Unfallversicherung kein Raum ist:

*„Der Begriff der Gelegenheitsursache stammt aus dem Sozialversicherungsrecht, das nicht jede Mitwirkung genügen lässt, sondern für die Kausalität eine wesentliche oder richtungsgebende Mitwirkung verlangt. Danach ist eine bloße Gelegenheitsursache gegeben, wenn der Schaden auch ohne äußere Einwirkung hätte entstehen können und im ungefähr gleichen Ausmaß und etwa demselben Zeitpunkt auch eingetreten wäre, wenn es zur Auslösung akuter Erscheinungen nicht besonderer, in ihrer Eigenart unersetzlicher äußerer Einwirkungen bedürfe, sondern jedes andere alltäglich vorkommende ähnlich gelagerte Ereignis zu derselben Zeit die Schädigung auslöste."*

Zur Feststellung des Mitwirkungsanteils bedarf es einer ärztlich-gutachtlichen Bemessung, besser Schätzung. Folgende Abstufungen sind realistisch:

## 6.2 Kausalität (Zusammenhangsgutachten)

- < 25 %          kein Mitwirkungsanteil (Ziff. 3.2.2 AUB 2020)
- 25 % bis 30 % geringgradige Mitwirkung
- 50 %            mittelgradige Mitwirkung
- 75 % bis 90 % hochgradige Mitwirkung

Feinere Abstufungen täuschen eine Genauigkeit der Schätzung nur vor. Bei der Annahme eines Mitwirkungsfaktors von mehr als 90 % muss sich der Gutachter die Frage stellen, ob das Unfallereignis überhaupt mitursächlich war oder ob die Krankheit bzw. das Gebrechen alleinige Ursache der Gesundheitsschädigung bzw. deren Folgen ist.

### 6.2.4 Zusammenfassung: Partialkausalität

- Unter „Partialkausalität" wird die Mitwirkung unfallfremder Krankheiten oder Gebrechen an der unfallbedingten Gesundheitsschädigung oder ihren Folgen verstanden, die bis unter 25 % sicher sein muss (Vollbeweis), und ab 25 % geschätzt wird und dann berücksichtigt und in Abzug gebracht wird.
- Ausdrücke wie „Gelegenheitsursache" (Gesetzliche Unfallversicherung) oder „Bagatelltrauma" (Haftpflichtrecht) sind in Gutachten für die Private Unfallversicherung nicht richtig.
- Eine Mitwirkung am Unfallereignis kennt die Private Unfallversicherung nicht.

### 6.2.5 Nachschaden

Der Versicherte erleidet unfallbedingt einen geschlossenen Sprunggelenksverrenkungsbruch rechts, der primär operativ stabilisiert wird. Der Verlauf ist störungsfrei. Es verbleibt eine Bewegungseinschränkung. 2 Jahre nach dem Unfallereignis kommt es bei einer unfallfremd indizierten operativen Behandlung im Bereich der unteren Brustwirbelsäule zu einem Zwischenfall und zu einer kompletten dauerhaften Querschnittlähmung. Die verbliebenen Folgen des Sprunggelenksverrenkungsbruchs werden durch die Querschnittlähmung überholt.

Es geht um die Frage, ob ein sog. Nachschaden, also eine unfallfremde Begebenheit, die nach dem Unfall liegt und dessen Auswirkungen (Folgen) nivelliert, Auswirkungen auf die unfallbedingte Invalidität hat. Eine ausdrückliche Regelung dieses Sachverhalts enthalten die AUB nur für den Todesfall (Ziff. 2.1.2.3 AUB 2020). Stirbt der Versicherte innerhalb des ersten Jahres nach dem Unfall „nicht unfallbedingt", wird „nach dem Invaliditätsgrad" geleistet, „mit dem aufgrund der ärztlichen Befunde zu rechnen gewesen wäre" – und zwar zum Ende des 3. Unfalljahres voraussichtlich auf Dauer (Ziff. 2.1.1.1 AUB 2020, auf die ausdrücklich verwiesen wird). Der nicht unfallbedingte Tod innerhalb des ersten Jahres hebt also die Unfallfolgen nicht auf, er nivelliert sie nicht. Vielmehr sind diese so zu bemessen und zu entschädigen, wie sie sich prognostisch entwickelt hätten. **Der Tod des Versicherten ist der krasseste Fall der überholenden Kausalität. Kann man davon aber darauf schließen, dass auch in allen anderen Fällen die *überholende Kausalität* unbeachtlich ist?** Die überholende Kausalität spielt eine Rolle im Haftpflichtrecht. Wird z. B. Schadensersatz für unfallbedingt entgangenen Verdienst geschuldet, so endet die Schadensersatzpflicht mit dem Tod oder mit einem anderen Ereignis, z. B. einer Krankheit, die die Unfallfolgen überholt. Der unfallbedingte Einkommensverlust kann durch einen sog. Nachschaden entfallen. **Dass die überholende Kausalität in der PUV keine Rolle spielt, ist nachvollziehbar vor deren Ausgestaltung als Summenversicherung.** Für verbliebene Unfallfolgen ist eine bestimmte Summe vereinbart. Es gibt keinen vernünftigen Grund, diese Summe durch nachfolgende unfallfremde Ereignisse zu schmälern.

### 6.2.6 Zusammenfassung: Nachschaden

- Die AUB enthalten ausdrückliche und abschließende Regelungen, die festlegen, wie sich die unfallbedingte Invalidität bemisst. Zu berücksichtigen sind die Mitwirkung unfallfremder Krankheiten oder Gebrechen (Ziff. 3 AUB 2020) und die Vorinvalidität (Ziff. 2.1.2.2.3 AUB 2020), jedoch nicht der sog. Nachschaden.
- Eine Leistungskürzung im Falle einer überholenden Kausalität, eines sog. unfallfremden Nachschadens – der Begriff ist eigentlich nicht angebracht, weil die PUV keine Schaden- sondern eine Summenversicherung ist –, kennen die AUB nicht.

## 6.3 Beweis

Zu unterscheiden ist zwischen

- **Beweislast** (Abschn. 6.3.1)
- **Beweismaß** (Abschn. 6.3.2)

Das Versicherungsvertragsrecht ist Teil des Zivilrechts. Es stehen sich also – anders als im Sozialrecht – zwei in unserer Rechtsordnung gleichberechtigte Partner gegenüber. Dies wird deutlich in den Beweisregeln des Zivilrechts, die auch für das Verhältnis zwischen Versichertem und Versicherer gelten.

### 6.3.1 Beweislast

Im Grundsatz gilt: **Derjenige Partner, der Ansprüche stellt, trägt die *Beweislast*.** Bei rechtsvernichtenden oder rechtsbeschneidenden Einwendungen trägt der andere Partner, der sich auf diese Fakten beruft, die Beweislast. Das heißt, dass die Rechtsordnung davon ausgeht, dass jeder Partner die für ihn günstigen Fakten selbst beibringt und vorträgt (Beibringungsgrundsatz) sowie beweist.

> Der Versicherte sucht mit einer chronischen Infektion der linken Großzehe den Arzt auf. Er gibt an: „Ursache ist ein Tritt in eine Glasscherbe mit einer Schnittwunde 3 Wochen zuvor." Der Versicherte leidet seit Jahren an einem schlecht eingestellten Diabetes mellitus.

## 6.3 Beweis

Der Versicherte hat das Unfallereignis, also das äußere Ereignis, und die Erstgesundheitsschädigung – im obigen Beispiel somit den Tritt in die Glasscherbe mit der dadurch bedingten Schnittwunde –, als Ursache der Infektion vorzutragen und zu beweisen. Das gleiche gilt für das Ausmaß der Gesundheitsschädigung. Gelingt ihm dieser Beweis, hat die Versicherung vorzutragen und zu beweisen eine Vorinvalidität bzw. die Mitwirkung der Zuckerkrankheit an der chronischen Infektion, also an den Folgen der Erstgesundheitsschädigung. **Für den Unfallzusammenhang der Infektion ist beweisbelastet der Versicherte. Für eine Vorinvalidität und/oder die Mitwirkung unfallfremder Krankheiten/Gebrechen ist beweisbelastet die Versicherung.**

> Die 48-jährige Versicherte feierte mit Freunden. Einer der Freunde kam hinter dem Stuhl der Versicherten zu Fall. Er berührte die Versicherte oder ihren Stuhl irgendwie, so dass die Versicherte nach vorn vom Stuhl kippte. Sie erhob sich und setzte sich wieder hin. 6 Tage später stellte sie sich im Krankenhaus vor wegen seit 6 Tagen zunehmender Schmerzen im Bereich der Halswirbelsäule. Angefertigt wurden Röntgen-Aufnahmen. Irgendwelche Verletzungszeichen oder Hinweise auf Funktionseinbußen fanden sich nicht. Diagnostiziert wurde eine „HWS-Distorsion", wobei diese Diagnose ausschließlich auf den subjektiven Angaben der Versicherten beruhte. 27 Tage nach dem Ereignis wurde eine kernspintomographische Untersuchung der Halswirbelsäule, jedoch ohne Kontrastmittel, durchgeführt, die keinerlei Auffälligkeiten zur Darstellung brachte. Nachdem eine vorübergehende Sehstörung, ein vorübergehender Gefühlsverlust in der Zunge sowie weitere unklare Beschwerden geklagt wurden, erfolgte nach 3 ½ Monaten eine „MR-Angiographie der Halsweichteile", die einen vollständigen Verschluss der linken inneren Kopfschlagader ergab. Die Versicherte war starke Raucherin. Dennoch konnte eine plausible Erklärung für das Schadensbild nicht gefunden werden.

> *Der Gutachter, Arzt für Chirurgie und Unfallchirurgie, argumentierte wie folgt: „Man hat aber den Substanzschaden an der Arteria carotis interna eindeutig nachgewiesen und es ergeben sich auch nach radiologischer Rücksprache keine Hinweise auf Gefäßveränderungen an den anderen nicht von dem Verschluss betroffenen Gefäßen. Wenn eine generalisierte Arteriosklerose eine Rolle spielen würde, müssten zumindest an den anderen Gefäßen entsprechende Veränderungen vorliegen. Insgesamt wird man wahrscheinlich doch den Zusammenhang anerkennen müssen."*

Die versicherte Person ist beweisbelastet. Sie kommt dieser Bürde nicht dadurch nach, dass Alternativursachen nicht zu sichern sind, vor allem dann nicht, wenn ein ereignisnah angefertigtes Kernspin keinerlei Zeichen einer stattgehabten Krafteinwirkung (Ödeme) sichern lässt. Vielmehr stellt sich die Beweislage als non liquet, also als offen, dar. Sie reicht für die versicherte Person nicht aus, um sich der ihr obliegenden Beweislast zu entledigen.

> Das Fahrrad der Fahrradfahrerin wurde von einem vorbeifahrenden Pkw berührt. Ein Sachschaden entstand nicht. Die Versicherte sprang vom Fahrrad ab. Ob sie dabei in irgendeiner Form, insbesondere mit dem Kopf, irgendwo anstieß, blieb offen. Äußere Verletzungszeichen (Prellmarke, Weichteilschwellung, Blutergussverfärbungen, Schürf-/Platzwunde) wurden nachfolgend nicht gesichert. Nach einem kurzen Wortwechsel mit der Pkw-Fahrerin ging die Versicherte zu ihrer 150 m entfernten Wohnung. Kurz vor der Haustür brach sie zusammen. Die Computertomografie des Schädels ergab eine Hirnmassenblutung. Eine Karotisangiografie ergab keine Hinweise für eine Gefäßmissbildung im Sinne eines An-

gioms oder eines Aneurysmas. Nicht gesichert werden konnten auch Hinweise auf Blutgerinnungsstörungen. Die Ursache der Hirnblutung blieb also, ausgehend von den klinischen, bildgebenden und laborchemischen Befunden, offen.

Die Beweislast trägt im vorliegenden Fall die Versicherte. Sie beansprucht die versicherte Leistung aus dem Versicherungsvertrag. Also wird ihr „angelastet", dass sie die Voraussetzungen dafür nachweist. Sie muss also beweisen:

- das Unfallereignis, den Zusammenstoß zwischen Pkw und Fahrrad unter Beteiligung ihrer Person
- die dadurch bedingte Erstgesundheitsschädigung, also eine Verletzung im Bereich des Kopfes und/oder der Halswirbelsäule
- den unfallbedingten Folgeschaden, die Hirnmassenblutung
- den Ursachenzusammenhang zwischen den zuvor genannten Tatsachen

In dem zur Diskussion stehenden Fall war die Besonderheit, dass sich keinerlei unfallbedingte Verletzung der Versicherten sichern ließ, eine unfallfremde Erklärung für die nachfolgende ausgeprägte Gesundheitsschädigung aber ebenfalls nicht. Die entscheidende Überlegung des OLG Hamm (Urteil vom 17.08.1994 – 20 U 213/92) war deshalb folgende:

*„Es bleibt deshalb bei den Feststellungen des Gutachters ... in seinem schriftlichen und mündlichen Gutachten in Übereinstimmung mit den Untersuchungen Prof. Dr..., dass nur eine traumatische Hirnmassenblutung infrage kommt. Aufgrund der umfassenden Auswertung der Befunde ist der Senat mit den Sachverständigen der Meinung, dass eine verborgen gebliebene, weil von den Zeugen nicht unmittelbar beobachtete Kopfverletzung die Ursache der traumatischen Blutung ist. Andere Ursachen scheiden aus."*

Ob ein „non liquet" (es ist nicht klar), also die Nicht-Aufklärbarkeit der Ursachen einer Gesundheitsschädigung, im konkreten Fall ausreicht, um die Beweislast der Klägerin als erfüllt anzusehen, darüber gehen die Meinungen auseinander, zumal der zeitliche Zusammenhang, die Frage also, ob die unterstellte Kopfverletzung innerhalb weniger Minuten aus dem prallen Leben zum völligen Zusammenbruch führen kann, nach den vorliegenden Informationen nicht geprüft wurde. **Grundsätzlich reicht das Fehlen von Alternativursachen nicht, um bei Schadensbildern, die sowohl unfallbedingt als auch allein anlagebedingt/krankheitsbedingt zu erklären sind, eine unfallbedingte Erstgesundheitsschädigung zu begründen.** In der Medizin ist fast alles *möglich*. Stehen zwei Möglichkeiten gleichwertig zur Diskussion, ohne dass für die eine oder die andere Möglichkeit konkrete Ansatzpunkte benannt werden können, geht das zu Lasten desjenigen, der die Beweislast zu tragen hat, der also beweisbelastet ist – im vorgestellten Fall also zu Lasten der Versicherten.

### 6.3.1.1 Vermutung
Eine Besonderheit gilt in der Privaten Unfallversicherung für die *Unfreiwilligkeit* (Ziff. 1.3 AUB 2020). Diese wird „bis zum Beweis des Gegenteils vermutet" (§ 178

(2) Satz 2 VVG). Die Unfreiwilligkeit der Gesundheitsschädigung ist grundsätzlich Teil der anspruchsbegründenden Tatsachen, also der Tatsachen, die die versicherte Person zu beweisen hat, wenn sie Leistungen aus dem Versicherungsvertrag erlangen will. Hier kommt ihr aber der Gesetzgeber zu Hilfe mit der Vermutung der Unfreiwilligkeit.

> Ein 40-jähriger Versicherter wird mit tödlichen Verletzungen neben einer Bahnstrecke in einem Tunnel aufgefunden. Die Verletzungen deuten darauf hin, dass er von einem Zug angefahren wurde. Weitere Hinweise zu den Ursachen des Todes gibt es nicht.
>
> § 292 ZPO: *„Stellt das Gesetz für das Vorhandensein einer Tatsache eine Vermutung auf, so ist der Beweis des Gegenteils zulässig, sofern nicht das Gesetz ein anderes vorschreibt."*

Zwar spricht einiges dafür, dass der Tod auf einer freiwilligen Entscheidung des Versicherten beruhte. Was hat der erwachsene Versicherte im Bahntunnel zu suchen, es sei denn, er wollte in einem Bereich, der vom Lockführer schlecht einsehbar war, sich das Leben nehmen? Oder gibt es noch eine andere Erklärung? Wollte der Versicherte vielleicht nur den Weg abkürzen und wurde vom Zug überrascht? Es ist also eine Einzelfallwertung, ob die Versicherung die Vermutung, dass der Tod des Versicherten unfreiwillig war, anhand der Auffindesituation widerlegen kann. Beweisbelastet für die *Freiwilligkeit,* also für die vorsätzliche oder bedingt vorsätzliche (für deren billigende Inkaufnahme) Gesundheitsschädigung ist die Versicherung.

> **Die versicherte Person ist beweisbelastet für alle anspruchsbegründenden Tatsachen mit Ausnahme der Unfreiwilligkeit der Gesundheitsschädigung. In diesem Punkt greift die Vermutung (§ 178 (2) Satz 2 VVG). Die Versicherung ist beweisbelastet für alle anspruchsvernichtenden bzw. anspruchsbegrenzenden Tatsachen und für die Freiwilligkeit der Gesundheitsschädigung. Angelastet wird ihr der Beweis für *Ausschlusstatbestände* (Ziff. 5 AUB 2020), für die *Vorinvalidität* (Ziff. 2.1.2.2.3 AUB 2020) und für die *Mitwirkung unfallfremder Krankheiten oder Gebrechen* (Ziff. 3 AUB 2020; § 182 VVG). Ist also z. B. ein Vorerkrankungsverzeichnis nicht beizuziehen und damit nicht zu sichern, dass der Versicherte bereits vor dem Sturz wegen einer Bewegungseinschränkung der durch den Sturz betroffenen Gliedmaße in ärztlicher Behandlung stand, kann eine Vorinvalidität nicht unterstellt werden. Die beweisbelastete Versicherung kann den ihr obliegenden Beweis nicht erbringen.**

## 6.3.2 Beweismaß

Weiter entscheidend ist das *Beweismaß,* das Maß, das an die zu beweisenden Tatsachen anzulegen ist. Dieses ist für beide Parteien, also für die versicherte Person und die Versicherung, wie folgt vorgegeben:

### 6.3.2.1 Vollbeweis

Dem Vollbeweis (§ 286 ZPO) unterliegen die anspruchsbegründenden bzw. die anspruchsvernichtenden Tatsachen. Die anspruchsbegründenden Tatsachen betreffen das Unfallereignis und den Kausalzusammenhang mit der Primärverletzung (Erstgesund-heitsschädigung). Insoweit gilt das strenge Beweismaß des § 286 ZPO, das die volle Überzeugung des Gerichts erfordert (BGH, Urteil vom 29.01.2019 – VI ZR 113/17), das heißt einen so hohen Grad an Gewissheit, dass begründbare Zweifel nicht mehr bestehen. Oder anders ausgedrückt: **Erforderlich ist ein für das praktische Leben brauchbarer Grad an Gewissheit, der den Zweifeln Schweigen gebietet, ohne sie völlig auszuschließen** (BGH, Urteil vom 17.02.1970 – III ZR 139/67).

> Der rheumakranke Versicherte sucht den Arzt mit einer Schwellung, bedingt durch eine Ergussbildung, im Bereich des Zeigefingermittel- und -grundgelenks rechts auf. Er gibt an, er habe sich den Finger drei Wochen zuvor verstaucht, als der Hund an der Leine gezogen habe.

Der Versicherte hat den *Vollbeweis* zu erbringen für das Unfallereignis und für die unfallbedingte Erstgesundheitsschädigung, also für die Verletzung durch die Hundeleine. Beruft sich im Gegenzug die Versicherung auf die Rheumaerkrankung (Polyarthritis) als Ursache für die Schwellung im Bereich des rechten Zeigefingers, auf eine Vorinvalidität also, hat die Versicherung den *Vollbeweis* für die anspruchsvernichtende Tatsache zu erbringen. Lässt sich die Vorinvalidität nicht mit dem erforderlichen Grad an Gewissheit, der den Zweifeln Schweigen gebietet, sichern – z. B. durch des Vorerkrankungsverzeichnis oder durch Auskunft des Hausarztes –, lässt sich ein Abzug von den Versicherungsleistungen bzw. deren völligen Wegfall nicht begründen. Denn auch insofern gilt das Beweismaß, dass die die Anspruchsbegründung negierenden oder einschränkenden Tatsachen in ihren Grundlagen im *Vollbeweis* bewiesen sein müssen.

### 6.3.2.2 Beweiserleichterungen

Anspruchsausfüllende Tatsachen erfahren Beweiserleichterungen. Anspruchsausfüllend ist die Frage, ob – eine unfallbedingte Zerrung im Vollbeweis gesichert – diese Zerrung (Erstgesundheitsschädigung) zu einer Ergussbildung und einem fortbestehenden Krankheitsbild geführt hat. Hier greifen Beweiserleichterungen. Erforderlich ist nicht mehr der Vollbeweis. **Es reicht die *hinreichende Wahrscheinlichkeit*, die freie richterliche Überzeugung – „unter Würdigung aller Umstände nach freier Überzeugung" (§ 287 ZPO).** Diese Beweiserleichterungen gelten im Gegenzug auch für die weitere Entwicklung der Vorinvalidität und der Mitwirkung von Krankheiten oder Gebrechen. Für die Grundlage gilt der Vollbeweis, für die weitere Entwicklung reicht die hinreichende Wahrscheinlichkeit. Bei der *Mitwirkung* setzt deren grundsätzliches Eingreifen den Vollbeweis von 25 % voraus (Musterbedingungen). Erst dann greifen Beweiserleichterungen (BGH, Urteil vom 23.11.2011 – IV ZR 70/11):

> Der Versicherte verstarb nach einem erheblichen Intervall infolge eines Stromschlags. Zwischen den Parteien war streitig, inwieweit schwere Veränderungen im Bereich des Herzens am Tod mitgewirkt hatten. Streitig war insbesondere, welches Beweismaß – Vollbeweis

(§ 286 ZPO) oder „eine überwiegende, auf gesicherter Grundlage beruhende Wahrscheinlichkeit" (§ 287 ZPO), so das Instanzgericht – an den Beweis der Mitwirkung der Herzleistungsschwäche zu stellen war.

Der Rechtsstreit wurde an das Instanzgericht zurückgewiesen mit folgendem Leitsatz:

> *„Der Unfallversicherer hat den Vollbeweis i. S. von § 286 Abs. 1 Satz 1 ZPO dafür zu erbringen, dass Krankheiten oder Gebrechen bei der durch ein Unfallereignis verursachten Gesundheitsschädigung oder deren Folgen (hier dem Tod des Versicherungsnehmers) zu mindestens 25 % mitgewirkt haben."* In den Gründen heißt es dann: *„Der Senat teilt die herrschende Auffassung, dass der Versicherer für einen Mitwirkungsanteil von mindestens 25 % den Vollbeweis gemäß § 286 Abs. 1 Satz 1 ZPO zu erbringen hat. Bei der Prüfung, ob Krankheiten oder Gebrechen bei der durch den Unfall verursachten Gesundheitsschädigung oder deren Folgen zu mindestens 25 % mitgewirkt haben, geht es entgegen der Ansicht des Berufungsgerichts nicht um die Unfallfolgen und damit um die haftungsausfüllende Kausalität wie bei der vom Versicherungsnehmer nach dem Beweismaß des § 287 Abs. 1 Satz 1 ZPO zu beweisenden Tatsache, dass die unfallbedingte Gesundheitsschädigung für die Invalidität oder den Tod des Versicherten (mit-)ursächlich war. Vielmehr betrifft die Mitursächlichkeit von Vorerkrankungen eine Leistungseinschränkung, für die grundsätzlich der Versicherer die volle Beweislast trägt. Für diesen Beweis genügt nicht eine überwiegende, auf gesicherter Grundlage beruhende Wahrscheinlichkeit. Vielmehr muss ein für das praktische Leben brauchbarer Grad von Gewissheit erreicht werden, der den Zweifeln Schweigen gebietet, ohne sie völlig auszuschließen."*

Nochmals: Für einen Mitwirkungsanteil (Ziff. 3 AUB 2020) bis 25 % ist der Vollbeweis erforderlich (§ 286 ZPO). Es geht um die Frage, ob die Leistungseinschränkung, die Mitwirkung von Krankheiten oder Gebrechen, grundsätzlich zu berücksichtigen ist. Ist diese Frage bejaht, unterliegt die Höhe der Mitwirkung ab 25 % Beweiserleichterungen (§ 287 ZPO), ist also eine Schätzung.

### 6.3.3 Beweismittel

Bezogen auf die Private Unfallversicherung kennt die ZPO folgende *Beweismittel*:

- Beweis durch Augenschein (§§ 371–372a ZPO)
- Zeugenbeweis (§§ 373–401 ZPO)
- Beweis durch Sachverständige (§§ 402–414 ZPO)
- Beweis durch Parteivernehmung (§§ 445–455 ZPO)

Für den ärztlichen Sachverständigen relevant ist allein der Beweis durch Sachverständigengutachten.

## 6.3.4 Zusammenfassung: Beweis

### 6.3.4.1 Wer hat was zu beweisen (Beweislast)
- Das Unfallereignis, die dadurch bedingte Erstgesundheitsschädigung und ihre Folgen (Ziff. 1.3 AUB 2020) hat die versicherte Person zu beweisen.
- Die Unfreiwilligkeit wird vermutet, kann aber durch die Versicherung widerlegt werden.
- Die Vorinvalidität (Ziff. 2.1.2.2.2 AUB 2020), die Mitwirkung unfallfremder Krankheiten oder Gebrechen (Ziff. 3. AUB 2020) sowie vom Versicherungsschutz ausgeschlossene Unfälle und Gesundheitsschädigungen (Ziff. 5. AUB 2020) hat die Versicherung zu beweisen, da sie daraus das Recht ableitet, ihre Leistung zu kürzen oder ganz zu verweigern.

### 6.3.4.2 Wie ist das Beweismaß
- Im Vollbeweis (§ 286 ZPO) sind zu beweisen das Unfallereignis und die dadurch bedingte Erstgesundheitsschädigung, die Freiwilligkeit sowie die Mitwirkung (Ziff. 3. AUB 2020) bis 25 %, die Vorinvalidität und die Ausschlusstatbestände.
- „Unter Würdigung aller Umstände nach freier Überzeugung" (§ 287 ZPO) sind zu beweisen die Folgen der unfallbedingten Erstgesundheitsschädigung, die Mitwirkung ab 25 % und die Folgen der Vorinvalidität.

## 6.4 Zustandsgutachten

Die Bemessung von Unfallfolgen in der Privaten Unfallversicherung, also keine Kausalitätsdiskussion, ist die Regel bei Gutachtenaufträgen für die PUV. Sie richtet sich nach den Vorgaben der AUB und nach den aktuell gültigen Bemessungsempfehlungen.

> Bei einem Unfallereignis erlitt die Versicherte eine Schnittwunde an der Ellen-Beugeseite des linken Handgelenks mit Teildurchtrennung der Ellenschlagader und mit Durchtrennung der Beugesehnen des Ring- und Kleinfingers. Die Verletzungen wurden teils primär, teils sekundär operativ behandelt. Der Verlauf war ohne Komplikationen. Nach den Befunden im unfallchirurgisch-orthopädischen Gutachten waren unfallbedingt verblieben
> 
> - eine reizlose Narbe an der Ellen-Beugeseite des linken Handgelenks
> - eine endgradige Beugeeinschränkung des linken Mittelfingers
> - eine etwas deutlichere Beugeeinschränkung des linken Ring- und Kleinfingers
> 
> Die Beweglichkeit im linken Handgelenk der Versicherten lag voll im Normbereich.

Der Gutachter nahm die Bemessung der verbliebenen Unfallfolgen nach Armwert vor. Die Bemessung nach Armwert war/ist im Fallbeispiel nicht AUB-konform (Ziff. 2.1.2.2.1 AUB 2020). Maßgeblich für die Bemessung von Unfallfolgen sind die jeweils vereinbarten AUB. Unfallbedingte Funktionseinbußen waren im obigen Fallbeispiel verblieben ausschließlich in Bezug auf die Finger 3 bis 5 links, sodass nach *Fingerwert* und nicht nach Armwert oder Handwert zu bemessen und zu regulieren war. In welcher Höhe der Fingerwert anzusetzen ist, richtet sich nach den Bemessungsempfehlungen. Unter Zugrundelegung der erhobenen Befunde ist die unfallbedingte Funktionsbeeinträchtigung des linken Mittelfingers derzeit und voraussichtlich auf Dauer mit 1/10 sowie die unfallbedingte Funktionsbeeinträchtigung des linken Ring- und Kleinfingers derzeit und voraussichtlich auf Dauer mit jeweils 2/10 zu bemessen.

### 6.4.1 Die aktuellen Bemessungsempfehlungen

Maßgeblich für die Bemessung der unfallbedingten Invalidität in der Privaten Unfallversicherung sind die aktuell gültigen Bemessungsempfehlungen (herrschende, konsentierte Meinung). Es stellt sich die Frage, was ist aktuell? Das waren seit Frühjahr 2009 die von Schröter/Ludolph entwickelten und von den damaligen Fachgesellschaften (DGU und DGOOC) konsentierten Bemessungsempfehlungen – veröffentlicht in den Standardwerken. Ab Juni 2024 sind maßgeblich die federführend – fachübergreifend unter Einbeziehung österreichischer und schweizer Kollegen – unter Berücksichtigung der Therapiefortschritte und der aktuellen Rechtsprechung von der FGIMB überarbeiteten und aktualisierten Bemessungsempfehlungen, die nach Vorabveröffentlichung in der Zeitschrift „Die Unfallchirurgie" im Vorfeld der Jahrestagung der FGIMB am 01.12.2023 verabschiedet wurden. Nach Rücknahme der Bemessungsempfehlungen von Schröter/Ludolph aus dem Jahre 2009, sind seit Juni 2024 die neuen Bemessungs empfehlungen anzuwenden. Speziell zur Problematik der unfallbedingten Arthrosen und zu den unfallbedingten Endoprothesen darf als Hilfestellung auf das Kapitel 12 → „**Prognose**" verwiesen werden.

### 6.4.2 Zusammenfassung: Zustandsgutachten

- Das Gros der Gutachtenaufträge für die PUV sind Zustandsgutachten (Finalgutachten). In ca. 80 % der Fälle stehen Unfallfolgen zur Diskussion, die nach der Gliedertaxe zu bemessen und zu regulieren sind.
- Entscheidend ist die richtige Bemessung der Unfallfolgen. Dazu liegen seit Juni 2024 die nachfolgenden aktualisierten Bemessungsempfehlungen vor.

# Teil II
# Bemessungsempfehlungen

# 7 Aufbau und Systematik der Bemessungsempfehlungen

Die Systematik knüpft an verschiedene Verletzungsarten an, die in unterschiedlicher Weise Funktionseinbußen hinterlassen können. Zu unterscheiden sind grundsätzlich Verletzungen ohne und mit Gelenkbeteiligung.

## 7.1 Schaftverletzungen

Schaftverletzungen an den langen Röhrenknochen der Arme und Beine ohne Gelenkbeteiligung können als Dauerfolgen hinterlassen (Tab. 7.1):

Während die Achsabweichungen relevanter Ausprägung als Präarthrosen anzusehen sind, bewirken eine relevante Verkürzung/Verlängerung (besonders im Bereich der unteren Gliedmaßen) wie auch eine Pseudarthrose eine statische wie dynamische Belastungsminderung, die angemessen bei der Bemessung der Unfallfolgen zu berücksichtigen ist, in der Mehrzahl der Fälle aber von nachhaltigeren Unfallfolgen, ausgehend von Gelenkbeteiligungen, überlagert wird.

**Tab. 7.1** Dauerfolgen nach Schaftverletzungen

| Dauerfolgen nach Schaftverletzungen |
| --- |
| Achsabweichungen <br> • Varus, Valgus, Rekurvation, Antekurvation <br> • Innenrotation, Außenrotation |
| Verkürzung, Verlängerung |
| Pseudarthrosen <br> • Stabil <br> • Instabil |

## 7.2 Weichteilverletzungen

Weichteilverletzungen können als Dauerfolgen hinterlassen (Tab. 7.2):

- Narben haben nur selten funktionell nachteilige Auswirkungen, sind somit in der Regel für die Invaliditätsbemessung nicht relevant.
- Besonders die muskulären Substanzverluste und die neurogenen Störungen bewirken Kraftdefizite und – im Bereich der unteren Gliedmaßen – Störungen der Balancehaltung mit negativer Beeinflussung des Gehvermögens.
- Funktionsstörungen infolge einer Nervenverletzung mit neurogenem Defizit fallen in die Kompetenz eines nervenärztlichen Gutachters. Stehen neurologische Unfallfolgen im Vordergrund, wird der maßgebliche Anteil der Invaliditätsbemessung vom Neurologen vorzunehmen sein, wobei insofern zwar darauf zu achten ist, dass vergleichbare Funktionseinbußen auf unfallchirurgisch-orthopädischem und neurologischem Fachgebiet konform bemessen werden. Auf die tabellarischen Bemessungsempfehlungen von Widder und Gaidzik (2018) darf verwiesen werden, wobei diese von neurologischer Seite erarbeiteten Werte noch abgeglichen werden müssen mit gleichen Funktionseinbußen auf unfallchirurgisch-orthopädischem Gebiet.
- Durchblutungsstörungen – arteriell wie venös – können u. U. nachhaltig die trophische Leistungsfähigkeit des Hautmantels beeinträchtigen und zu konditionellen Problemen führen (Krampfadern/Geschwüre).

## 7.3 Gelenkverletzungen

Gelenkverletzungen können unterschiedliche Strukturen betreffen (Tab. 7.3)
Daraus resultierende Dauerfolgen können sich manifestieren als:

**Tab. 7.2** Dauerfolgen nach Weichteilverletzungen

| Dauerfolgen nach Weichteilverletzungen |
|---|
| • Narben |
| • Muskuläre Substanzverluste |
| • Neurogen bedingte Funktionsstörungen |
| • Durchblutungsstörungen |

**Tab. 7.3** Dauerfolgen nach Gelenkverletzungen

| Dauerfolgen nach Gelenkverletzungen |
|---|
| Knochen |
| Knorpel (inklusive Menisken) |
| Bänder |

- Knorpelschaden
- Gelenkdeformität
- Instabilität
- Veränderte Gelenkmechanik

Kombinationen der einzelnen Komponenten sind möglich. Alle Schäden können potenziell eine präarthrotische Bedeutung haben. In der Begutachtung werden sich diese Schäden vordergründig mit Funktions- bzw. Bewegungsstörungen und einer eventuellen Instabilität bemerkbar machen. Diesen Befunden kommt insoweit eine besondere Bedeutung für die tabellarischen Bemessungen der Unfallfolgen zu.

## 7.4 Vorgehen bei der Begutachtung

Für die praktische *Begutachtung* gilt folgendes Vorgehen (Tab. 7.4, 7.5, 7.6):

Zur Objektivierung von Bewegungsstörungen ist neben einer aktiven Funktionsprüfung eine geführte Gegenprüfung unter manueller Entlastung durch den Untersucher erforderlich, die eine bewusstseinsnahe Beeinflussung der aktiven Beweglichkeit durch den Probanden unschwer erkennen lässt. Die so gewonnenen Funktionsdaten repräsentieren den semi-objektiven Befund, während die aktive Funktionsprüfung Probanden-abhängig ist. Die geführt überprüften Bewegungsausschläge in den Gelenken sind in die Messblätter einzutragen und der Bemessung zugrunde zu legen – nicht die aktiv vorgeführten.

Nach Objektivierung der Befunde ist zu klären, welche der *verbliebenen Unfallresiduen* am bedeutsamsten sind (Tab. 7.7) Die Entscheidung orientiert sich daran, welche Komponente der Unfallfolgen bei isolierter Betrachtung die höchste Invaliditätsbemessung nach sich zieht.

**Tab. 7.4** Praktische Begutachtung: Erster Schritt

| Erster Schritt: Befundsicherung |
|---|
| • Klinisch umfassend |
| • Soweit erforderlich: bildgebend |

**Tab. 7.5** Praktische Begutachtung: Zweiter Schritt

| Zweiter Schritt: Befunddifferenzierung |
|---|
| • Was ist eindeutig Unfallfolge? |
| • Was ist eindeutig unfallunabhängig? |
| • Was sind fragliche Unfallfolgen – was spricht für oder gegen einen Zusammenhang? |
| • Ist der Unfall nicht allein ursächlich, müssen Vorinvalidität und unfallfremde Mitwirkung berücksichtigt werden. |

**Tab. 7.6** Praktische Begutachtung: Dritter Schritt

| | |
|---|---|
| | Dritter Schritt: Invaliditätsbemessung |
| | • Anhand sicherer unfallbedingter Befundkriterien |
| | • *Nicht* abgestellt auf Subjektivismen |
| | • Soweit erforderlich: Bemessung der Vorinvalidität |

**Tab. 7.7** Welcher Befund bestimmt die Unfallfolgen?

| | |
|---|---|
| | Welcher Befund bestimmt die Unfallfolgen? |
| | • Funktion/Stabilität? |
| | • Achsabweichung/Längendifferenz? |
| | • Gelenkumformung? |
| | • Neurogenes Defizit? |

**Tab. 7.8** Vorgaben für die Erhöhung von Eingangsbemessungen

| | |
|---|---|
| | Vorgaben für die Bemessung nachrangiger Befundkriterien |
| | • 1/20 bleibt ohne Einfluss auf die „Gesamtinvalidität" |
| | • 2/20 erlauben eine Erhöhung der Basisbemessung um 1/20 |
| | • 4/20 erlauben eine Erhöhung der Basisbemessung um 2/20 |

In einem weiteren Schritt ist zu prüfen, ob anderweitige Anteile der Unfallfolgen noch *zusätzlich* nachteilige Auswirkungen auf die Funktion der betroffenen Extremität haben. Ist dies nicht der Fall, entspricht die Eingangsbemessung allein der unfallbedingten Invalidität. Sind zusätzlich nachteilige Auswirkungen zu bestätigen, ist zu hinterfragen, ob daraus eine Erhöhung der Eingangsbemessung in einer subsumierenden Gesamtbetrachtung resultieren kann (Tab. 7.8).

In jedem Einzelfall sollte der Abwägungsprozess hin zur Gesamtinvaliditätsbemessung transparent gestaltet werden und Plausibilität vermitteln.

# Bemessungsempfehlungen zur Invalidität in der Privaten Unfallversicherung

**8**

## 8.1 Vorbemerkungen

Die Bemessungsempfehlungen (Publikation zu den Grundlagen erhältlich bei Springer https://doi.org/10.1007/s00113-023-01344-7) wurden erarbeitet unter Beteiligung ärztlicher Fachgesellschaften sowie mit gutachtlicher Materie vertrauter Institutionen und Personen aus Deutschland, Österreich und der Schweiz. Die Sektion Begutachtung der DGOU hat aufgrund eigener Entscheidung an der Erarbeitung neuer Bemessungs-empfehlungen nicht mitgewirkt. Eine ausführliche Darstellung über die Erarbeitung und die konkreten Begründungen zu den Einzelwerten erfolgte bereits in einer Grundlagenpublikation (Klemm et al. 2022a, b, c, 2023a). Die vorliegenden Bemessungsempfehlungen werden in Abständen evaluiert und aktualisiert. Eine Arbeitsgruppe analysiert Hinweise von Anwendern zu eventuellen Wertungswidersprüchen und nimmt gegebenenfalls Korrekturen oder Ergänzungen vor. Während in dieser Arbeit die Eckwerte vorzugsweise in Tabellenform dargestellt sind, ist die jeweils aktuelle Version online visualisiert und erreichbar unter www.invaliditaet-online.de (Klemm 2024). Dort werden alle Gelenkstellungen von dem 3D-Modell (genannt: INVATAR®) vorgeführt, sodass Bewertungen auch für Nicht-Mediziner wie Juristen, Sachbearbeiter und/oder Betroffene nachvollziehbar werden.

Bezugspunkt für die Invaliditätsbemessung sind die Allgemeinen Unfallversicherungsbedingungen (Musterbedingungen (AUB 2020), herausgegeben vom Gesamtverband der Deutschen Versicherungswirtschaft e. V. (GDV)).

Die Eckwerte der Invalidität sind zunächst in Tabellenform dargestellt und für den Bereich der Gliedertaxe aufgeteilt in die Komplexe Verlust (A) – Versteifung (B) – Funktionsbeeinträchtigung (C), jeweils beginnend mit dem größten Funktionsverlust. Ebenso sind Eckwerte für Funktionsbeeinträchtigungen außerhalb der Gliedertaxe angegeben.

---

*Klemm HT, Ludolph E, Willauschus W, Wich M, Weber, S, Fuhrmann, R, Heintel T*

**Abkürzungen**

| | |
|---|---|
| A | Armwert |
| H | Handwert |
| D | Daumenwert |
| Fi | Fingerwert |
| B | Beinwert |
| F | Fußwert |
| Gz | Großzehenwert |
| Z | Zehenwert |
| $\Delta GDW$ | Delta des Grund-Deckplatten-Winkels |

## 8.2 Relevanz konsentierter Invaliditätseckwerte

Bei der Begutachtung von Unfallverletzungsfolgen sollen gleiche Funktionsdefizite mit gleichen (vergleichbaren) Invaliditätswerten belegt werden. Für die Umsetzung dieses Ziels bedarf es Eckwerte, die nicht eminenzbasiert vorgetragen, sondern mit einem breiten Konsens erarbeitet wurden. Unterhalb der Werte für Gliedmaßenverluste (die durch die AUB vertraglich vorgegeben sind) hat die langjährige Begutachtungspraxis gezeigt, dass eine Umsetzung der tatsächlichen Funktions- und Leistungsdefizite der jeweiligen versicherten Person in eine dauernde Invalidität nur dann vergleichbar, transparent und nachvollziehbar formuliert werden kann, wenn sich diese auf spezifizierte und breit akzeptierte Bemessungsempfehlungen stützt. Mit Veröffentlichung der Bemessungsempfehlungen der FGIMB werden die Empfehlungen von Schröter/Ludolph aus 2009 zurückgenommen, sodass jetzt die Bemessungsempfehlungen der FGIMB an deren Stelle maßgeblich sind.

## 8.3 Umsetzung der Allgemeinen Unfallversicherungsbedingungen

Bezugspunkt für die Invaliditätsbemessung sind die Allgemeinen Unfallversicherungsbedingungen (Musterbedingungen, herausgegeben vom GDV, Stand 2020 (https://www.gdv.de/resource/blob/6252/f5121ebea18eb5800be7566316330293/01-allgemeine-unfallversicherungsbedingungen-aub-2020%2D%2Ddata.pdf)). Hinzuweisen ist für die Anwendung der Bemessungsempfehlungen, dass es nach den zugrunde liegenden AUB auf eine rein funktionelle Beurteilung der Unfallfolgen ankommt. Insbesondere bei der Beurteilung von Funktionsbeeinträchtigungen in Gelenken ist also nicht ausschließlich auf die eingeschränkte Winkelgradzahl der Bewegung im Vergleich zur Norm abzustellen. Nur das Anlegen eines Winkelmessers an ein Gelenk mit Dokumentation der Einschränkung gegenüber der Norm wird der funktionellen Betrachtungsweise nicht gerecht. In der Physiologie der Gelenkbeweglichkeit, also einer funktionellen Betrachtung, ist zu berücksichtigen, dass der Versicherte – beispielhaft an den oberen Gliedmaßen – erwarten darf, dass die notwendige Bewegung in Blick-

## 8.3 Umsetzung der Allgemeinen Unfallversicherungsbedingungen

**Abb. 8.1** Funktionelle Betrachtung einer Gelenkbeweglichkeit (beispielhaft am Schultergelenk)

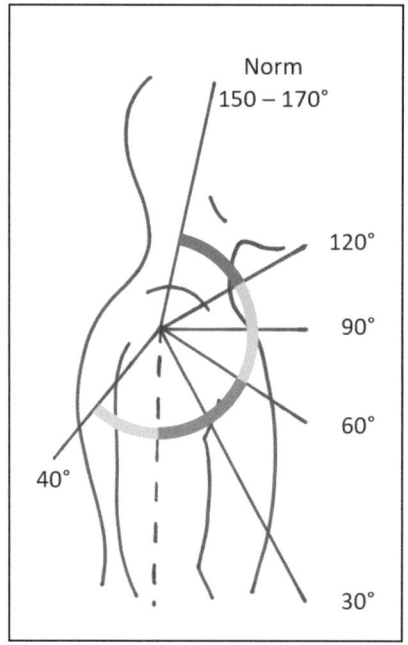

richtung nach vorn (Vorwärtshebung des Arms) bis zur Horizontalen eine höhere Wertigkeit erfährt als z. B. die Vorwärtshebung des Arms über 120°. Diese „Wertigkeit" ist an einer Farbskala von rot (funktionell von untergeordneter Bedeutung) bis grün (funktionell von herausragender Bedeutung) dargestellt (Abb. 8.1). Eine Bewegungseinschränkung in Blickrichtung nach vorn ist einschneidender als eine Minderung der Abhebefähigkeit des Arms seitlich über die Horizontale.

Die zur Bemessung von Funktionsbeeinträchtigungen angegebenen Werte stellen Eckwerte dar. Bei Unfallbetroffenheit verschiedener Gelenke an einer Gliedmaße ist zunächst das herausragendste Funktionsdefizit zu benennen und anschließend subsumierend zu betrachten, ob aus weiteren Unfallfolgen Änderungen der Invaliditätsbemessung (sowohl erhöhend als auch erniedrigend) resultieren.

Die Eckwerte der Invalidität sind zunächst in Tabellenform dargestellt und für den Bereich der Gliedertaxe aufgeteilt in die Komplexe Verlust (A) – Versteifung (B) – Funktionsbeeinträchtigung (C), jeweils also beginnend mit dem größten Funktionsverlust. Ebenso sind Eckwerte für Funktionsbeeinträchtigungen außerhalb der Gliedertaxe angegeben.

Zur Vereinheitlichung der Bezeichnungen wird im Vergleich zur Originalpublikation zu den Werten der Gelenkversteifung (Klemm et al. 2020) nicht mehr von einer gebrauchs- sondern *funktionsgünstigen* Stellung gesprochen. Im Bereich der Gliedertaxe sind die Invaliditätswerte einheitlich in Zwanzigstel angegeben. Zur Nutzung der Bemessungsempfehlungen auch durch Nicht-Mediziner wird auf Fachausdrücke verzichtet bzw. werden diese in Klammern erklärt.

## 8.4 Anmerkung zur Vergleichbarkeit von Invaliditätswerten

Bei der Plausibilitätsprüfung von Bemessungseckwerten ist der Kliniker bei Gesamtbetrachtung des Individuums gewillt, Funktionsbeeinträchtigungen z. B. am Daumen mit der Handfunktion oder am Fuß mit der Beinfunktion zu vergleichen. Diese Herangehensweise ist aber zum Scheitern verurteilt, da vom Versicherer die Verlustwerte als Bezugspunkt vorgegeben sind. Betrachtet man also den Verlust des Arms im Vergleich zum Beinverlust, so zieht der Armverlust wesentlich mehr Funktionsbeeinträchtigungen nach sich als der Beinverlust, ist aber nach AUB-Musterbedingungen gleichwertig mit 70 % zu bemessen. Insofern kann nur eine Vergleichbarkeit von Werten innerhalb der Gliedmaße/des Gliedmaßenteils erfolgen. Beispielhaft ist also eine Handfunktionsbeeinträchtigung nur mit anderen Funktionsbeeinträchtigungen der Hand vergleichbar und eine Daumenfunktionsbeeinträchtigung nur mit einer anderen am Daumen.

## 8.5 Normalbeweglichkeit eines Gelenks

Zur Beurteilung von Funktionsbeeinträchtigungen eines Gelenks ist das Wissen über die Normalbeweglichkeit desselben unumgänglich (Tab. 8.1). Dabei sind z. B. beim Handgelenk Globalfunktionen in allen Bewegungsrichtungen zu wichten, während bei anderen Gelenken eine Bewegungsebene eine herausragende Bedeutung hat wie z. B. im Schulter- oder Hüftgelenk die Bewegung in Blickrichtung, auf die dann in der Regel die Invaliditätsbemessung abstellt, sofern nicht beurteilungsrelevante Beeinträchtigungen in den weiteren Bewegungsebenen vorliegen.

8.5 Normalbeweglichkeit eines Gelenks

**Tab. 8.1** Die wichtigsten Gelenk-Normbeweglichkeiten

| | |
|---|---|
| **Schultergelenk**<br>Arm rückwärts/vorwärts<br>40/0/150–170° | |
| **Ellenbogengelenk**<br>Streckung/Beugung<br>10/0/135° | |
| **Unterarmdrehung**<br>Auswärts/einwärts<br>80–90/0/80–90° | |
| **Handgelenk**<br>(nach Literaturrecherchen (Klemm et al. 2022c))<br>Handrücken-/hohlhandwärts 60–80/0/60–80°<br>Speichenwärts/ellenwärts 20–30/0/40–60° | |
| **Handgelenk**<br>(nach Messblättern der DGUV)<br>Handrücken-/hohlhandwärts 40–60/0/50–70°<br>Speichenwärts/ellenwärts 20–30/0/30–40° | |
| **Daumenabspreizung**<br>In der Handebene 50–70°<br>Rechtwinklig dazu 50–70° | |
| **Hüftgelenk**<br>Streckung/Beugung<br>5–10/0/130° | |

(Fortsetzung)

**Tab. 8.1** (Fortsetzung)

| | |
|---|---|
| **Kniegelenk**<br>Streckung/Beugung<br>5–10/0/130° | 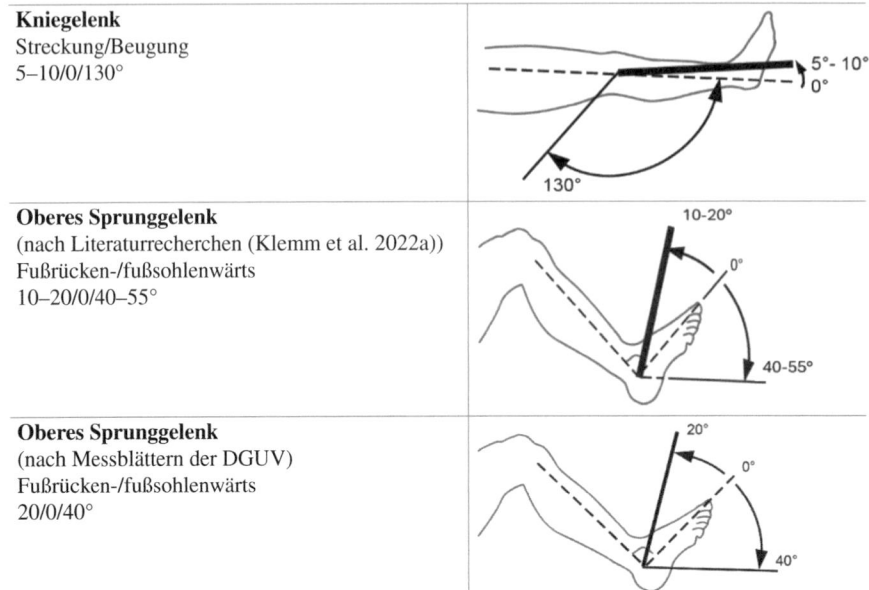 |
| **Oberes Sprunggelenk**<br>(nach Literaturrecherchen (Klemm et al. 2022a))<br>Fußrücken-/fußsohlenwärts<br>10–20/0/40–55° | |
| **Oberes Sprunggelenk**<br>(nach Messblättern der DGUV)<br>Fußrücken-/fußsohlenwärts<br>20/0/40° | |

*(Skizzen mit freundlicher Genehmigung der DGUV zum Teil entnommen den von ihr zur Verfügung gestellten Messblättern, wobei die Werte am Hand- und oberen Sprunggelenk entsprechend den Literaturrecherchen zu diesen Bemessungsempfehlungen eigentlich angepasst werden müssten (siehe transparenter dargestellte Werte). Da die von den Autoren recherchierten Werte von der DGUV zwar als korrekt aber in den Messblättern für nicht korrekturbedürftig angesehen werden, da nicht MdE-relevant, ergibt sich eine Abweichung der Eckwerte im Vergleich zur Erstpublikation).* ***Es werden also die Normbeweglichkeiten der Messblätter verwendet, da diese allgemein anerkannt sind.***

## 8.6 Gliedertaxe

### 8.6.1 Obere Gliedmaßen

AUB-Musterbedingungen obere Gliedmaßen: Deutschland, Stand 2020 (Tab. 8.2).

#### 8.6.1.1 A – Verlustwerte (Tab. 8.3)

#### 8.6.1.2 B – Versteifungswerte (Tab. 8.4, 8.5, 8.6)

Es gilt der Grundsatz: *Je stammnäher die Versteifung, desto ausgeprägter ist das Funktionsdefizit.*

Ist das Kugelgelenk Schulter versteift, kann die Hand die meisten Orte für ihren Gebrauch nicht mehr erreichen; ein Gewinn der freien Beweglichkeit des Scharniergelenks Ellenbogen resultiert lediglich in 1 Ebene. Umgekehrt kann die Hand mit versteiftem Ellenbogen-Scharniergelenk und freiem Schulterkugelgelenk unzählige Orte mehr im sog. Konfigurationsraum erreichen.

8.6 Gliedertaxe

**Tab. 8.2** Verlustwerte nach Musterbedingungen obere Gliedmaßen

| Obere Gliedmaßen | |
|---|---|
| Arm | 70 % |
| Arm bis oberhalb des Ellenbogengelenks | 65 % |
| Arm unterhalb des Ellenbogengelenks | 60 % |
| Hand | 55 % |
| Daumen | 20 % |
| Zeigefinger | 10 % |
| Anderer Finger | 5 % |

**Tab. 8.3** Verlustwerte an Daumenstrahl und Langfingern (Abb. 8.2 und 8.3)

| Verlustwerte von Daumen- bzw. Fingergliedern | |
|---|---|
| Daumen | 20/20 D |
| Daumenendglied | 12/20 D |
| Daumen und 1. Mittelhandknochen | 10/20 H |
| Langfinger | 20/20 Fi |
| Langfingerendglied | 8/20 Fi |
| Langfingermittel- und –endglied | 14/20 Fi |

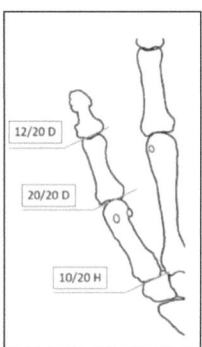

**Abb. 8.2** Verlustwerte am Daumenstrahl (vgl. Tab. 8.3)

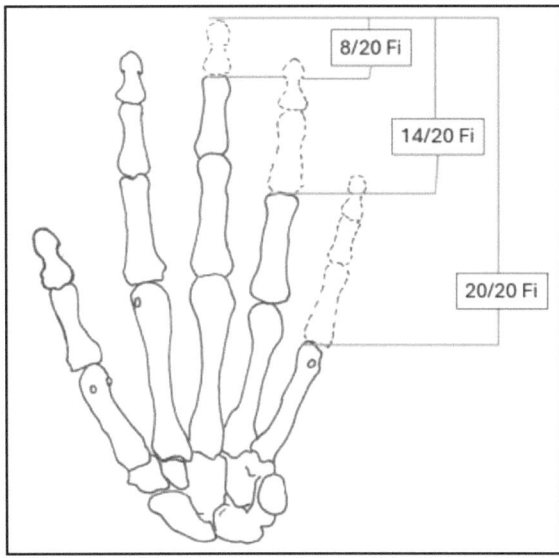

**Abb. 8.3** Verlustwerte Langfinger (vgl. Tab. 8.3)

**Tab. 8.4** Versteifungswerte in funktionsgünstiger Stellung an den oberen Gliedmaßen

| Versteifungswerte in funktionsgünstiger Stellung (isoliert 1 Gelenk) | |
|---|---|
| Schultergelenk (Abb. 8.4) | 8/20 A |
| Ellenbogengelenk bei freier Unterarmdrehung (Abb. 8.5) | 6/20 A |
| Unterarmdrehung aufgehoben in Auswärtsdrehung (Abb. 8.6a) (Die isolierte Aufhebung oder Einschränkung der Unterarmdrehung ist wegen der aus ihr folgenden Funktionsbeeinträchtigung der Handfunktion nach Handwert zu bemessen. Die *Aufhebung* der Unterarmdrehung tritt praktisch nie auf, wird regelhaft operativ korrigiert. Trotzdem werden Eckwerte benannt, um die z. T. extreme Funktionsbeeinträchtigung als Vergleichswert für andere Handfunktionsbeeinträchtigungen heranziehen zu können. Diesbezüglich wurde auch beim Vergleich mit der Erstpublikation eine deutliche Erhöhung der Eckwerte vorgenommen, da u. a. Ausgleichsbewegungen mit inkludiert waren) | 7/20 H |
| Unterarmdrehung aufgehoben in Neutral-0-Stellung (Abb. 8.6b) | 6/20 H |
| Unterarmdrehung aufgehoben in Einwärtsdrehung (Abb. 8.6c) | 5/20 H |
| Handgelenk (Abb. 8.7) | 5/20 H |
| Daumengrund- und -sattelgelenk (Abb. 8.8, 8.9) | 6/20 H |
| Daumensattelgelenk (Abb. 8.8, 8.9) (Die Bemessung erfolgt nach Hand- und nicht Daumenwert, da globale Handfunktionen betroffen sind, die sich allein im Daumenwert nicht abbilden lassen) | 4/20 H |
| Daumengrund- und -endgelenk (Abb. 8.8, 8.9) (Hier kommt es bei subsumierender Betrachtung zu einer Potenzierung des Invaliditätswertes über die reine Addition hinaus, da grundlegende Greiffunktionen beeinträchtigt sind) | 12/20 D |
| Daumenendgelenk (Abb. 8.8, 8.9) | 6/20 D |
| Daumengrundgelenk (Abb. 8.8, 8.9) | 4/20 D |
| Langfingergrund-, -mittel- und -endgelenk (Abb. 8.10, 8.11) | 18/20 Fi |
| Langfingergrund- und mittelgelenk (Abb. 8.10, 8.11) | 14/20 Fi |
| Langfingermittel- und -endgelenk (Abb. 8.10, 8.11) | 10/20 Fi |
| Langfingergrundgelenk (Abb. 8.10, 8.11) | 8/20 Fi |
| Langfingermittelgelenk (Abb. 8.10, 8.11) | 6/20 Fi |
| Langfingerendgelenk (Abb. 8.10, 8.11) | 4/20 Fi |

**Tab. 8.5** Versteifungswerte in funktionsgünstiger Stellung an den oberen Gliedmaßen (kombiniert) nach Armwert

| Auswirkung der Aufhebung der Unterarmdrehfähigkeit bei Ellenbogenversteifung in funktionsgünstiger Stellung auf den ARMWERT | | | |
|---|---|---|---|
| Ellenbogengelenk | Handgelenk | Unterarmdrehung aufgehoben in | Invalidität |
| Versteift | Frei | Auswärtsdrehung | 12/20 A |
| Versteift | Frei | Neutral-0-Stellung | 8/20 A (Erhöhung des Wertes, da in der Erstpublikation Ausgleichsbewegungen eingerechnet wurden) |
| Versteift | Frei | Einwärtsdrehung | 7/20 A |

## 8.6 Gliedertaxe

**Tab. 8.6** Versteifungswerte in funktionsgünstiger Stellung an den oberen Gliedmaßen (kombiniert) nach Handwert

| Auswirkung der Aufhebung der Unterarmdrehfähigkeit bei Handgelenksversteifung in funktionsgünstiger Stellung auf den HANDWERT | | | |
|---|---|---|---|
| Ellenbogengelenk | Handgelenk | Unterarmdrehung aufgehoben in | Invalidität |
| Frei | Versteift | Auswärtsdrehung | 11/20 H |
| Frei | Versteift | Neutral-0-Stellung | 9/20 H (Erhöhung des Wertes, da in der Erstpublikation Ausgleichsbewegungen eingerechnet wurden) |
| Frei | Versteift | Einwärtsdrehung | 8/20 H |

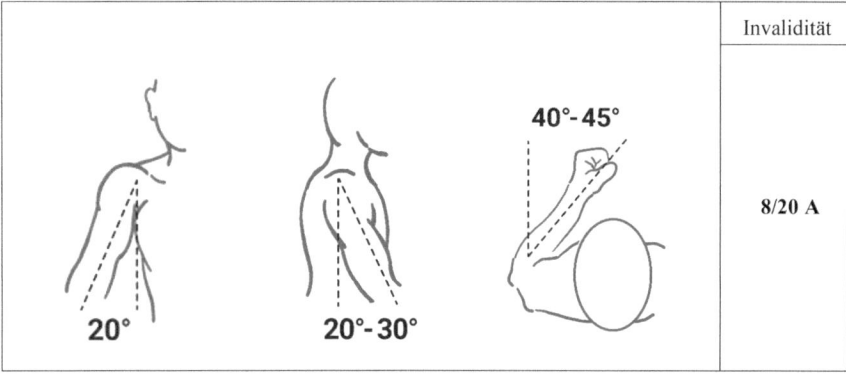

**Abb. 8.4** Versteifung des Schultergelenks in funktionsgünstiger Stellung (vgl. Tab. 8.4)

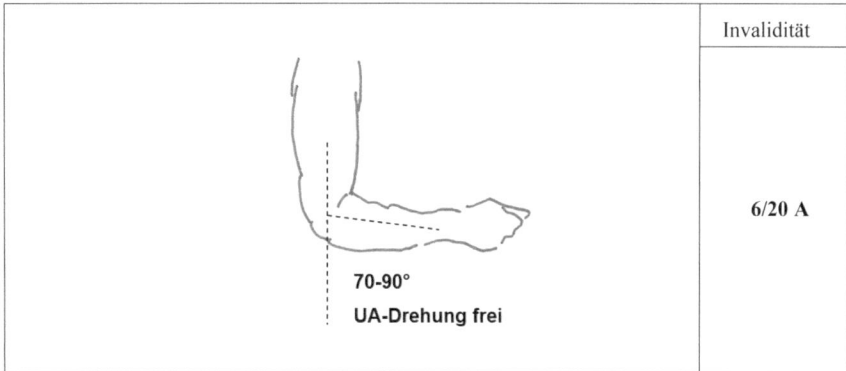

**Abb. 8.5** Versteifung des Ellenbogengelenks in funktionsgünstiger Stellung (UA-Drehung frei)

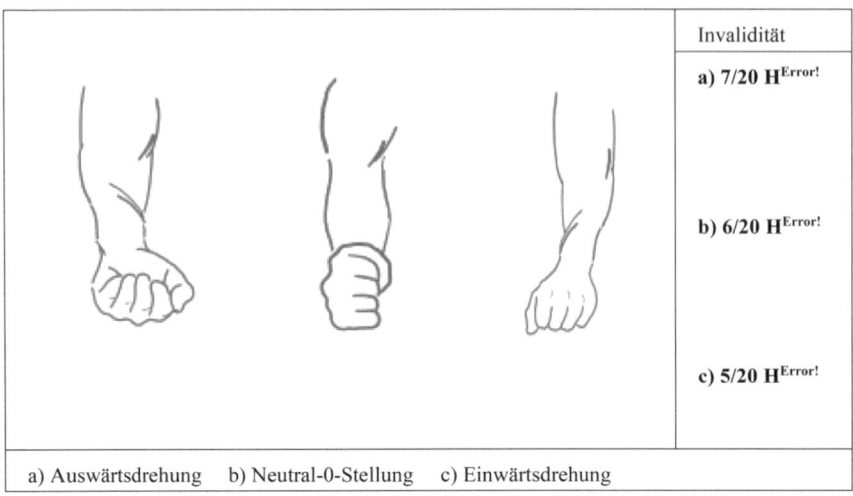

**Abb. 8.6** Aufhebung der Unterarmdrehung in verschiedenen Stellungen (vgl. Tab. 8.4) (**a**) Auswärtsdrehung (**b**) Neutral-0-Stellung (**c**) Einwärtsdrehung

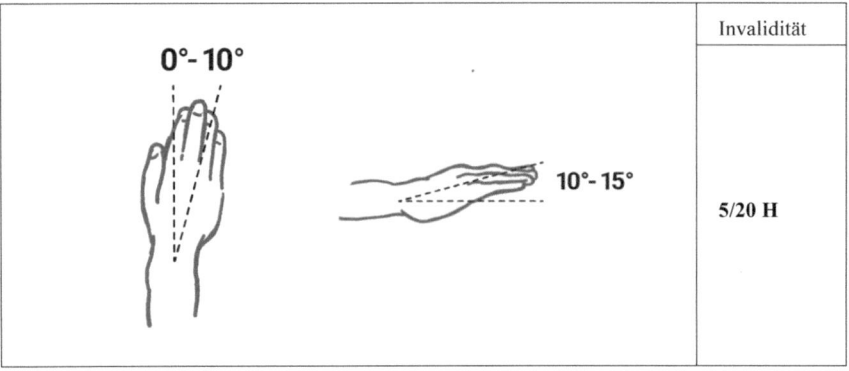

**Abb. 8.7** Versteifung des Handgelenks in funktionsgünstiger Stellung (vgl. Tab. 8.4)

## 8.6 Gliedertaxe

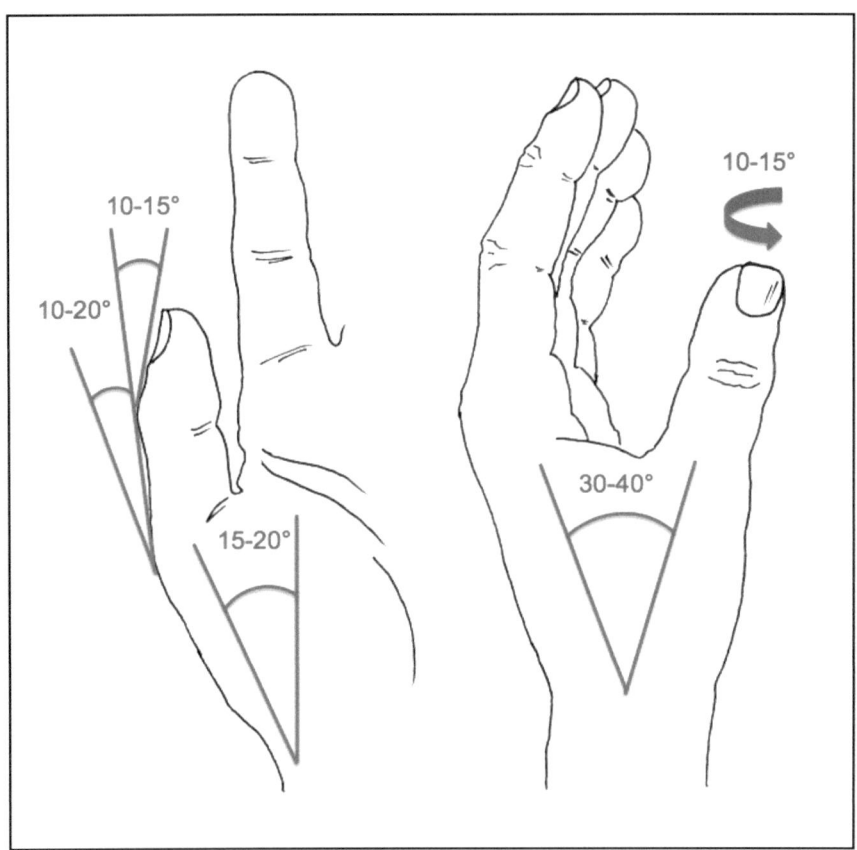

**Abb. 8.8** Versteifung Daumenstrahl in funktionsgünstiger Stellung (vgl. Tab. 8.4)

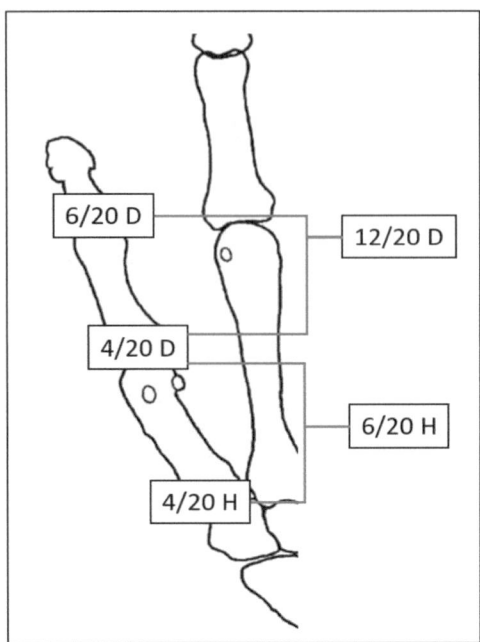

**Abb. 8.9** Invaliditätswerte für verschiedene Daumenstrahlgelenkversteifungen in funktionsgünstiger Stellung isoliert und kombiniert (vgl. Tab. 8.4)

**Abb. 8.10** Versteifungsstellung der Langfingergelenke in funktionsgünstiger Stellung

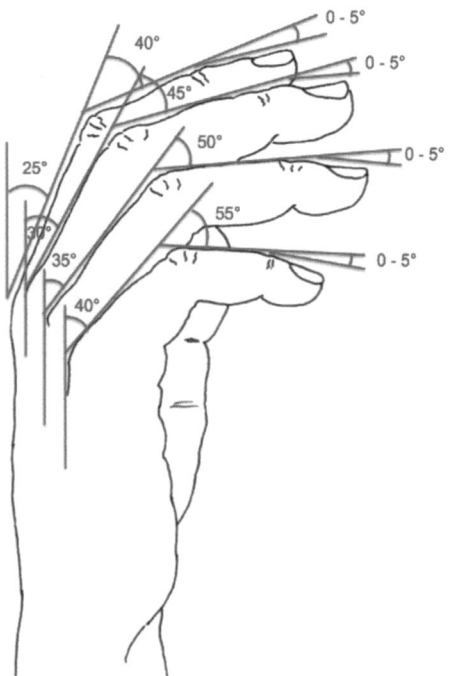

## 8.6 Gliedertaxe

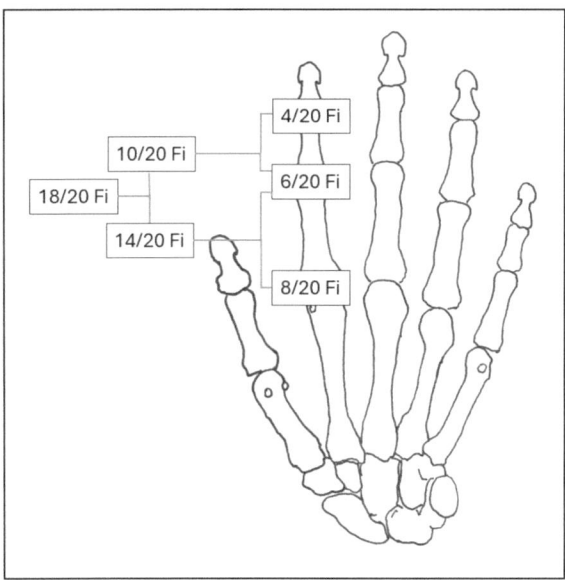

**Abb. 8.11** Invaliditätswerte für Langfingergelenkversteifungen in funktionsgünstiger Stellung (isoliert und kombiniert, vgl. Tab. 8.4)

### 8.6.1.3 C – Werte für Funktionsbeeinträchtigungen (Tab. 8.7, 8.8, 8.9, 8.10, 8.11)

Die funktionell bedeutenste Bewegungsebene ist die Neutral-0-Blickrichtung. Insofern werden die Eckwerte für Einschränkungen in dieser Ebene angegeben. Liegt zusätzlich eine *belangvolle* Funktionsstörung in einer anderen Ebene vor, muss der Sachverständige plausibel klären, ob daraus über die regelhafte Kombination derartiger Gelenkfunktionsbeeinträchtigungen ggf. zusätzliche Einschränkungen der Funktion vorhanden sind (Abb. 8.12).

Die hier beschriebenen Funktionseinschränkungen sind regelhaft mit Rotationseinschränkungen und einer Minderung der Seitwärtshebung vergesellschaftet und rechtfertigen ohne plausible Begründung keine Erhöhung.

**Tab. 8.7** Funktionsbeeinträchtigungen im Schultergelenk (Abb. 8.1)

| Funktionsbeeinträchtigungen im Schultergelenk (Soll die Schulterrechtsprechung des BGH vom 01.04.2015 Anwendung finden, so ist die Invalidität außerhalb der Gliedertaxe zu bemessen (s. dazu Tabelle 24). Die Instanzgerichte setzen die Rechtsprechung des BGH jedoch meist nicht um) | |
|---|---|
| Einschränkung der Vorhebung bis 120° | 1/20 A |
| Einschränkung der Vorhebung bis 90° | 3/20 A |
| Einschränkung der Vorhebung bis 60° | 5/20 A |
| Einschränkung der Vorhebung bis 30° | 7/20 A |
| Aufhebung der Rückführfähigkeit mit Unmöglichkeit von Schürzen- und Gesäßgriff | 2/20 A |
| Persistierende Schultereckgelenkinstabilität Rockwood 2 oder höher, je nach individuellem Funktionsdefizit im Vergleich zu anderen Eckwerten von Schulterfunktionsbeeinträchtigungen | 1–2/20 A |
| Verformung/Subluxation im Schlüsselbein-/Brustbeingelenk mit klinischer Symptomatik | 1/20 A |
| Vollständiger Funktionsverlust der langen Bizepssehne mit Kraftminderung bei der Seitwärtshebung des Armes im Schultergelenk, bei der Beugung im Ellenbogengelenk und bei der Auswärtsdrehung des Unterarms (Der alleinige Defekt der Sehne rechtfertigt keine Invaliditätsbemessung, würde einer diagnoseassoziierten Invalidität entsprechen. Es ist also unbedingt darauf zu achten, dass die genannten Funktionsdefizite auch tatsächlich belegt sind) | 1/20 A |
| Vollständiger Funktionsverlust der körperfernen Bizepssehne mit Einschränkung der Beugung im Ellenbogengelenk und der Unterarmdrehung (Der alleinige Defekt der Sehne rechtfertigt keine Invaliditätsbemessung, würde einer diagnoseassoziierten Invalidität entsprechen. Es ist also unbedingt darauf zu achten, dass die genannten Funktionsdefizite auch tatsächlich belegt sind) | 2/20 A |

**Tab. 8.8** Funktionsbeeinträchtigungen im Ellenbogengenk bei freier Unterarmdrehung

| Funktionsbeeinträchtigungen im Ellenbogengelenk bei freier Unterarmdrehung | |
|---|---|
| Beugung bis 120° (0/0/120) | 1/20 A |

(Fortsetzung)

## 8.6 Gliedertaxe

**Tab. 8.8** (Fortsetzung)

| Funktionsbeeinträchtigungen im Ellenbogengelenk bei freier Unterarmdrehung | | |
|---|---|---|
| Beugung über 120° und Streckdefizit von 20 bis 30° | 0 / 20-30 / >120° | 1/20 A |
| Beugung bis 120° und Streckdefizit von 20 bis 30° | 0 / 20-30 / 120 | 2/20 A |
| Beugung bis 90° | 0 / 0 / 90 | 4/20 A |
| Beugung bis 90° und Streckdefizit von 20 bis 30° | 0 / 20-30 / 90 | 5/20 A |

**Tab. 8.9** Einschränkung der Unterarmdrehung

| Einschränkung der Unterarmdrehung auswärts/einwärts (Im Vergleich zur Erstpublikation neu aufgenommen) | | |
|---|---|---|
| 45/0/45 | | 2/20 H (Erläuterung siehe Tab. 8.4) |
| 90/0/45 | | 2/20 H (Erläuterung siehe Tab. 8.4) |
| 45/0/90 | | 1/20 H (Erläuterung siehe Tab. 8.4) |

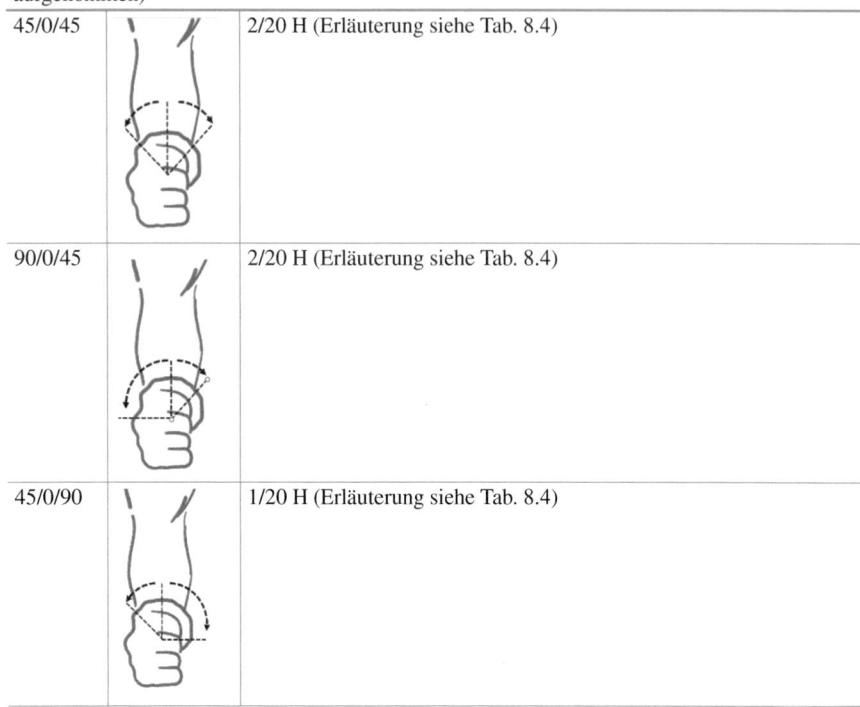

**Tab. 8.10** Funktionsbeeinträchtigungen im Handgelenk bei freier Unterarmdrehung

| Funktionsbeeinträchtigungen im Handgelenk | |
|---|---|
| Konzentrische Bewegungseinschränkung um drei Viertel der Norm | 4/20 H |
| Konzentrische Bewegungseinschränkung um zwei Viertel der Norm | 3/20 H |
| Konzentrische Bewegungseinschränkung um ein Viertel der Norm | 2/20 H |

**Tab. 8.11** Funktionsbeeinträchtigungen Daumen und Finger

| Daumen- und Fingerfunktionsbeeinträchtigungen | |
|---|---|
| Instabilität des Daumengrundgelenks nach „Skidaumen" | 2/20 D |
| Instabilität des Daumengrundgelenks mit Einschränkung der Gegenüberstellfähigkeit des Daumens nach „Skidaumen" | 4/20 D |
| Fehlende aktive Streckbarkeit im Endgelenk eines Langfingers bei z. B. Defekt der Strecksehne | 2/20 Fi |

## 8.6 Gliedertaxe

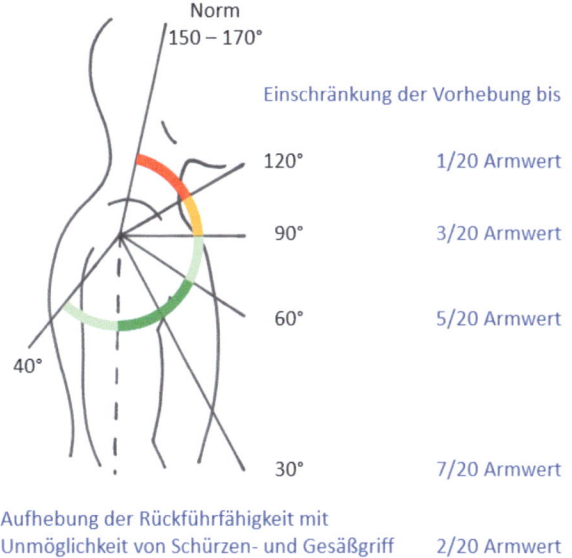

**Abb. 8.12** Bewegungseinschränkung des Schultergelenks innerhalb der Gliedertaxe

### 8.6.2 Untere Gliedmaßen

AUB-Musterbedingungen untere Gliedmaßen: Deutschland, Stand 2020 (Tab. 8.12)

**Tab. 8.12** Verlustwerte nach Musterbedingungen untere Gliedmaßen

| Untere Gliedmaßen | |
|---|---|
| Bein über der Mitte des Oberschenkels | 70 % |
| Bein bis zur Mitte des Oberschenkels | 60 % |
| Bein bis unterhalb des Knies | 50 % |
| Bein bis zur Mitte des Unterschenkels | 45 % |
| Fuß | 40 % |
| Große Zehe | 5 % |
| Andere Zehe | 2 % |

## 8.6.2.1 A – Verlustwerte (Tab. 8.13)

**Tab. 8.13** Verlustwerte am Fuß (Abb. 8.13)

| Verlustwerte von Fußteilen | |
|---|---|
| Chopart-Amputation (lediglich Rückfuß erhalten mit Sprung- und Fersenbein) | 14/20 F |
| Lisfranc-Amputation (zwischen Fußwurzel und Mittelfuß) | 10/20 F |
| Sharp-Amputation (Mittelfuß teilweise erhalten) | 7/20 F |

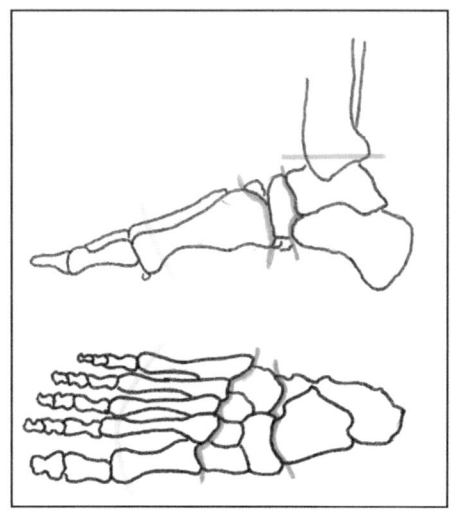

**Abb. 8.13** Verlustwerte am Fuß (*Orange: Syme-Amputation entspr. Fußverlust, Blau: Chopart-Amputation (Der Eckwert bezieht sich auf eine gebrauchsgünstige Stellung, umfasst also nicht den häufigen Fall, dass es durch Zug der Achillessehne bei ungenügender Refixation der Tibialis-anterior-Sehne zu einer ungünstigen Spitzfußstellung kommt, die trotz orthetischer Versorgung eine Belastung des Fußes unmöglich macht), Grün: Lisfranc-Amputation, Gelb: Sharp-Amputation*)

## 8.6.2.2 B – Versteifungswerte (Tab. 8.14, 8.15)

Es gilt der Grundsatz: *Je stammnäher die Versteifung, desto ausgeprägter ist das Funktionsdefizit.*

**Tab. 8.14** Versteifungswerte untere Extremität in funktionsgünstiger Stellung

| Versteifungswerte in funktionsgünstiger Stellung | |
|---|---|
| Hüftgelenk (Abb. 8.14) | 10/20 B |
| Kniegelenk (Abb. 8.15) | 8/20 B |
| Oberes Sprunggelenk (Abb. 8.16) | 6/20 F |
| Unteres Sprunggelenk (Hinteres und vorderes unteres Sprunggelenk werden als eine funktionelle Einheit betrachtet) | 4/20 F |
| Oberes und unteres Sprunggelenk | 9/20 F |
| Großzehengrundgelenk (Die ursprünglich postulierte funktionsgünstige Großzehenversteifung im Grundgelenk in Dorsalextension von 20–25° wurde wieder verlassen, da sie in Relation zur Fußauftrittsebene des belasteten Fußes nur schwierig messbar ist. Es wurde konsentiert, dass am belasteten Fuß beurteilt wird, ob die Großzehe bei Flexion im Endgelenk suffizienten Bodenkontakt hat. Dies mindert auch die Schwierigkeit der Beurteilung der Stellung bei Fußfehlformen (Hohl- oder Plattfuß)) (Abb. 8.17) | 8/20 Gz |
| Grundgelenk andere Zehe | 6/20 Z |

## 8.6 Gliedertaxe

**Tab. 8.15** Versteifungswerte Zehen in funktionsungünstiger Stellung

| Versteifungswerte Zehe in funktionsungünstiger Stellung | |
|---|---|
| Großzehengrundgelenk in Neutral-0-Stellung | 12/20 Gz |
| Großzehengrundgelenk in Beugestellung | 20/20 Gz |
| Grundgelenk andere Zehe in funktionsungünstiger Stellung | 10/20 Z |

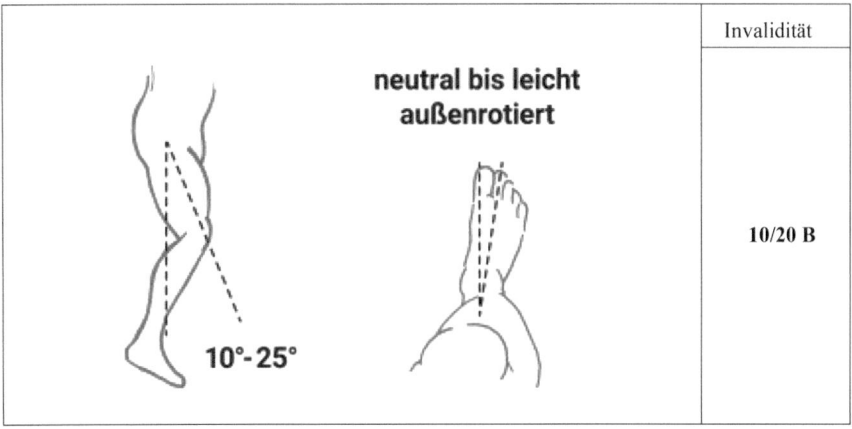

**Abb. 8.14** Versteifung Hüftgelenk in funktionsgünstiger Stellung

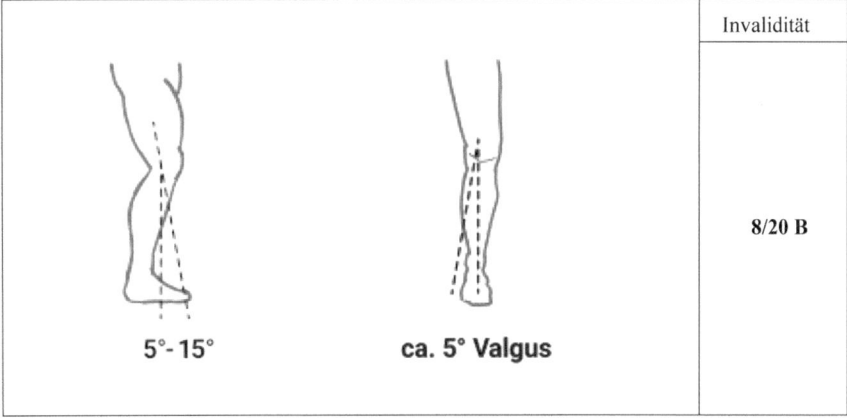

**Abb. 8.15** Versteifung Kniegelenk in funktionsgünstiger Stellung

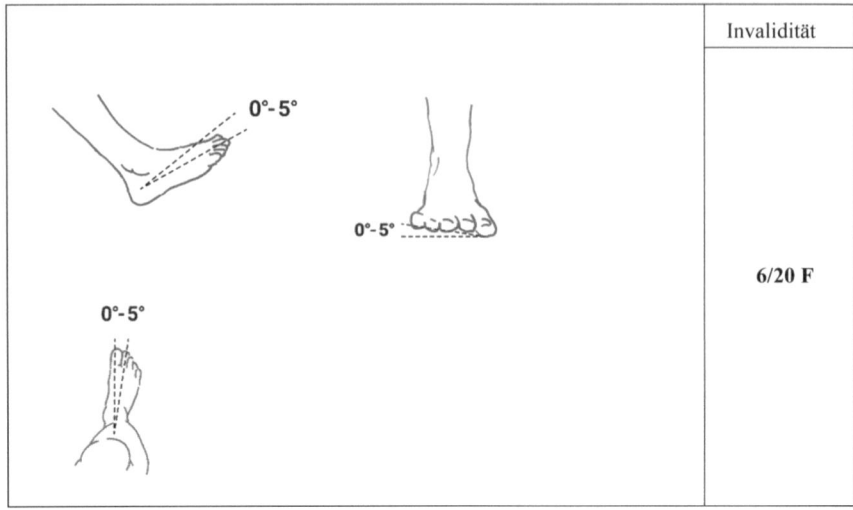

**Abb. 8.16** Versteifung oberes Sprunggelenk in funktionsgünstiger Stellung

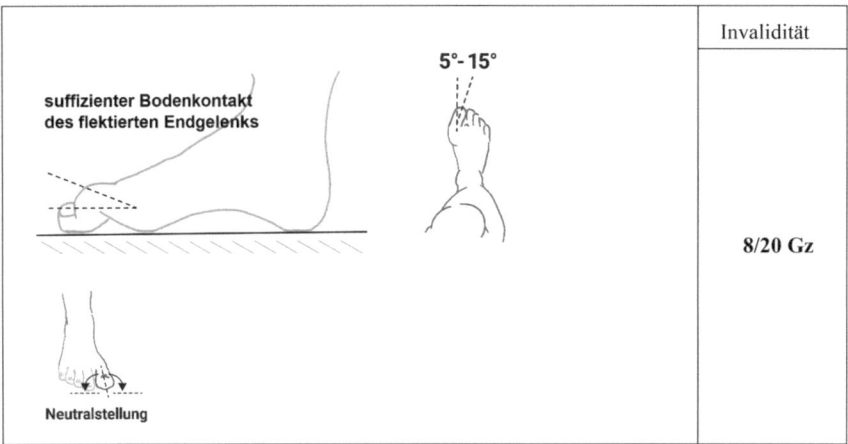

**Abb. 8.17** Versteifung Großzehe in funktionsgünstiger Stellung

### 8.6.2.3 C – Werte für Funktionsbeeinträchtigungen (Tab. 8.16, 8.17, 8.18, 8.19, 8.20)

Die funktionell bedeutensten Bewegungsebenen sind die in Fortbewegungsrichtung. Insofern werden die Eckwerte für Einschränkungen in diesen Ebenen angegeben. Liegt zusätzlich eine *belangvolle* Funktionsbeeinträchtigung in einer anderen Ebene vor, muss der Sachverständige plausibel klären, ob daraus über die regelhafte Kombination derartiger Gelenkfunktions-beeinträchtigungen ggf. zusätzliche Einschränkungen der Funktion vorhanden sind.

## 8.6 Gliedertaxe

**Tab. 8.16** Funktionsbeeinträchtigungen im Hüftgelenk

| Funktionsbeeinträchtigungen im Hüftgelenk | |
|---|---|
| *Streckdefizit* | |
| > 5° bis ≤ 10° | 1/20 B |
| *Beugung* | |
| bis 120° | 1/20 B |
| bis 90° | 2/20 B |
| bis 60° | 4/20 B |
| bis 30° | 8/20 B |

**Tab. 8.17** Funktionsbeeinträchtigungen im Kniegelenk

| Funktionsbeeinträchtigungen im Kniegelenk | |
|---|---|
| *Streckdefizit* | |
| > 5° bis ≤ 10° | 1/20 B |
| > 10° bis ≤ 15° | 2/20 B |
| > 15° bis ≤ 20° | 3/20 B |
| > 20° | Je nach Ausmaß, mindestens jedoch 4/20 B |
| *Beugung* | |
| bis 90° | 1/20 B |
| bis 60° | 4/20 B |
| bis 30° | 7/20 B |
| *Instabilität* | |
| leichtgradig eindimensional | 1/20 B |
| leichtgradig zweidimensional | 3/20 B |
| mittelgradig eindimensional | 3/20 B |
| mittelgradig zweidimensional | 6/20 B |
| hochgradig eindimensional | 5/20 B |
| hochgradig zweidimensional | 10/20 B |

Erläuterung: Leicht-, mittel- und hochgradig werden nach der klinischen Bandnachgiebigkeit wie folgt definiert definiert: Leichtgradig: > 3 mm bis ≤ 5 mm mittelgradig: > 5 mm bis ≤ 10 mm  hochgradig: > 10

**Tab. 8.18** Funktionsbeeinträchtigungen der Sprunggelenke

| Funktionsbeeinträchtigungen der Sprunggelenke | |
|---|---|
| *Oberes Sprunggelenk Bewegungseinschränkung (fußrücken-/fußsohlenwärts) auf Werte von:* | |
| 10/0/30 | 2/20 F |
| 10/0/20 | 3/20 F |
| 0/0/30 | 3/20 F |
| 0/0/20 | 4/20 F |
| 0/0/10 | 5/20 F |
| 0/10/x* | 10/20 F |
| 0/> 10/x* | 12/20 F |
| *x deshalb, weil die Restbeugefähigkeit bei Spitzfuß relativ unerheblich ist, bei Erhalt der Restbeugefähigkeit also kein relevanter Funktionsgewinn erzielt wird. | |
| *Unteres Sprunggelenk Bewegungseinschränkung um* | |
| 1/3 der Norm | 2/20 F |
| 2/3 der Norm | 3/20 F |

**Tab. 8.19** Funktionsbeeinträchtigungen durch isolierte Längenabweichungen

Kombinierte Funktionsstörungen von oberem und unterem Sprunggelenk sind nicht additiv, sondern subsumierend zu bewerten. Als ein Vergleichswert gilt dabei die Versteifung von oberem und unterem Sprunggelenk mit 9/20 F.
Funktionsbeeinträchtigungen durch (isolierte) Längenabweichungen (Längen- und Achsabweichungen treten selten isoliert auf und sind regelhaft subsumierend in der „Gesamt" Invalidität zu berücksichtigen)

| | |
|---|---|
| > 1 cm bis ≤ 2 cm | 1/20 B |
| > 2 cm bis ≤ 3 cm | 2/20 B |
| > 3 cm bis ≤ 5 cm | 3/20 B |

**Tab. 8.20** Funktionsbeeinträchtigungen durch isolierte Achsabweichungen

Unfallbedingte Längendifferenzen > 5 cm bedürfen einer ganz individuellen Betrachtung, da regelhaft andere Verletzungsfolgen im Vordergrund stehen dürften.
Funktionsbeeinträchtigungen durch (isolierte) Achsabweichungen (Längen- und Achsabweichungen treten selten isoliert auf und sind regelhaft subsumierend in der „Gesamt" Invalidität zu berücksichtigen)

| | |
|---|---|
| > 5° bis ≤ 10° | 1/20 B |
| > 10° bis ≤ 20° | 2/20 B |

Unfallbedingte Achsabweichungen > 20° bedürfen einer ganz individuellen Betrachtung, da regelhaft andere Verletzungsfolgen im Vordergrund stehen dürften.

### 8.6.3 Thrombosefolgen und unfallbedingte Lymphödeme

Diese sind in der Regel durch einen internistischen/angiologischen Gutachter unter Beachtung der Leitlinien zur Diagnostik und Therapie der Venenthrombose und Lungenembolie zu beurteilen. Insbesondere bei einem eindeutig zu definierenden postthrombotischen Syndrom geht es vor allem um den doppler-/duplexsonografischen Befund und die Bemessung eines begleitenden Ödems. Eine blutgerinnungshemmende Therapie ist außerhalb der Gliedertaxe zu bemessen. Eine Umfangsvermehrung sagt noch nichts aus über die (wiedererlangte) Durchgängigkeit des Gefäßsystems und kann nicht alleinige Grundlage einer Invaliditätsbemessung sein.

*Ist die Durchgängigkeit der Gefäße nach einer Thrombose sonografisch belegt, liegt keine Klappeninsuffizienz vor und beträgt die Umfangsdifferenz weniger als 2 cm, kann auf eine Zusatzdiagnostik/Zusatzbegutachtung verzichtet werden, da dann keine Invalidität bemessen werden kann.*

Empfehlungen werden aktuell mit den internistischen Fachkollegen diskutiert und werden nach Konsentierung unter invaliditaet-online.de abrufbar sein.

### 8.6.4 Unfallbedingte Arthrosen

Für die Beurteilung von Funktionsbeeinträchtigungen durch eine unfallbedingte Arthrose ist – wie grundsätzlich – der Zeitpunkt der Erstbemessung (12 bzw. 15 Monate nach Unfall) maßgeblich. Auf diesen Zeitpunkt müssen der Ist-Zustand und dessen Prognose bezogen werden. Kommen zu diesem Zeitpunkt umformende Gelenkveränderungen bildgebend nicht zur Darstellung, kann die Möglichkeit negativer Veränderungen einer Prognose nicht zugrunde gelegt werden. Kommen sie aber bildgebend zur Darstellung, ist die Frage der Relevanz in Bezug auf die Prognose zu stellen, denn selbst bildgebend gesicherte Arthrosen müssen nicht zwangsläufig auch mit einer invaliditätsrelevanten Verschlechterung der Gelenkfunktion verknüpft sein. Nur wenn also zum Zeitpunkt der Erstbemessung eine unfallbedingte Arthrose bildgebend gesichert ist und daraus resultierende Funktionseinschränkungen vorliegen, ist deren weitere Prognose zu beachten. Liegen demgegenüber zum Zeitpunkt der Erstbemessung funktionell nicht relevante unfallbedingte Arthrosezeichen vor, so ist eine Neubemessung kurz vor Ablauf des vereinbarten Regulierungszeitpunkts zu veranlassen (regelhaft vor Ablauf des 3. Unfalljahres).

### 8.6.5 Unfallbedingte Endoprothesen

Pauschalierte Endoprothesenzuschläge in Abhängigkeit vom Alter sind nicht zu rechtfertigen. Es ist gutachtlich eine Beurteilung der Gelenkfunktion vorzunehmen und dann zu berücksichtigen, dass der Endoprothesenträger allein durch die einliegende Prothese funktions-, leistungs- und belastungslimitiert ist. Der ärztliche Sachverständige muss also dazu Stellung nehmen, inwieweit prothesen-, material-, zugangs- und/oder instrumentierungsassoziierte Folgen neben z. B. der Störung der Propriozeption vorhanden sind. Weiter muss er beurteilen, ob allein durch das Vorhandensein der Endoprothese bestimmte Funktionen z. B. aus präventiven Gründen vermieden werden müssen. Diese Faktoren wirken sich invaliditätsrelevant auf die Prognosebeurteilung aus, was in der Regel eine Invalidität von mindestens 1/20 Extremitätenwert nach sich zieht.

## 8.7 Invalidität außerhalb der Gliedertaxe

### 8.7.1 Wirbelsäule

Die gutachtliche Bemessung von verbliebenen Funktionsbeeinträchtigungen am Achssystem bzw. nicht paarigen Organen des Menschen stellt den ärztlichen Sachverständigen vor ganz besondere Herausforderungen. Der Sachverständige muss alle Einflussfaktoren auf das funktionelle Endergebnis kennen, die sich bereits aus Art und Ausmaß der Erstgesundheitsschädigung aber auch aus den unterschiedlichen Ausheilungsmöglichkeiten in Abhängigkeit von der betroffenen funktionellen Bewegungsregion der Wirbelsäule ergeben.

Die Invalidität ist nicht punkt-/prozentgenau zu beziffern. Außerdem sind auch nach langstreckigen Versteifungen im Bereich mehrerer funktioneller Bewegungsregionen kaum Funktionsstörungen vorstellbar, die eine Invaliditätsbemessung über 30 % rechtfertigen könnten, sofern keine zusätzlichen neurologischen Ausfälle zu beachten sind. Dies bedürfte einer individuell sehr plausiblen Erklärung. Würde man einer Systematik der Abstufung der Invalidität in 5er Schritten folgen, so zeigt die Erfahrung, dass damit die verschiedenen Funktionsdefizite nicht ausreichend abzubilden sind, also auch Bemessungen z. B. zwischen den Werten 5 und 10 zu diskutieren sind, also 2,5 usw. Das scheint zunächst ein Widerspruch zur fehlenden Möglichkeit einer punktgenauen Invaliditätsbemessung, bestimmt aber letztlich nur systematisch einen definierten Zwischenwert.

In der nachfolgenden Systematik finden die erheblichen funktionellen Unterschiede verschiedener Wirbelsäulenabschnitte Beachtung. Unfallbedingt verbliebene Formverbildungen oder Versteifungen können nicht losgelöst vom betroffenen Wirbelsäulenabschnitt beurteilt werden. Die Versteifung eines Bewegungssegments der Halswirbelsäule zieht andere Funktionsstörungen nach sich als die eines Bewegungssegments der Brustwirbelsäule und wieder andere bei Betroffenheit des thorakolumbalen Übergangs (Brust-Lendenwirbelsäulenübergang). Unabdingbar ist auch die Beantwortung der Frage nach dem Vorliegen einer Störung des sagittalen (Ebene, die sich von oben nach unten wie von hinten nach vorn im Körper erstreckt – teilt also den Körper in einen linken und rechten Anteil) Profils mit Abweichung desselben vom ehemals (vor dem Unfall) bestehenden Profil der Wirbelsäule ($\Delta$GDW).

Aufgrund der erheblichen anatomischen und biomechanischen Unterschiede innerhalb des Achsenskeletts ist eine Gliederung zielführend, die neben anatomischen und biomechanischen Gesichtspunkten auch die jeweiligen funktionellen Besonderheiten berücksichtigt. Auf Grund der differenten Anzahl von Spinalnervsegmenten an der Halswirbelsäule wird eine Nomenklatur verwendet, die sich an der knöchernen Struktur orientiert, nämlich dem Wirbel selbst. Auch wird bewusst von einem Wirbel (z. B. HW2 für 2. Halswirbel) und nicht einem Wirbelkörper (z. B. HWK2 für 2. Halswirbelkörper) gesprochen, da Letzterer nur einen Teil des Wirbels ausmacht.

- *Region 1:* Kraniozervikaler Übergang (Kopf-Hals-Übergang) und obere Halswirbelsäule (Occiput – Hinterhaupt – bis HW2)

Die Kopf-Halsgelenke bilden zusammen mit der oberen Halswirbelsäule (Atlas und Axis) eine funktionell geschlossene Einheit (Putz 1981). Die HW1/HW2-Gelenke sind auf Rotation ausgelegt. Das Zapfengelenk des Dens axis (Zahnfortsatz des 2. Halswirbels) ermöglicht 20 bis 30° Rotation zu jeder Seite. Bis zu 70 % der Kopfdrehung erfolgen aus diesem unteren Kopfgelenk, der Rest aus der übrigen Halswirbelsäule (HWS).

- *Region 2:* Subaxiale (unterhalb des 2. Halswirbels) Halswirbelsäule (HW2 bis HW5)

Die subaxiale HWS ist der wesentliche Bereich für die Seitneigung sowie für die Beugung und Streckung der Halswirbelsäule. Für die Rotation spielen diese Bewegungssegmente verglichen mit dem unteren Kopfgelenk (HW1/HW2) nur eine untergeordnete Rolle.

## 8.7 Invalidität außerhalb der Gliedertaxe

- *Region 3:* Zervikothorakaler Übergang (Hals-/Brustwirbelsäulen-Übergang, HW5 bis BW2)

In dieser Junktionszone trifft die Halswirbelsäule mit ihrem hohen Grad an Mobilität und Flexibilität auf die durch den Brustkorb stabilisierte und rigidere Brustwirbelsäule. Ähnlich dem Übergang zwischen Brust- und Lendenwirbelsäule ist dieser Abschnitt bedeutenden Belastungen ausgesetzt und wird bei Unfällen daher häufiger verletzt.

- *Region 4:* Brustwirbelsäule (BW2 bis BW10)

Im Vergleich mit der Hals- und Lendenwirbelsäule ist die segmentale Beweglichkeit der Brustwirbelsäule, insbesondere für Beugung/Streckung, mit einer Amplitude von in der Regel unter 5° gering. Aufgrund der höheren Anzahl an Bewegungssegmenten hat dieser Wirbelsäulenabschnitt dennoch Bedeutung für die Beweglichkeit der Wirbelsäule im Gesamten (Seitneigung und Rotation).

- *Region 5:* Brust-Lendenwirbelsäulenübergang (BW10 bis LW2)

Dieser Übergangsbereich nimmt eine Sonderstellung innerhalb der Wirbelsäule ein. Mehr als die Hälfte aller Verletzungen der Brust- und Lendenwirbelsäule betreffen die Region zwischen BW10 und LW2. Verantwortlich hierfür sind der Wechsel von der Kyphose (nach rückwärts verstärkte Krümmung) der Brust- in die Lordose (Krümmung der Wirbelsäule nach vorn) der Lendenwirbelsäule, der Wegfall der stabilisierenden Wirkung des Brustkorbes und die Änderung der Ausrichtung der Wirbelgelenke von einer vorwiegend frontalen Stellung im BWS-Bereich zu einer nahezu sagittalen Orientierung im LWS-Bereich, was mit einem sprunghaften Anstieg der Rotationssteifigkeit verbunden ist (White und Panjabi 1990). Aufgrund der großen Rotationsmöglichkeit kommt diesem Übergang funktionell besondere Bedeutung zu.

- *Region 6:* Lendenwirbelsäule und lumbosakraler Übergang (Lendenwirbelsäulen-Kreuzbein-Übergang, LW2 bis SW1)

Aufgrund der fast sagittalen Ausrichtung der Wirbelgelenke sind in diesem Abschnitt nur minimale Rotationsbewegungen möglich. Die mittlere Bewegungsamplitude für Flexion/Extension steigt vom thorakolumbalen zum lumbosakralen Übergang sukzessive an. Mit einer Amplitude von durchschnittlich 20° für Extension/Flexion besitzt das Bewegungssegment LW5/SW1 die größte segmentale Beweglichkeit der gesamten Wirbelsäule in dieser Raumebene.

Ist die Wertigkeit der Bewegungsregion geklärt, muss der ärztliche Sachverständige Stellung nehmen zu folgenden Fragen:

- Bewegungs-/Entfaltungsstörung
- Anzahl der betroffenen Bewegungssegmente

- Zugangs-, instrumentierungs- und/oder bandscheibenassoziierte Folgen
- Stabilität des/der Bewegungssegment(e) und/oder der Instrumentierung
- Anschlussinstabilität oder -überlastung
- Knöcherne Ausheilung/Versteifung
- Störung der sagittalen Balance ($\Delta$GDW $\geq$ 15–20°)
- Störung der frontalen Balance (Skoliosewinkel > 10°)
- Morbidität durch Fremdmaterial und/oder Entnahmemorbidität
- Weitere klinische oder bildgebende Pathologika
- Neurologische Folgen (regelhaft separat zu bewerten)

Bzgl. weiterer Einzelheiten wird auf die Erstpublikation verwiesen (Klemm et al. 2023b).

Nach diesen Kriterien kann ein Vergleich der Funktionsparameter mit Referenzwerten erfolgen. Der Gutachter kann die aktuelle Situation des von ihm begutachteten Probanden mit konkreten guten und schlechten Ausheilungsergebnissen in der von ihm zu beurteilenden Region vergleichen und dann schlüssig seine Invaliditätsbemessung begründen. Die Referenzwerte der Bemessungsempfehlung sind zu erreichen unter: www.invaliditaet-online.de.

Abschließend sei noch einmal darauf hingewiesen, dass keine Invaliditätswerte anhand einzelner Messparameter zu bestimmen sind, wie z. B. „ab einem $\Delta$GDW von x oder y resultiert eine „Mindest"-Invalidität von z. B. z". Dafür sind die Einflussfaktoren auf das Funktionsdefizit des Achsorgans zu vielschichtig.

### 8.7.2 Becken (Tab. 8.21)

Im Bereich des Beckens können nach Verletzungen regelhaft auch Unfallverletzungsfolgen bestehen bleiben, die einer gutachtlichen Untersuchung nur schwer zugänglich sind. Bei gesicherter Erst-Gesundheitsschädigung sind einerseits die bildgebenden Veränderungen wie z. B. Knochennarben oder Kernspintomo-/szintigrafische Nachweise von Reizzuständen zu beschreiben und andererseits ist der

**Tab. 8.21** Bemessung von Unfallfolgen am Becken

| Unfallfolgen | Invalidität je nach Ausprägung der Funktionsstörung |
|---|---|
| Beckenasymmetrie (umfassende radiologische Diagnostik notwendig) | 10 bis 20 % |
| Verknöcherung oder Reizzustand der Schoßfuge oder der Kreuzdarmbeingelenke | 0 bis $\leq$ 10 % |
| Symphysale Diastase > 15 mm | 5 bis 10 % |
| Atrophes/instabiles Falschgelenk im Bereich des Scham- oder Sitzbeins | 0 bis 5 % |
| Atrophes/instabiles Falschgelenk vorderer Beckenring einseitig | um 15 % |
| Atrophes/instabiles Falschgelenk vorderer Beckenring beidseitig | um 20 % |

## 8.7 Invalidität außerhalb der Gliedertaxe

ärztliche Sachverständige gehalten, die in diesem Zusammenhang nachweisbaren Funktionsbeeinträchtigungen möglichst genau zu beschreiben und einer Plausibilitätsprüfung zu unterziehen. Der Gutachter muss also subjektive Beschwerdeangaben an nachweisbaren Funktionsbeeinträchtigungen plausibel machen oder bei fehlendem Nachweis von funktionellen Beeinträchtigungen ausschließen:

- Verkürzte Dauer des erträglichen Sitzens,
- Sitzimbalance mit Angewiesensein auf ein orthopädisches Sitzkissen oder einen orthopädischen Bürostuhl,
- Verminderung der Gehstrecke,
- Auftreten einer belastungsabhängigen Gangbildstörung durch zunehmende Schmerzen im Becken,
- Ausstrahlende Schmerzen in die Lendenwirbelsäule und in die Hüften durch eine fehlende Beckenrotation (Versteifung der Kreuz-Darmbeingelenke),
- Unmöglichkeit des Einnehmens von Zwangshaltungen mit tiefem Hocksitz oder weitem Vornüberbeugen durch dabei auftretende Zugspannungen im aus der Verletzung resultierenden knöchernen und Weichteil-Narbengewebe,
- Beinlängenunterschied durch Fehlstellung

Diese Funktionsstörungen müssen durch möglichst viele bildgebende *und* klinische Befunde gestützt oder widerlegt werden:

- Ausbildung der Gesäßmuskulatur
- Weichteilgrübchen
- Asymmetrie Beinmuskulatur
- Fußsohlenbeschwielung
- Verknöcherung der ISG-Fugen bzw. Osteophytenbildungen
- Radiologisch nachweisbare Beckenasymmetrie (auch dynamisch durch Aufnahmen bei wechselndem Einbeinstand)
- Im MRT Zeichen des chronischen Reizzustandes im Bereich der Schoßfuge oder der Kreuz-Darmbeingelenke
- Bildgebende Veränderungen am lumbosakralen Übergang
- Schädigung des N. pudendus (Schamnerv)
- Piriformis-Syndrom (Schmerzen und Taubheitsgefühle auf Grund Einengung des Ischiasnervs durch den Piriformis-Muskel)

Auch im Bereich des Beckens gilt, dass bei normüberschreitenden nozizeptischen und/oder neuropathischen Schmerzen ggf. eine neurologische und/oder psychiatrische Zusatzbegutachtung veranlasst werden sollte.

Unfallfolgen wie ein Piriformis-Syndrom oder eine Schädigung des Nervus pudendus sind Einzelfälle; sie sind zusammen mit neurologischem und ggf. urologischem Zusatzgutachten zu beurteilen.

### 8.7.3 Brustkorb, Brustbein, Rippen (Tab. 8.22)

Bei stabil verheilten Brüchen des Brustbeins ohne erkennbare Knochennarbe resultiert regelhaft keine messbare Invalidität. Bei Ausheilung mit Achsenknick ist je nach Ausprägung der Funktionsstörung ist eine Invalidität um 5 % zu erwarten.
Knöchern ohne jegliche erkennbare Knochennarben oder Fehlstellung ausgeheilte Rippenbrüche lassen regelhaft eine messbare Invalidität nicht begründen. Ist aber röntgenmorphologisch eine funktionell relevante Fehlstellung oder ein Falschgelenk vorhanden oder die Irritation der interkostalen Nerven nachzuweisen, so ist je nach Ausdehnung (1 bis 2 Rippen oder Rippenserienbruch) eine Invalidität bis $\leq$ 10 % zu begründen. Fehl- oder falschgelenkig verheilte Rippenbrüche nach Rippenserienbruch mit erkennbarer Deformierung des Brustkorbes sind bei nachgewiesener Störung der Atemmechanik mit 10 % zu bemessen bei interpolierender Betrachtung der Lungenfunktionsstörung. Es ist also in diesen Fällen (und das auch insbesondere bei Schwielen- und Schwartenbildungen) eine fachinternistische Lungenfunktionsdiagnostik/Zusatzbegutachtung erforderlich. Diesbezüglich sind auch Folgen von Blut- oder Luftansammlungen zwischen Lunge und Brustkorbwand ggf. fachinternistisch mitzubeurteilen.

**Tab. 8.22** Bemessung von Unfallfolgen am Brustkorb, am Brustbein und an den Rippen

| Funktionsbeeinträchtigungen im Bereich Brustkorb/Brustbein/Rippen | Invalidität |
|---|---|
| Mit Achsenknick verheilter Brustbeinbruch je nach Funktionsbeeinträchtigung | um 5 % |
| In Fehlstellung oder falschgelenkig verheilter Rippenbruch je nach Funktionsbeeinträchtigung (1 bis 2 Rippen oder Rippenserienbruch) | 0 bis $\leq$ 10 % |
| Fehl- oder flaschgelenkig verheilte Rippenbrüche nach Serienbruch mit erkennbarer Deformierung des Brustkorbes bei nachgewiesener Störung der Atemmechanik | 10 % |

### 8.7.4 Bauchdecke (Tab. 8.23)

Reizlos und stabil verheilte Bauchwandnarben nach Eröffnung der Bauchhöhle führen regelhaft nicht zu funktionellen Beeinträchtigungen.
Liegen narbige Umbildungen im Sinne eines Keloids oder auch Verwachsungsbeschwerden vor, so sind bei nachgewiesenen Funktionsstörungen (z. B. mit foto-

**Tab. 8.23** Bemessung von Unfallfolgen im Bereich der Bauchdecke

| Funktionsbeeinträchtigungen im Bereich Bauchdecke | Invalidität |
|---|---|
| Narbige Umwandlungen eines Teiles der Bauchwandmuskulatur | $\leq$ 5 % |
| Reponible Bauchwandhernie bis Tischtennisballgröße | $\leq$ 10 % |
| Reponible Bauchwandhernie bis Faustgröße | $\leq$ 15 % |
| Reponible Bauchwandhernie über Faustgröße | $\leq$ 20 % |

grafischen und/oder sonografischen/kernspintomografischen Befunden) Invaliditätswerte bis 5 % zu rechtfertigen.

Bei großen Bauchwandhernien kommt es bereits bei der normalen Bauchpresse zum Austritt von Eingeweiden, sodass regelhaft das Tragen eines Bruchbandes bereits bei normalen Verrichtungen des täglichen Lebens erforderlich ist. Allerdings spielen in der PUV Hilfsmittel mit Ausnahme der Brille/Kontaktlinse keine Rolle. Deshalb ist die Größe/Ausdehnung des Bauchwandbruchs invaliditätsrelevant. Andererseits führen Vorwölbungen von Eingeweiden bei kleineren Bauchwandhernien eher zu einer Einklemmung. Ein solcher Zustand ist aber regelhaft eine Operationsindikation und wird dementsprechend nicht als Unfallverletzungsfolgezustand zu bewerten sein. Insofern bleibt unter funktionellen Gesichtspunkten lediglich die „funktionelle" Abstufung anhand der Größe des Bauchwandbruchs.

### 8.7.5 Verbrennungs-/Verbrühungs-/Verätzungsfolgen

Zu diesem Komplex können keine allgemein gültigen Eckwerte einer Invaliditätsbemessung angegeben werden, da die Folgen von Verbrennungen und/oder Verbrühungen weit gestreut sind. Es müssen aber Kenntnisse aus den ärztlichen Behandlungsdokumentationen vorliegen über den Schweregrad und die Ausdehnung der Primärverletzung. Erst dann ist es auch möglich, die Haut als Organ des Körpers zu begreifen mit ihrer sowohl äußeren Schutzfunktion als auch ihrer Mitbeteiligung an der Regulation des Temperatur-, Flüssigkeits- und Elektrolythaushalts. Kann sich also der Betroffene noch Temperaturschwankungen aussetzen oder ist ihm das auf Grund der Temperaturregulationsstörung verwehrt? Auch müssen Berücksichtigung finden ggf. vorliegende taktile Funktionsstörungen, Störungen über die der originären Hautfunktion hinausgehende Folgen z. B. durch Narbenstränge mit Störungen der Gelenkbeweglichkeit.

Zur Beschreibung der Narben müssen Aussagen getroffen werden über

- die Pigmentierung des Narbenareals
- die Höhe der Narbe über Hautniveau
- ihre Textur, Stabilität und Dehnbarkeit

Weiter sind Informationen notwendig über

- die Durchblutung
- die Plausibilität eines Juckreizes
- die Störung der Schweißsekretion

All diese und ggf. noch weitere Parameter müssen beschrieben und diskutiert werden, bevor man das Gesamtbild dann mit Funktionsbeeinträchtigungen inner- und außerhalb der Gliedertaxe vergleicht. Dies macht es dem Gutachter möglich, eine plausible und transparente Invaliditätsbemessung vorzunehmen.

Punktesysteme, wie sie zur Schätzung der MdE vorgeschlagen werden (Menke 2016), gaukeln nur eine mathematische Genauigkeit vor und können bei der Invaliditätsbemessung keine Anwendung finden.

### 8.7.6 Addendum – BGH-Rechtsprechung zum Schultergelenk

Nach der BGH-Rechtsprechung vom 01.04.2015 soll die Schulter nicht zum Arm gehören. Danach müsste die Invalidität außerhalb der Gliedertaxe entsprechend Tab. 8.24 bemessen werden.

**Tab. 8.24** Bemessung von Schulterfunktionsbeeinträchtigungen außerhalb der Gliedertaxe inkl. Versteifung

| Schulterfunktionsbeeinträchtigungen außerhalb der Gliedertaxe | Invalidität |
|---|---|
| Schultergelenksversteifung | 3 % |
| Einschränkung der Vorhebung bis 120° | 1 % |
| Einschränkung der Vorhebung bis 90° | 2 % |
| Einschränkung der Vorhebung bis 60° | 2 % |
| Einschränkung der Vorhebung bis 30° | 3 % |
| Persistierende Schultereckgelenkinstabilität Rockwood 2 oder höher je nach individuellem Funktionsdefizit im Vergleich zu anderen Eckwerten von Schulterfunktionsbeeinträchtigungen | 2 % |
| Verformung/Subluxation im Schlüsselbein-/Brustbeingelenk mit klinischer Symptomatik | 3 % |

## 8.8 Fazit für die Praxis

- Diese Bemessungsempfehlungen lösen die bisher allgemein anerkannten Bemessungsempfehlungen von Schröter und Ludolph aus dem Jahre 2009 ab.
- Die Invaliditätseckwerte sind (erstmals!) fach- und länderübergreifend konsentiert.
- Online (invaliditaet-online.de) erfolgt regelmäßig eine Evaluierung und ggf. Anpassung, sodass der Anwender immer den neuesten Stand einsehen kann.
- Die Online-Visualisierung unter invaliditaet-online.de erleichtert das Verständnis für die Bewertung von Funktionsstörungen auch für Nicht-Mediziner wie Richter, Rechtsanwälte, Sachbearbeiter und Versichete.

# Literatur

GDV (2020). https://www.gdv.de/resource/blob/6252/f5121ebea18eb5800be7566316330293/01-allgemeine-unfallversicherungsbedingungen-aub-2020%2D%2Ddata.pdf

Klemm (2024) *invaliditaet-online.de*

Klemm HT, Wittchen V, Willauschus W, Fuhrmann RA, Hohendorff B (2020) Joint arthrodesis in functionally favorable position : Considerations on measurement of disability in private accident insurance. Unfallchirurg 123(12):988–998. https://doi.org/10.1007/s00113-020-00913-4 (Gelenkversteifung in gebrauchsgünstiger Stellung: Überlegungen zur Invaliditätsbemessung in der privaten Unfallversicherung)

Klemm HT, Ludolph E, Willauschus W, Wich M (2022a) New assessment recommendations for disability in private accident insurance part 3: an interdisciplinary consensus approach-Lower extremities. Unfallchirurgie (Heidelb). https://doi.org/10.1007/s00113-022-01265-x (Neue Bemessungsempfehlungen zur Invaliditat in der PUV, Teil 3: Ein fachubergreifend konsentierter Ansatz – untere Extremitaten)

Klemm HT, Ludolph E, Willauschus W, Wich M (2022b) New assessment recommendations for disability in private accident insurance, part 1: an interdisciplinary consented approach-basics. Unfallchirurg. https://doi.org/10.1007/s00113-022-01161-4 (Neue Bemessungsempfehlungen zur Invaliditat in der PUV, Teil 1: Ein fachubergreifend konsentierter Ansatz – Grundlagen)

Klemm HT, Ludolph E, Willauschus W, Wich M (2022c) New assessment recommendations for disability in private accident insurance, part 2: an interdisciplinary consented approach-upper extremities. Unfallchirurgie (Heidelb). https://doi.org/10.1007/s00113-022-01223-7 (Neue Bemessungsempfehlungen zur Invaliditat in der PUV, Teil 2: Ein fachubergreifend konsentierter Ansatz – Obere Extremitaten)

Klemm HT, Ludolph E, Willauschus W, Wich M, Heintel T (2023a) New assessment recommendations for disability in private accident insurance, part 4: an interdisciplinary consensus approach-Disability outside the compensation scheme]. Unfallchirurgie (Heidelb). https://doi.org/10.1007/s00113-023-01344-7 (Neue Bemessungsempfehlungen zur Invaliditat in der PUV, Teil 4: Ein fachubergreifend konsentierter Ansatz – Invaliditat ausserhalb der Gliedertaxe)

Klemm HT, Ludolph E, Willauschus W, Wich M, Heintel T (2023b) New assessment recommendations for disability in private accident insurance, part 4: an interdisciplinary consensus approach-disability outside the compensation scheme]. Unfallchirurgie (Heidelb) 126(9):736–746. https://doi.org/10.1007/s00113-023-01344-7 (Neue Bemessungsempfehlungen zur Invaliditat in der PUV, Teil 4: Ein fachubergreifend konsentierter Ansatz – Invaliditat ausserhalb der Gliedertaxe)

Menke H (2016) Begutachtung von Verbrennungsfolgen. In: Lehnhardt M, Hartmann B, Reichert B (Hrsg) *Verbrennungschirurgie*. Springer, Berlin/Heidelberg, S 473–479. https://doi.org/10.1007/978-3-642-54444-6_41

Putz R (1981) In: Doerr W, Leonhardt H (Hrsg) Funktionelle Anatomie der Wirbelgelenke, Bd 43. Georg Thieme Verlag Stuttgart, New York

White AA, Panjabi MM (1990) Clinical biomechanics of the spine, 2. Aufl. Lippincott, Philadelphia

# 9 Weitere Bemessungsempfehlungen

## 9.1 Bemessung der Invalidität nach Abdominalverletzungen

Dieses Spezialthema spielt in der Praxis der PUV nur eine untergeordnete Rolle. In etwa 80 % aller unfallbedingten Gesundheitsschädigungen kommt die sog. Gliedertaxe zur Anwendung – also Unfallfolgen im Bereich der oberen und unteren Gliedmaßen und der Sinnesorgane (Visus, Gehör, Geruch und Geschmack). Zu den verbleibenden 20 % zählen vor allem Schädel-Hirnverletzungen sowie Verletzungen der Wirbelsäule, des Brustkorbs und des Beckens. *Abdominalverletzungen* machen nur einen verschwindend kleinen Bruchteil aller Invaliditätsfälle aus. Folglich fehlen weitgehend Erfahrungswerte zur Bemessung der Invalidität. Nur ganz vereinzelt finden sich in der Standardliteratur Empfehlungen zur Invalidität nach derartigen Verletzungen (Lehmann und Ludolph 2013).

### 9.1.1 Schwerbehindertenrecht und Soziales Entschädigungsrecht

Vorgaben zur Bewertung nach Abdominalverletzungen/-erkrankungen finden sich im Schwerbehindertenrecht und im Sozialen Entschädigungsrecht in den **„Versorgungsmedizinischen Grundsätzen"** unter Teil B:

- 10.2 Magen- und Darmkrankheiten
- 11 Brüche (Hernien)
- 12.1 Nierenschäden
- 13 Männliche Geschlechtsorgane
- 14 Weibliche Geschlechtsorgane
- 16.1 Verlust der Milz

Zum einen betreffen diese Vorgaben überwiegend „Krankheiten". Zum anderen sind die Vorgaben „ein Maß für die körperlichen, geistigen, seelischen und sozialen Auswirkungen" einer Funktionsbeeinträchtigung (Teil A 2. a) der „Versorgungsmedizinischen Grundsätze"), während die *Invalidität* in der PUV sich danach bemisst, „inwieweit die *normale* körperliche oder geistige Leistungsfähigkeit" (Ziff. 2.1.2.2.2 AUB 2020) beeinträchtigt ist. **Es fehlen also die Berücksichtigung der „seelischen" und „sozialen" Auswirkungen bei der Bemessung der Invalidität.** Die Invalidität ist unter „ausschließlich medizinischen Gesichtspunkten" zu bemessen (Ziff. 2.1.2.2.2 AUB 2020), während der GdB/GdS auch den Verlust an Teilhabe am gesellschaftlichen Leben berücksichtigt. **Die in den „Versorgungsmedizinischen Grundsätzen" aufgeführten Werte können deshalb nicht auf die Private Unfallversicherung übertragen werden, weil sie nicht „ausschließlich" nach „medizinischen Gesichtspunkten" ermittelt/vorgegeben sind.**

### 9.1.2 Gesetzliche Unfallversicherung (SGB VII)

Ähnliche Überlegungen wie sie für das Schwerbehindertenrecht und das Soziale Entschädigungsrecht relevant sind, gelten für die **MdE-Erfahrungswerte der Gesetzlichen Unfallversicherung (GUV). Auch diese sind kein Maßstab zur Bemessung der Invalidität.** Geschütztes Rechtsgut der GUV ist die Erwerbsfähigkeit – bezogen abstrakt auf den Allgemeinen Arbeitsmarkt. Eingeschätzt wird also „der Umfang der sich aus der Beeinträchtigung des körperlichen und geistigen Leistungsvermögens ergebenden verminderten Arbeitsmöglichkeiten auf dem gesamten Gebiet des Erwerbslebens" (§ 56 (2) SGB VII) – ein Einschätzungskriterium, das für die Private Unfallversicherung irrelevant ist, da nicht ausschließlich medizinische Gesichtspunkte Berücksichtigung finden.

> Es kommt hinzu, dass sowohl die Werte für das Schwerbehindertenrecht und des Sozialen Entschädigungsrechts, die ab dem 01.01.2009 durch Verordnung festgeschrieben sind, als auch – vor allem – die Erfahrungswerte der GUV, die im Sinne der Gleichbehandlung aller Versicherten anzuwenden sind, sich über einen langen Zeitraum entwickelt haben und sich von der Beeinträchtigung der *„normalen körperlichen oder geistigen Leistungsfähigkeit"* unter rein *„medizinischen Gesichtspunkten"*, wie sie dem aktuellen medizinischen Standard entspricht, entfernt haben. Es gibt also keine Erfahrungswerte zur Bemessung der Invalidität nach Abdominalverletzungen.

### 9.1.3 Private Unfallversicherung

Auszugehen ist von einer Invalidität von 100 % (Kappungsgrenze) für alle „Körperteile und Sinnesorgane" (Ziff. 2.1.2.2.4 AUB 2020). Darunter fallen außerhalb der Gliedertaxe u. a. der Schädel, das Hirn, die Wirbelsäule, das Rückenmark, der Thorax mit seinen Organen, die Abdominalorgane, das Becken und der Urogenitaltrakt. Vergleichsmaßstab für die Bemessung der Invalidität ist eine durchschnittliche Person gleichen Alters und Geschlechts, also nicht z. B. die Lungenkapazität eines Profi-Radrennfahrers. Unter einer durchschnittlichen Person (Ziff. 2.1.2.2.2 AUB 2020) wird verstanden ein Mensch in altersentsprechendem Zustand, also in völligem körperlichen und geistigen Wohlbefinden – so zwischen den Vertragsparteien vereinbart -, während die WHO-Definition aus dem Jahre 1994 auch das „soziale Wohlbefinden" umfasst, was jedoch in der PUV nicht zu bemessen ist. **Denn die Psyche bleibt in der PUV außen vor**. **Die unfallbedingte Invalidität bemisst sich beim Erwachsenen nach dem körperlichen und geistigen Verlust an Funktionen zum Ende des 3. Unfalljahres – voraussichtlich auf Dauer. Zu berücksichtigen sind jedoch, wie bei allen Empfehlungen für die Private Unfallversicherung, die Vorinvalidität und die Mitwirkung unfallfremder Krankheiten oder Gebrechen**. Soweit nachfolgend Empfehlungen ausgesprochen werden, sind Abzüge dafür nicht berücksichtigt.

> Darauf hinzuweisen ist, dass im Gegensatz z. B. zur Gesetzlichen Unfallversicherung Hilfsmittel (Prothesen, Orthesen, Bandagen, Bruchbänder) bei der Bemessung der unfallbedingten Invalidität in der Privaten Unfallversicherung nicht zu berücksichtigen sind, also nicht invaliditätsrelevant sind.

## 9.2 Spezifische Verletzungsbilder

### 9.2.1 Verlust der Milz

> Der unfallbedingte Verlust der *Milz* fällt nach den Österreichischen Versicherungsbedingungen (AUVB) unter die sog. Gliedertaxe und bedingt danach eine Invalidität von 10 %. Nach den deutschen Musterbedingungen (AUB) ist der unfallbedingte Milzverlust außerhalb der Gliedertaxe erfasst.

Der unfallbedingte Milzverlust, der Organverlust, hinterlässt beim Erwachsenen nach einer Anpassungsphase von etwa sechs Monaten und bei Kleinkindern nach Erreichen des 7./8. Lebensjahres in der Regel keine objektivierbaren Funktionseinbußen. Das OLG Koblenz (Urteil vom 17.04.2009 – 10 U 691/07) unterstellte ein fortbestehendes Erkrankungsrisiko, jedoch ohne dass dafür konkret irgendwelche Anhaltspunkte benannt wurden. Selbst wenn bei einem vergleichbaren Sachverhalt das Risiko, an einer Infektion zu erkranken, auf Dauer erhöht sein sollte, resultieren allein aus diesem Risiko weder eine gegenwärtige Funktionseinbuße, noch Funktionseinbußen voraussichtlich auf Dauer. Denn eine solche Infektion ist zwar möglich, aber nicht hinreichend wahrscheinlich (§ 287 ZPO). Es ist also völlig offen, ob sich das Risiko einer Infektionskrankheit verwirklichen wird. Mangels objektiver Funktionseinbußen lässt sich grundsätzlich eine Invalidität zum Ablauf des 3. Unfalljahres nicht begründen – es sei denn, es hat sich eine durch den Milzverlust bedingte Infektionsanfälligkeit konkretisiert, zu sichern z. B. durch Vergleich der Infektionshäufigkeit vor und nach dem Unfall.

### 9.2.2 Verlust einer Niere

> Der unfallbedingte Verlust einer *Niere* fällt nach den Österreichischen Versicherungsbedingungen (AUVB) unter die sog. Gliedertaxe und bedingt danach eine Invalidität von 20 %. Nach den deutschen Musterbedingungen (AUB) ist die Invalidität außerhalb der Gliedertaxe zu bemessen.

Die „Versorgungsmedizinischen Grundsätze" sehen unter Teil B 12.1.1 vor: „Verlust, Ausfall oder Fehlen einer Niere bei Gesundheit der anderen Niere: GdB/GdS 25."

Die MdE-Erfahrungswerte (GUV) sehen für den Nierenverlust bei normaler Funktion der Restniere eine MdE von 20 % vor. Diese Werte für den GdB/GdS und die MdE überzeugen jedoch nicht, da in der Regel durch die Auswirkungen einer zu diskutierenden gegenwärtigen Prävention – der Betroffene sollte ausreichend trinken und nicht in großer Hitze arbeiten – weder das körperliche, geistige und soziale Wohlbefinden messbar (GdB/GdS 25) beeinträchtigt ist, noch 20 % (MdE) des Allgemeinen Arbeitsmarktes verschlossen sind.

> Eine dauernde Beeinträchtigung der körperlichen Leistungsfähigkeit (PUV) lässt sich im Falle des unfallbedingten *einseitigen Nierenverlustes* – vorausgesetzt, dass die **verbliebene Niere (Restniere) alle Funktionen des verlorenen Organs übernimmt**, was der Regelfall ist – nicht begründen, auch nicht mit der latenten Gefahr des Verlustes der verbliebenen Niere. Denn dieses Risiko ist zwar möglich, jedoch nicht hinreichend wahrscheinlich (§ 287 ZPO), sodass sich daraus eine Invalidität voraussichtlich auf Dauer nicht ableiten lässt. Dementsprechend hat das OLG Celle (Urteil vom 13.09, 2007 – 8 U 100/07) eine unfallbedingte Invalidität verneint.

Obwohl eine dauernde Beeinträchtigung der Leistungsfähigkeit nicht zu konkretisieren ist, gewähren einige Unfallversicherer mit Blick auf die Regelungen in der Gesetzlichen Unfallversicherung und im Schwerbehindertenrecht/Sozialen Entschädigungsrecht und die AUVB eine freiwillige Invaliditätsleistung auf der Basis eines Invaliditätsgrades von 20 %. Bei ausschließlicher Berücksichtigung medizinischer Gesichtspunkte ist diese Handhabung jedoch nicht zu rechtfertigen.

### 9.2.2.1 Einnierigkeit

Grundlegend anders stellt sich die Situation bei Verlust der Niere bei *Einnierigkeit* dar.

> Eine 13-jährige Schülerin verliert unfallbedingt die rechte Niere, die operativ entfernt wurde. Postoperativ kam es zu einem akuten Nierenversagen. Es hatte sich bei dem verletzten Organ um eine Einzelniere gehandelt. Das paarige Organ fehlte anlagebedingt.

**Die anlagebedingte Einnierigkeit begründet keine Vorinvalidität** mit der Folge eines Abzugs bei Verlust der Einzelniere nach Ziff. 2.1.2.2.3 AUB 2020. Denn es fehlen jegliche Leistungsbeeinträchtigungen. Es ist jedoch einleuchtend, dass der hohe Invaliditätsgrad bei völligem Nierenverlust in einem solchen Fall nicht allein dem Unfall (mit Verlust der Einzelniere), sondern teilweise auch dem vorbestehenden Fehlen einer zweiten Niere anzulasten ist. **Das vorbestehende Fehlen einer Niere ist als Krankheit im Sinne eines objektiv feststellbaren regelwidrigen Zustandes aufzufassen, sodass eine Leistungskürzung wegen der Mitwirkung einer Krankheit an der unfallbedingten Invalidität bei Verlust der Restniere in Betracht komm**t. Zu entscheiden ist über die Höhe des Mitwirkungsanteils der Krankheit (Ziff. 3 AUB 2020). Es ist vertretbar, den Anteil des Unfalls einerseits, der zum Verlust der letzten Niere führt, und die Mitwirkung der vorbestehenden Einnierigkeit andererseits am dialysepflichtigen Endzustand jeweils mit 50 % zu bemessen mit der Folge, dass eine Kürzung der Invaliditätsleistung um die Hälfte zu rechtfertigen ist.

### 9.2.2.2 Beidseitiger Nierenverlust

Bei *beidseitigem Nierenverlust* kann der Betroffene heute im Gegensatz zu früher durch die Möglichkeit der Dialyse am Leben erhalten werden. Es bedarf deshalb für diese Fälle der Bemessung des Invaliditätsgrades. **Die Höhe des Invaliditätsgrades hängt von den Funktionsausfällen und von der Häufigkeit der Dialyse ab**. Hohe Invaliditätsgrade von 70 bis 80 % sind zu erwarten. Zwar ist nur *ein* Organ von der Vielzahl der Strukturen und Organe, die außerhalb der Gliedertaxe mit einer Invalidität von insgesamt 100 % (Kappungsgrenze) zur Diskussion stehen, betroffen. Der Verlust dieses Organs bedingt aber, dass die Leistungsfähigkeit des Betroffenen ganz erheblich eingeschränkt ist. Er kann die Leistungsfähigkeit der anderen Strukturen und Organe, die unverletzt sind, aufgrund des beidseitigen Nierenverlustes nur noch ganz eingeschränkt abrufen.

## 9.2.3 Verletzungen der Harn- und Geschlechtsorgane

Schädigungen bzw. Funktionsstörungen an den *Harn-* und *Geschlechtsorganen* können durch Verletzungen im Abdominalbereich verursacht werden. Der Invaliditätsgrad hängt vom Ausmaß der dadurch bedingten Funktionsstörungen ab, vom Verlust also an normaler körperlicher Leistungsfähigkeit. Dies ist im Einzelfall konkret zu begründen. Zu bemessen ist also die konkrete, d. h. individuelle Einbuße an Leistungsfähigkeit des Versicherten durch den Unfall im Vergleich zur Leistungsfähigkeit eines unverletzten Gleichaltrigen.

> Beim 25-jähriger Versicherten bestehen nach einem Lendenwirbelverrenkungsbruch Erektionsstörungen.

Ein besonderes Problem stellen unfallbedingte *Potenzstörungen* dar, weil die „Impotentia coeundi" in der Mehrzahl der Fälle mehr oder weniger stark psychisch überlagert ist. Nach den AUB ist ein Invaliditätsanspruch jedenfalls für die organische Funktionsstörung begründet, weil durch die Impotenz die Leistungsfähigkeit des menschlichen Organismus beeinträchtigt ist. Die Schwierigkeit besteht darin, die organischen von den psychischen Folgen zu trennen, weil Letztere als „krankhafte Störungen infolge psychischer Reaktionen" seit den AUB 88 nicht mehr unter den Versicherungsschutz fallen (Ziff. 5.2.6 AUB 2020). In einem Standardwerk zur urologischen Begutachtung (Bichler 2004) wird vorgeschlagen die MdE (!) bei Erektionsstörungen wie folgt einzuschätzen (Tab. 9.1):
**Mit diesen Prozentsätzen wird offensichtlich nur der psychische Anteil des Erektionsverlustes erfasst**. Das organische Funktionsdefizit bleibt hingegen unberücksichtigt, weil es die Erwerbsfähigkeit des (gesetzlich) Unfallversicherten nicht mindert. In der Privaten Unfallversicherung kann jedoch die Beeinträchtigung der körperlichen Leistungsfähigkeit in solchen Fällen nicht mit 0 % bemessen werden. Andererseits sind Vorschläge, die durch unfallbedingte Organschädigung hervorgerufene Beischlafunfähigkeit mit einer Teilinvalidität von 20 % zu bemessen (Fabra 2001), als überhöht zu bezeichnen. Mit einer dauernden Beeinträchtigung der körperlichen Leistungsfähigkeit des Mannes um 20 % wird die sexuelle Komponente im Rahmen der körperlichen Funktionen deutlich überbewertet. **Ein Invaliditätsgrad von 5 bis 10 % – je nach Alter des Versicherten – für das organische Funktionsdefizit ist dagegen angemessen** (Lehmann und Ludolph 2013). Die psychische Reaktion auf das sexuelle Versagen bleibt nach Ziff. 5.2.6 AUB 2020 vom Versicherungsschutz ausgeschlossen.

**Tab. 9.1** MdE bei Erektionsstörungen nach Bichler

| Kompletter Erektionsverlust |
| --- |
| • ohne subjektive Beeinträchtigung 0 % |
| • bei durchschnittlicher psychischer Beeinträchtigung 10–20 % |
| • bei außergewöhnlicher psychischer Beeinträchtigung 30–40 % |

### 9.2.3.1 Verletzung eines Hodens

Der unfallbedingte Verlust eines *Hodens/Nebenhodens* begründet in der Privaten Unfallversicherung keinen Invaliditätsanspruch, sofern der verbliebene Hoden/Nebenhoden intakt, also funktionsfähig ist. Auswirkungen auf die normale Leistungsfähigkeit des Betroffenen ergeben sich durch dieses Schadensbild nicht.

## 9.2.4 Verletzungen des Verdauungstraktes

Angegeben werden können nur Eckwerte, weil das Erscheinungsbild von Folgen nach Verletzungen des Verdauungstraktes zu variantenreich ist, sodass ggf. interpoliert werden muss (Tab. 9.2).

> Verletzungsbedingt besteht beim Versicherten ein künstlicher Darmausgang, dessen Rückverlagerung möglich ist, die der Versicherte jedoch bis zum Ende des 3. Unfalljahres nicht durchführen lässt.

Der Versicherte ist nicht verpflichtet, die operative Rückverlegung des künstlichen Darmausgangs vornehmen zu lassen. Er kann also zur operativen Rückverlegung nicht gezwungen werden. Es fragt sich aber, welche Prognose zum Ende des 3. Unfalljahres gestellt werden kann.

> Ziff. 2.1.1.1 AUB 2020:
> „*Dauerhaft ist eine Beeinträchtigung, wenn sie voraussichtlich länger als drei Jahre bestehen wird und eine Änderung dieses Zustandes nicht zu erwarten ist.*"

Es fragt sich also, ob die Rückverlegung hinreichend wahrscheinlich ist (§ 287 ZPO). Wenn keine Gründe vorliegen, die die Verweigerung des operativen Eingriffs nachvollziehbar machen, dann ist davon auszugehen, dass die Rückverlegung in Zukunft erfolgen wird. Der Invalidität ist der Zustand nach Rückverlegung des künstlichen Darmausgangs zu Grunde zu legen. Zwar besteht bei der Rückverlagerung des künstlichen Darmausgangs das Narkoserisiko. Die Beeinträchtigung bei künstlichem Darmausgang ist jedoch bei weitem größer, sodass jeder *verständige Versicherte* sich für die Rückverlegung entscheiden wird.

**Tab. 9.2** Bemessungsvorschläge nach Verletzungen des Verdauungstraktes

| Unfallfolgen | Invalidität |
|---|---|
| Kunstafter (Dünndarm) | 30 % |
| Kunstafter (Dickdarm) | 15 % |
| Verlust von Dünndarmteilen (um mehr als 1/3) | 10 % |
| Verlust von Kolonteilen bei normalem After | < 10 % |
| Leberteilverlust von ca. 50 % | < 10 % |
| Magenresektion (Teilverlust) | 10 % |
| Magenresektion (Totalverlust) | 20 % |

## 9.3 Bemessung der Invalidität bei Funktionseinbußen des Herzens (H. G. Gieretz und E. Ludolph[1])

Für das Soziale Entschädigungsrecht und das Schwerbehindertenrecht sehen die „Versorgungsmedizinischen Grundsätze" Bewertungen hinsichtlich des „Grades der Schädigungsfolgen" (GdS) bzw. des „Grades der Behinderung" (GdB) auch bei „Krankheiten des Herzens" vor. Die dort angegebenen Werte dürfen jedoch nicht mit dem Invaliditätsgrad in der PUV gleichgesetzt werden, weil auf diesen Rechtsgebieten auch über das Medizinische hinausgehende Kriterien berücksichtigt werden. Für die PUV gibt es, soweit ersichtlich, bisher keine Vorschläge zur Bemessung kardialer Funktionseinbußen. Deshalb soll im Folgenden versucht werden, für die Ergebnisse kardiologischer Untersuchungen Empfehlungen zur Bemessung des Invaliditätsgrades zu geben. Abweichungen von diesen Vorschlägen sollten dann vom Gutachter im konkreten Fall begründet werden. **Es versteht sich von selbst, dass bei der Begutachtung unfallbedingter Funktionseinbußen des Herzens vor allem probandenunabhängige Diagnostikverfahren eingesetzt werden.** So gibt zwar das Belastungs-EKG recht valide Ergebnisse bei den einzelnen Belastungsstufen wieder. Das Erreichen der Belastungsgrenze wird aber überwiegend probandenseitig bestimmt (Angabe von Luftnot, kardiale und periphere Schmerzen, Schwindel), wobei die Symptomatik dem Untersuchten zunächst abgenommen werden muss. Ähnliches gilt für die Lungenfunktion. Somit ist nachvollziehbar, dass diagnostische Methoden zur Anwendung kommen müssen, deren Ergebnisse weitgehend unabhängig von der Mitarbeit des Probanden gewonnen werden können. Unter Berücksichtigung dieser Kriterien kommen bei der Beurteilung herzbedingter Unfallfolgen vor allem sechs Untersuchungsmethoden zum Einsatz (Tab. 9.3).

Das entscheidende Einstufungskriterium für fast alle herzbedingten Unfallfolgen im Rahmen der Privaten Unfallversicherung ist die nach dem Unfall verbleibende *linksventrikuläre Funktion* (Funktion der linken Herzkammer) als zentraler Faktor der Hämodynamik (Leistungsfähigkeit des Herz-Kreislauf-Systems).

Wichtig ist, dass bei einem Unfallereignis, bei dem das Herz-Kreislauf-System betroffen ist oder zumindest der Verdacht besteht, zeitnah die entsprechende kardiologische Diagnostik erfolgt. Unter zeitnah versteht man „sobald es der klinische

**Tab. 9.3** Untersuchungsmethoden

| |
|---|
| • das Belastungs-EKG |
| • die Farbdoppler-Echokardiographie und eventuell die Stress-Echokardiografie |
| • die nuklearmedizinische Untersuchung des Herzens |
| • die Spiroergometrie |
| • die Rechtsherzkatheteruntersuchung (sog. kleiner Katheter) |
| • die Linksherzkatheteruntersuchung (sog. großer Katheter) |

---

[1] Kursbuch der ärztlichen Begutachtung (2005). ecomed MEDIZIN Landsberg, 54. Erg.-Lfg. 6/19.

Gesamtzustand erlaubt", wobei Ultraschalluntersuchungen des Herzens (Farbdoppler-Echokardiographie) praktisch immer sofort – auch auf der Intensivstation oder im Operationssaal – erfolgen können. Die Erfahrung lehrt, dass man es dabei dann meistens bewenden lässt und die weitere speziellere Diagnostik nicht mehr durchführt, da die Verletzungsfolgen auf unfallchirurgischem Gebiet meist im Vordergrund stehen oder die entsprechenden Untersuchungen nicht im eigenen Krankenhaus durchgeführt werden können und somit – nicht selten aus Kostengründen – darauf verzichtet wird. Erst Wochen oder Monate später soll dann im Rahmen eines Gutachtens die kardiale Gesamtsituation beurteilt werden. Es liegt auf der Hand, dass dann, besonders bei einer bereits bestehenden *unfallunabhängigen* Krankheit des Herzens, die Beurteilung hinsichtlich eventuell vorliegender Unfallfolgen erschwert, wenn nicht gar unmöglich ist.

- Der Beiziehung von **Vorbefunden** kommt große Bedeutung zu, zumal das Erinnerungsvermögen des Versicherten – besonders wenn zusätzlich eine zentralnervöse Gesundheitsschädigung vorliegt – nicht selten versagt. Erst das gezielte Nachforschen und „Bohren" in der Krankengeschichte mit Fragen wie: „Ist bei Ihnen früher einmal eine Untersuchung durchgeführt worden, bei der eine Sonde in die Leiste eingeführt wurde und Sie nachher für mehrere Stunden flach auf dem Rücken liegen mussten?", fördert zutage, dass bereits früher einmal eine Herzkatheteruntersuchung erfolgt ist und somit ein Vorbefund hinsichtlich der Herzkranzgefäße vorliegt, welcher zum Vergleich herangezogen werden muss.
- Bei der Auswertung von Vorbefunden ist darauf zu achten, dass **Originalunterlagen** vorliegen, da bei der „Filterung" von Befunden durch mehrere Arztbriefe und Atteste manchmal kleine, aber wichtige Veränderungen am Herz-Kreislauf-System unabsichtlich verschwinden oder hinzugefügt werden oder aber – im Vergleich mit dem Original – uminterpretiert werden (sog. „Syndrom der stillen Post").

Die *Leistungsfähigkeit des Herz-Kreislauf-Systems* lässt sich durch verschiedene Belastungstests beurteilen. Hierzu zählen:

- das Belastungs-EKG
- die Spiroergometrie
- die Stress-Echokardiografie und
- die nuklearmedizinische Untersuchung

Sowohl **das Belastungs-EKG** als auch die **nuklearmedizinische Untersuchung (fahrradergometrische Myokardszintigraphie)** sind von der Mitarbeit des Probanden abhängig. Die Spiroergometrie ist aufgrund erweiterter Untersuchungsmöglichkeiten nicht an die Kooperation des Probanden gebunden, da durch die Bestimmung der anaeroben Schwelle ein willkürlich nicht zu beeinflussender Parameter vorliegt. Wenn dem Versicherten aufgrund anderer Leiden eine fahrradergometrische Myokardszintigraphie nicht möglich ist, kann auch eine **pharmakologische Myokardszintigraphie** erfolgen. Auch die **Stressechokardiografie** kann pharmakologisch erfolgen. Dabei werden verschiedene Wirkstoffe infundiert, welche zum Ziel haben, die Herzfrequenz in den Bereich von etwa 130 Schlägen/Min. anzuheben und dabei die Pumpfunktion der linken Herzkammer zu beurteilen. Der Vorteil dieser Untersuchungsmethode liegt darin, dass zum einen keine Probandenmitarbeit erforderlich ist und zum anderen neben der globalen auch die regionale Kontraktionsfähigkeit der linken Herzkammer beurteilt werden kann (s. u.). Für das **Belastungs-EKG** und die **fahrradergometrisch durchgeführte Myokardszintigraphie** wird bei Vorliegen pathologischer Messdaten die Bemessung der Invalidität entsprechend Tab. 9.4 empfohlen.

- Die Messung der *linksventrikulären Funktion* kann auf zwei Wegen erfolgen: Zum einen über die Darstellung des linken Ventrikels bei der Herzkatheteruntersuchung (Messwert: EF = ejection fraction = Auswurfleistung), zum anderen durch die Farbdoppler-Echokardiographie (Messwert FS = fraction shortening = Maß für die systolische Verkürzung der linken Herzkammer). Beide Messwerte korrelieren gut miteinander. Moderne Farbdoppler-Echokardiografiegeräte weisen *beide Messwerte in einem Untersuchungsgang* aus.
- Die *Ultraschalluntersuchung* des Herzens kann fast immer sofort nach dem Unfallereignis erfolgen, wobei allerdings einschränkend zu sagen ist, dass es sich bei den gewonnenen Daten – lässt man die Einflüsse der Stresshormone außer acht – um die Funktion der linken Herzkammer *in Ruhe* handelt (Tab. 9.5).
- Einschränkend muss allerdings berücksichtigt werden, dass sich die oben genannten Messwerte auf die *Gesamtfunktion* des linken Ventrikels beziehen. Umschriebene Bewegungsstörungen, wie sie etwa durch eine Narbe als Restzustand

**Tab. 9.4** Bemessung der Invalidität anhand von Belastungstests

| Symptome und Befunde | Invalidität |
|---|---|
| Keine kardiopulmonalen Symptome bei mittlerer und schwerer Belastung; Belastungstest unauffällig | 0 % |
| Auftreten kardiopulmonaler Symptome bei mittelschwerer Belastung; Belastungs-EKG, Spiroergometrie und/oder Myokardszintigraphie bei 75 W (2 Min.) pathologisch; pathologische Daten bei hoher pharmakologischer Belastung (z. B.: 40 Mikrogramm Dobutamin/kg KG/Min.) in der Stressechokardiografie | 20 % |
| Auftreten kardiopulmonaler Symptome bei Alltagsbelastungen; pathologische Messdaten im Belastungs-EKG, der Spiroergometrie, der Myokardszintigraphie bei 50 W; in der Stress-Echokardiografie pathologisch verändertes linksventrikuläres Kontraktionsverhalten bei geringer pharmakologischer Belastung (z. B.: 20 Mikrogramm Dobutamin/kg KG/Min.) | 50 % |

**Tab. 9.5** Beurteilung der Funktion der linken Herzkammer (linker Ventrikel) nach den EF-Werten

| EF | 70 % | Normalbefund |
|---|---|---|
| EF | 60–70 % | Leichtgradig eingeschränkte Ventrikelfunktion |
| EF | 45–55 % | Mittelgradig eingeschränkte Ventrikelfunktion |
| EF | 30–40 % | Hochgradig eingeschränkte Ventrikelfunktion |
| EF | < 30 % | Schwerst eingeschränkte Ventrikelfunktion |

## 9.3 Bemessung der Invalidität bei Funktionseinbußen des Herzens (H. G. Gieretz ...

nach durchgemachtem Herzinfarkt bestehen, müssen dann bezogen auf die Gesamtleistung der linken Kammer bewertet werden (etwa: umschriebene Kontraktionsstörung der Kammerscheidewand mit kompensatorischer Zunahme der Kontraktilität der Hinterwand; Vorliegen eines umschriebenen aneurysmatisch veränderten Wandanteils).

- Hinsichtlich einer Bewertung der Funktion der linken Herzkammer im Rahmen der Privaten Unfallversicherung ist jedoch nicht die initial vorliegende, sondern die dauerhaft bestehende Funktionseinbuße von entscheidender Bedeutung. Hier kann die Farbdoppler-Echokardiographie wiederum gute Dienste leisten. Aber auch hier gilt, dass es sich um einen *Ruheparameter* handelt. Auch die Messung der linksventrikulären Pumpfunktion bei der Herzkatheteruntersuchung stellt primär einen Ruhewert dar, wobei zunächst die Volumenbelastung durch die Kontrastmittelgabe außer Acht gelassen wird.
- Will man einen Messwert für die Kontraktilität der linken Herzkammer unter Belastung erzielen, so empfiehlt sich die Durchführung einer Stress-Echokardiografie oder einer nuklearmedizinischen Untersuchung des Herzens. Auf diese Weise ist eine genauere Bemessung der kardialen Leistungsfähigkeit möglich als unter alleiniger Bewertung der Messparameter unter Ruhebedingungen, da es durchaus vorkommt, dass die Funktion der linken Herzkammer in Ruhe gerade noch (evtl. medikamentös) kompensiert ist, das Herz jedoch nicht mehr in der Lage ist, selbst unter geringen Belastungen die adäquate Versorgung des Körpers mit Blut bzw. Sauerstoff zu gewährleisten. Wenn also eine unfallbedingte *dauerhafte* Beeinträchtigung der linksventrikulären Funktion besteht, so wird empfohlen, die Invalidität entsprechend Tab. 9.6 zu bemessen.
- Wenn zusätzlich schwere hämodynamisch wirksame Herzrhythmusstörungen vorliegen, erhöht sich die Invaliditätsbemessung jeweils um 10 %. Unter hämodynamisch wirksamen Herzrhythmusstörungen versteht man Extrasystolien, welche aufgrund ihrer Intensität und Dauer die Pumpleistung des Herzens und damit die Sauerstoffversorgung des Körpers beeinträchtigen (z. B. ventrikuläre Salven oder Tachykardien).

Während die Beurteilung der kardialen Leistungsfähigkeit im Hochdrucksystem des Herzens (linker Ventrikel) durch eine Ultraschalluntersuchung, eine nuklearmedizinische Untersuchung des Herzens und/oder durch eine Linksherzkatheteruntersuchung relativ einfach gelingt, gestaltet sich die Bewertung der **Hämodynamik im Niederdrucksystem (zwischen rechtem und linkem Vorhof)** schwieriger. Die **rechte Herzkammer** ist aufgrund ihrer Geometrie einer Ultraschallausmessung

**Tab. 9.6** Bemessung der Invalidität entsprechend der linksventrikulären Funktion

| | | |
|---|---|---|
| EF | > 70 % | keine Invalidität |
| EF | 60–70 % | 10 % Invalidität |
| EF | 45–55 % | 30 % Invalidität |
| EF | 30–40 % | 50 % Invalidität |
| EF | < 30 % | 80–100 % Invalidität |

nicht ausreichend zugänglich. So beurteilt man die Verhältnisse im sog. „kleinen Kreislauf" unter anderem vorwiegend anhand der vorliegenden Druckwerte, wobei aber eventuell zusätzliche Lungenerkrankungen (Vorbefunde!) berücksichtigt werden müssen. Eine Druckerhöhung in diesem Kreislaufgebiet wird dann als pathologisches Zeichen gewertet, wobei der alleinige Nachweis eines Druckanstiegs nicht immer direkt einem Herzfehler zugeordnet werden kann. So kann ein erhöhter Druck in der Lungenschlagader zum Beispiel Ausdruck eines primär pulmonalen Prozesses oder aber eines Mitralklappenfehlers sein. Als neuere Untersuchungsmethode kommt hier die *Magnetresonanzuntersuchung des Herzens* ins Spiel (kardiales MRT). In den Händen erfahrener Untersucher kann diese Methode die Ultraschalluntersuchung ergänzen, wobei insbesondere Herzabschnitte gut beurteilt werden können, welche in aller Regel der Farbdoppler-Echokardiographie kaum oder nur unzureichend zugänglich sind (z. B. Vorderwand des rechten Ventrikels).

Die entscheidende Untersuchungsmethode zum Aufspüren und *Differenzieren* von pathologischen Veränderungen im kleinen Kreislauf ist der **Rechtsherzkatheter** (sog. „kleiner Katheter"). Mit dieser Methode gelingt es sicher, Veränderungen den einzelnen Herz-Kreislauf-Bereichen zuzuordnen, da nicht nur Druckmessungen, sondern auch Blutentnahmen aus den verschiedenen Herz- und Gefäßabschnitten erfolgen (Hohlvenen, rechter Vorhof, rechte Kammer, rechte und linke Lungenschlagader, Pulmonalkapillarbereich). Zusätzlich liefern die durch die ermittelten Werte mögliche Bestimmung des Herzminutenvolumens (= diejenige Menge Blut, die das Herz pro Minute durch den Körper pumpt; Normalwert etwa 5 l/Min.) sowie die Berechnung der Widerstandswerte im kleinen Kreislauf wertvolle Informationen. So gelingt es, eine Druckerhöhung in der Lungenschlagader (= pulmonale Hypertonie) in eine sog. präkapilläre und eine postkapilläre Form zu unterscheiden. Während die präkapilläre Form für einen Lungenprozess als Krankheitsursache spricht (z. B. Lungenembolie), lenkt die postkapilläre Form den Verdacht auf einen krankhaften Befund vor der linken Herzkammer (z. B. Mitralklappenfehler) bzw. auf eine diastolische Störung des linken Ventrikels. Anders als bei der Beurteilung der linksventrikulären Funktion nach den jeweiligen EF-Werten unterscheidet man bei der Rechtsherzkatheterdiagnostik zunächst nur nach normalen und pathologisch erhöhten Werten. Im zweiten Schritt wird dann, wie oben beschrieben, versucht, die Messwerte den einzelnen Krankheitsbildern zuzuordnen. Der diastolische Pulmonalarteriendruck korreliert gut mit dem Pulmonalkapillardruck (= Druck in den kleinen Lungengefäßen), welcher wiederum dem enddiastolischen Füllungsdruck in der linken Kammer entspricht.

## 9.3 Bemessung der Invalidität bei Funktionseinbußen des Herzens (H. G. Gieretz ...

- Wie sich aus Tab. 9.7 entnehmen lässt, steigen beim Gesunden die Druckwerte unter körperlicher Belastung nur leicht an, während beim Vorliegen einer Funktionsstörung des Herzens ein rascher Druckanstieg zu beobachten ist, wobei der Druck in der Lungenschlagader in besonders schlimmen Fällen fast dem Druck in der Aorta gleichkommt (Beispiel aus dem eigenen Krankheitsgut: 49-jährige Patientin mit einem schweren pulmonalen Hypertonie-Lungenhochdruck infolge Appetitzüglereinnahme). Somit kann bei der gutachtlichen Beurteilung primär nur die Einteilung *normal/pathologisch* vorgenommen werden, wobei neben den Druckwerten auch die Widerstandsmessungen im Herz-Kreislauf-System berücksichtigt werden müssen. Diese Parameter werden aus den bei der Herzkatheteruntersuchung gewonnenen Werten errechnet.
- In Abweichung von den „Versorgungsmedizinischen Grundsätzen" und aufgrund eigener klinischer Erfahrungen, insbesondere bei der Begutachtung von Versicherten aus dem Steinkohlebergbau, kann eine Bemessung des Invaliditätsgrades bei unfallbedingten Dauerschäden im kleinen Kreislauf analog Tab. 9.8 erfolgen. Dabei hat sich der Mitteldruck in der Lungenschlagader (mittlerer PA-Druck) als bestes Bewertungskriterium erwiesen.
- Neben den mittleren Druckwerten in der Lungenschlagader können – wie oben beschrieben – auch die Druckwerte in den kleinen Lungengefäßen erfasst werden, um so einen Hinweis auf die diastolische Funktion der linken Herzkammer zu erhalten. In Tab. 9.9 sind die Normalwerte für diesen Kreislaufabschnitt angegeben.

**Tab. 9.7** Referenzwerte (Normalwerte) für die Druckwerte im kleinen Kreislauf in Ruhe und unter Belastung in mmHg. (Modif. nach Löllgen 1990)

|  | Ruhe | 50 W | 100 W | 150 W | Erholung |
|---|---|---|---|---|---|
| Systolischer PA-Druck | 25 | 27 | 30 | 33 | 25 |
| Mittlerer PA-Druck | 15 | 19 | 22 | 24 | 15 |
| Diastolischer PA-Druck | 10 | 13 | 14 | 17 | 10 |

PA-Druck = Druck in der Pulmonalarterie (Lungenschlagader)

**Tab. 9.8** Bemessung der Invalidität bei erhöhten Mitteldrucken in der Lungenschlagader

| Werte in Ruhe | Werte unter Belastung | Invaliditätsgrad |
|---|---|---|
| 20–30 mmHg | 30–40 mmHg | 10 % |
| 30–40 mmHg | 40–50 mmHg | 40 % |
| 40–50 mmHg | 50–60 mmHg | 70 % |
| Druckwerte annähernd gleich den Werten im arteriellen System | | 100 % |

**Tab. 9.9** Normalwerte für den Pulmonalkapillarmitteldruck (PCW)

| Ruhewert | 25 W | 50 W | 75 W | 100 W |
|---|---|---|---|---|
| 10 mmHg | 15 mmHg | 17 mmHg | 19 mmHg | 21 mmHg |

- Eine Bemessung des Invaliditätsgrades anhand einer isolierten Betrachtung des Pulmonalkapillardruckwertes ist nicht sinnvoll, da es sich hierbei lediglich um einen Messwert handelt, der nur im Kontext mit anderen Parametern (z. B. EF) zu betrachten ist.

## 9.4 Bemessung der Invalidität bei Lungenfunktionsstörungen (H. G. Gieretz und E. Ludolph[2])

Für die Bemessung der Invalidität (Beeinträchtigung der körperlichen Leistungsfähigkeit) unfallbedingter Lungenfunktionsstörungen sind neben den klinischen Befunden und den Blutgaswerten vor allem die Lungenfunktionswerte und die Druckwerte im kleinen Kreislauf (Lungenkreislauf) maßgeblich. Die Bemessungsvorschläge finden sich in Tab. 9.10.

**Tab. 9.10** Invaliditätsbemessung von Lungenfunktionsstörungen

| Klinische Befunde | Lungenfunktionsmesswerte; Druckmessungen im kleinen Kreislauf | Invalidität |
|---|---|---|
| Geringe Luftnot | FEV, VC 60–80 % des Sollwertes; $pO_2$ und $pCO_2$-Werte im Normbereich; Pulmonalarterienmitteldruck im Normbereich | < 10 % |
| Luftnot bei Belastung; Luftnot im Alltag ($\geq$ 2 Etagen Treppensteigen); gelegentlich nächtliche Luftnot | FEV, VC 50–70 % des Sollwertes; $pO_2$ 50–70 mmHg; $pCO_2$ 40–50 mmHg; Pulmonalarterienmitteldruck $\leq$ 35 mmHg | 20 % |
| Luftnot bei leichter Belastung; Luftnot im Alltag (1 Etage Treppensteigen); Luftnotanfälle nachts | FEV, VC 40–60 % des Sollwertes; $pO_2$ 45–55 mmHg; $pCO_2$ > 50 mmHg; Pulmonalarterienmitteldruck 35–45 mmHg | 40 % |
| Luftnot bereits in Ruhe; oft Atemnotanfälle (tagsüber und nachts) | FEV, VC $\leq$ 40 % des Sollwertes; $pO_2$ < 45 mmHg; $pCO_2$ > 55–60 mmHg; Pulmonalarterienmitteldruck > 55 mmHg | 50 % |

FEV = Forcierte expiratorische Einsekundenkapazität in Prozent der Vitalkapazität (größtmögliche Luftmenge, die in 1 Sek. ausgeatmet werden kann – Tiffenau-Wert)
VC = Vital capacity (Vitalkapazität)
$pO_2$ = Sauerstoffpartialdruck
$pCO_2$ = Kohlendioxidpartialdruck

---

[2] Kursbuch der ärztlichen Begutachtung (2005). ecomed MEDIZIN Landsberg, 68. Erg.-Lfg.11/22.

## 9.5 Bemessung der Invalidität nach Nierenverletzungen (Tab. 9.11)

**Tab. 9.11** Invaliditätsbemessung nach Nierenverletzungen und unfallbedingten Nierenfunktionsstörungen (X. Krah, M. Reuter, und E. Ludolph*)

| Unfallfolge | Invalidität (außerhalb der Gliedertaxe) |
|---|---|
| Nierenverlust einseitig, Nierenfunktionsverlust einseitig – jeweils bei alterentsprechender Funktion der Restniere | 0 % |
| Nierenverlust beidseits, Nierenfunktionsverlust beidseits – unabhängig von einer evtl. späteren Nierentransplantation, aber abhängig von Funktionseinbußen und Häufigkeit der Dialyse | 70–80 % |
| Nierenverlust/Nierenfunktionsverlust bei Einnierigkeit – keine Vorinvalidität bei einwandfreier Nierenfunktion vor dem Unfall „Mitwirkungsfaktor" | 70–80 % 50 % |
| Nierenverlust beidseits oder Nierenverlust bei Einnierigkeit mit rascher Lebendspende und guter Funktion – abhängig vom Alter zum Zeitpunkt der Ersttransplantation | 30–50 % |
| Nierenfunktionsstörung Stadium I Stadium II Stadium III (altersabhängig) Stadium IV Stadium V | 0 % 0 % 0–10 % 20 % 70–80 % |
| Dialyseshunt (Hand- bzw. Armwert) | $^2/_{10}$ |

* Kursbuch der ärztlichen Begutachtung (2005). Ecomed MEDIZIN Landsberg, 56. Erg.-Lfg. 12/19

## 9.6 Bemessung der Invalidität nach Verbrennungen/Verbrühungen/Verätzungen (Tab. 9.12)

**Tab. 9.12** Invaliditätsbemessung nach Verbrennungen/Verbrühungen/Verätzungen (F. Jostkleigrewe*)

| |
|---|
| Orientierungswerte können sein |
| Narbenareale (Grad 2a und höher) von 9 % an Armen/Beinen: 1/20 Amwert/Beinwert |
| Narbenareale (Grad 2a und höher) von 18 % an Armen/Beinen: 2/20 Armwert/Beinwert |
| Narbenareale von 9 % am Rumpf: 3-5 % Invalidität |
| Narbenareale von 1 % im Gesicht: 5 % Invalidität |

* Kursbuch der ärztlichen Begutachtung (2005). ecomed MEDIZIN Landsberg, 44. Erg.-Lfg. 12/16

## 9.7 Bemessung der Invalidität bei Lymphödem (U. Wahl und T. Hirsch[3])

Für die Folgen des unfallbedingten Lymphödems (Rückflussstörungen, Hautveränderungen, Bewegungseinschränkungen, Beschwerden) können Orientierung die Werte in Tab. 9.13 sein.

**Tab. 9.13** Invaliditätsbemessung bei unfallbedingtem Lymphödem

| Funktionelle Einschränkungen | | Invaliditätsgrad (Arm- bzw. Beinwert) |
|---|---|---|
| Lymphödem Stadium I ohne notwendige Kompressionstherapie | | je 1/20 |
| Lymphödem Stadium I mit notwendiger Kompressionstherapie | | je 1/10 |
| Lymphödem Stadium II ohne Dermatoliposklerose und mittelgradiger Funktionseinschränkung des | | je 2/10 |
| Beines ohne Einschränkung der Fußfunktion, keine Geschwüre | Armes ohne Einschränkung der Handfunktion, keine Geschwüre | |
| Lymphödem Stadium II mit Dermatoliposklerose mit hochgradiger Funktionseinschränkung des | | je 3/10 |
| Beines ohne Einschränkung der Fußfunktion, mit rezidivierenden Wundrosen | Armes ohne Einschränkung der Handfunktion, keine Geschwüre | |
| Lymphödem Stadium II mit Dermatoliposklerose mit hochgradiger Funktionseinschränkung des | | je 4/10 |
| Beines mit leichter Einschränkung der Fußfunktion, mit rezidivierenden Wundrosen | Armes ohne Einschränkung der Handfunktion | |
| Lymphödem im Stadium III mit hochgradiger Funktionseinschränkung des | | je 6/10 |
| Beines mit mittelgradiger Einschränkung der Fußfunktion, rezidivierender Geschwürbildung/Wundrosen | Armes mit leichtgradiger Einschränkung der Handfunktion und/oder rezidivierenden Wundrosen | |
| Lymphödem im Stadium III mit hochgradiger Funktionseinschränkung des | | je 7/10 |
| Beines mit hochgradiger Einschränkung der Fußfunktion, persistierenden Geschwüren und rezidivierenden Wundrosen | des Armes mit mittel-gradiger Einschränkung der Handfunktion, und/oder rezidivierenden Wundrosen | |
| Lymphödem im Stadium III mit hochgradiger Funktionseinschränkung des | | je 8/10 |
| Beines mit hochgradiger Einschränkung der Fußfunktion, persistierenden Geschwüren und anhaltender Wundrose | Armes mit hochgradiger Einschränkung der Handfunktion, Geschwürbildung und anhaltender Wundrose | |
| Lymphödem imStadium III mit weitgehen komplettem Funktionsverlust | | je 9/10 |
| des Beines | des Armes | |

---

[3] Kursbuch der ärztlichen Begutachtung (2005). ecomed MEDIZIN Landsberg, 66. Erg.-Lfg. 5/22.

# Literatur

Bichler KH (2004) Das urologische Gutachten. 2. Aufl. Springer, Heidelberg
Fabra M (2001) Neurologische Begutachtung der erektilen Dysfunktion. MedSach 97, S. 4ff.
Lehmann R, Ludolph E (2013) Die Invalidität in der privaten Unfallversicherung. 4. Aufl. VVW, Karlsruhe
Löllgen H (1990) Kardiopulmonale Funktionsdiagnostik. 2. Aufl. Ciba-Geigy und 4. Aufl. Novartis Pharma
Widder B, Gaidzik PW (2018) Neurowissenschaftliche Begutachtung. Gutachten in Neurologie und nicht forensischer Psychiatrie. 3. Aufl. Thieme Stuttgart

# Teil III

# AUB 2020 (inhaltlich nahezu gleichlautend mit den AUB 88, 99, 2008, 2010, 2014) – systematisch erläutert an Hand von Fallbeispielen

# „Unfallbegriff": Ziff. 1.3 AUB 2020

**10**

*„Ein Unfall liegt vor, wenn die versicherte Person durch*

- *ein plötzlich von außen auf Ihren Körper wirkendes Ereignis (Unfallereignis)*
- *unfreiwillig eine Gesundheitsschädigung*

*erleidet."*

## 10.1 „Ereignis"

Es muss ein **„Ereignis"** wirken. *Ereignisse sind Konflikte mit der Außenwelt jeglicher Art, also Anstoßen, Stürzen usw.* Ereignis kommt von althochdeutsch „irougen", neuhochdeutsch „eräugen", vor Augen stellen. Verlangt wird also ein beobachtbares Geschehen, das die Außenwelt verändert. Es kann mechanischer, akustischer, thermischer oder chemischer Art sein. Nicht erforderlich ist, dass es mit den Augen wahrnehmbar ist, auch wenn „irougen" auf die Augen Bezug nimmt. Auch Hören, Schmecken, Riechen, Ertasten können Ereignisse sein. **Ein Ereignis wirkt, wenn es den bestehenden Zustand verändert**.

> LG Amberg, Urteil vom 25.03.2021 – 24 O 608/20:
> Die Klägerin (Alter unbekannt) transportierte mit einer Freundin einen Schreibtisch mit Hilfe eines Rolltellers in eine Garage, wobei eine Stufe abwärts zu überwinden war. Sie und ihre Freundin, die bereits die Stufe überwunden hatte, hoben den Schreibtisch an beiden Seiten an. Als die Klägerin selbst, den Schreibtisch mit ihrer Freundin tragend, die Stufe abwärts ging, habe sie einen Schmerz verspürt. Bildgebend wurde nachfolgend ein frischer Bruch im Bereich der Lendenwirbelsäule gesichert. Übereinstimmend, Freundin und Klägerin, gaben beide an, die Klägerin habe den Schreibtisch anschließend kontrolliert abgesetzt. Über das Gewicht des Schreibtischs fehlen Angaben.

Dass der Wirbelbruch ein „Ereignis" ist, steht außer Frage. Darauf kommt es jedoch nicht an. Er muss **auf einem Ereignis beruhen.** Er muss also Folge eines Ereignisses, eines beobachtbaren, die Außenwelt verändernden, Geschehens als Ursache sein und nicht Folge einer allein anlagebedingten Minderbelastbarkeit. **Bereits das Ereignis als Ursache des Wirbelbruchs lässt sich vorliegend nicht begründen.**

- Die Klägerin hat gezielt und geplant den – für sie unter Berücksichtigung ihrer individuellen Belastbarkeit, die sie jedoch überschätzte, zu schweren – Schreibtisch angehoben.
- Sie hat ihn kontrolliert abgesetzt, wobei es für die Beurteilung der Frage, ob der Wirbelbruch auf einem äußeren Ereignis beruht, keine Rolle spielt, wenn sie den Schreibtisch schmerzbedingt hätte fallen lassen. Denn auch dann hätte der Schreibtisch keine irgendwie geartete Eigendynamik entwickelt. Er ist weder der Freundin noch der Klägerin ungewollt aus der Hand geglitten, sodass die Klägerin zu einem Auffangversuch (Nachfassen) verleitet worden wäre. Er ist auch nicht aus der Balance geraten, was unerwartete, ungeplante Bewegungen/Belastungen der Klägerin erklären könnte. Der Schreibtisch war das Objekt der Aktivitäten der Klägerin und ihrer Freundin, die vom Anfang bis zum Ende den Ablauf steuerten und beherrschten.
- Der Schreibtisch hat nicht auf die Klägerin, sondern diese hat auf den Schreibtisch eingewirkt. Es fehlt also am „Ereignis", das auf die Klägerin eingewirkt hat. Der Wirbelbruch war nicht Folge eines Ereignisses von außen.

BGH, Urteil vom 23.11.1988 – IVa ZR 38/88:
    Der Kläger erlitt am 20. Mai 1983 bei Maurerarbeiten einen akuten Bandscheibenvorfall, als er – ohne dabei ins Straucheln zu geraten – eine schwere Mörtelwanne anhob. Er spürte plötzlich einen starken Schmerz im Rücken und weiter im linken Bein. Er musste seine Arbeit sofort aufgeben und sich niederlegen, weil ihm weitere Bewegungen nur mit erheblichen Schmerzen möglich waren. Bei der – nach erfolgloser konservativer Behandlung – schließlich am 27. Juni 1983 durchgeführten Operation fanden sich mehrere freiperforierte Bandscheibensequester, die das hintere Längsband des Segmentes L4/5 durchbrochen hatten.

Dazu der BGH:
    *„Bei einem Unfall muss es sich demgemäß um ein äußeres Ereignis handeln, das – nicht willensgesteuert – auch im Ablauf einer willentlich in Gang gesetzten Eigenbewegung des Versicherten auftreten kann und dann zumindest mitursächlich für die Gesundheitsbeschädigung wird. An einem solchen Ereignis fehlt es hier. Die Kraftanstrengung, die der Kläger bei dem Anheben der Mörtelwanne unternommen hat, war in ihrem ganzen Verlauf eine willensgesteuerte Eigenbewegung. Die Wanne blieb ausschließlich Einwirkungsobjekt des Klägers, weil es allein von seinem Willen abhing, ob und wie stark er in Einwirkung auf sie seine Kräfte entfaltete. Solange der Einwirkungsgegenstand nicht in unerwartete Bewegung gerät und solange der Einwirkende nicht in seiner gewollten Einwirkung und damit in seiner Eigenbewegung – etwa durch Straucheln oder Ausgleiten – beeinträchtigt ist, wirkt kein äußeres Ereignis auf seinen Körper ein. Vielmehr wirkt der Betroffene ausschließlich seinerseits auf den Gegenstand ein. Erleidet er bei dieser gezielten, von ihm in vollem Umfang gesteuerten Kraftanstrengung eine innere Verletzung, so liegt kein Unfall im Sinne der AUB vor."*

## 10.1 „Ereignis"

Ausdrücklich auf dieses Urteil verweist das BSG im Urteil vom 29.11.2011 – B 2U 10/11 R. Während sich die Private und die Gesetzliche Unfallversicherung ansonsten grundlegend unterscheiden – auch in Bezug auf den Unfallbegriff – liegen sie bei der Interpretation des **„auf den Körper einwirkenden Ereignisses"** (§ 8 Abs. 2 SGB VII) konform.

Der Kläger, S-Bahnfahrer, stoppte die nur noch mit geringer Geschwindigkeit fahrende S-Bahn kurz vor der Einfahrt in die Bahnstation ab mit der Begründung, eine Person habe kurz vor dem Zug die Bahngleise überquert. Die die Bahngleise überquerende Person hatte jedoch niemand gesehen, so dass die Angaben des Fahrers nicht zu beweisen waren.

Dazu das BSG:

*„Einen Unfall hat der Kläger aber deshalb nicht erlitten, weil sich nach den Feststellungen des LSG während der Fahrt mit der S-Bahn kein Vorgang ereignet hat, durch dessen Ablauf zeitlich begrenzt von außen auf seinen Körper eingewirkt worden wäre. Als einziger Geschehensablauf während der Bahnfahrt ist vom Berufungsgericht das Abbremsen des Zuges festgestellt worden. In diesem Bremsvorgang ist ein von außen auf den Körper des Klägers einwirkendes Ereignis nicht zu erblicken."*

*„Das Erfordernis der Einwirkung von außen dient der Abgrenzung von unfallbedingten Gesundheitsschäden zu Gesundheitsbeeinträchtigungen aus inneren Ursachen sowie zu Selbstschädigungen." „Nicht geschützt sollen Unfälle sein, die auf aus dem Menschen selbst kommenden Ereignissen beruhen." „Das ist hier der Fall. Denn das Abbremsen des Zuges war eine vom Willen des Versicherten getragene und gesteuerte Eigenbewegung. Ein Unfall ist typischerweise dadurch gekennzeichnet, dass ein normaler Geschehensablauf plötzlich durch einen ungewollten Vorfall unterbrochen wird. Durch die Zugbremsung wirken zwar physikalisch betrachtet Trägheits- oder Scheinkräfte auf einen Körper ein. Unabhängig davon, ob diese unsichtbare physikalische Kraftentfaltung ein Ereignis iS des § 8 Abs 1 Satz 2 SGB VII darstellt, ist dadurch aber nicht von außen auf den Kläger eingewirkt worden. Der den Trägheitskräften vorausgegangene Bremsvorgang war nicht durch eine Gefahrensituation veranlasst. Dass sich eine Person auf den Gleisen befunden hätte, war für das LSG gerade nicht feststellbar. Mit dem Abbremsen ist daher nicht von einem Teil der Außenwelt auf den Körper des Klägers, sondern von diesem seinerseits auf die S-Bahn eingewirkt worden. Solange der Versicherte – wie hier – in seiner von ihm gewollt herbeigeführten Einwirkung und damit in seiner Eigenbewegung nicht beeinträchtigt ist, wirkt kein äußeres Ereignis auf seinen Körper ein."*

### 10.1.1 Eigenbewegung

Der Versicherte, 25 Jahre alt, erlitt am 28.03.2014 beim Joggen – ohne jede Einwirkung von außen, insbesondere ohne jeden Fehltritt – eine gedeckte Zusammenhangstrennung der rechten Achillessehne, die am 01.04.2014 operativ behandelt wurde. Gewebeproben für eine feingewebliche Untersuchung wurden intraoperativ nicht entnommen.

Folgende *besondere* Versicherungsbedingungen waren vereinbart:

*„§ 1 Gegenstand der Versicherung*
  *2. Erweiterter Unfallbegriff*
  *Als Unfallereignis gilt auch:*

a) *Der Eintritt von Gesundheitsschäden infolge Eigenbewegung."*

Das Besondere derartiger Bedingungen ist die Versicherung der „Eigenbewegung", also der Verzicht auf das **Ereignis von außen**. Ärztlich-gutachtlich kann man diesen Versicherungsbedingungen nicht gerecht werden. Der ärztliche Gutachter sollte sich/kann sich an der Umsetzung von solchen Versicherungsbedingungen nicht beteiligen.

Der Achillessehnenschaden manifestierte sich beim Joggen. Die Bewegung, bei der es zur Manifestation der Schädigung kam, beanspruchte/belastete jedoch die Achillessehne – davon war nach der Schadenanzeige auszugehen – nur physiologisch (bestimmungsgemäß). **Die Ursächlichkeit der Eigenbewegung, der Kausalzusammenhang, lässt sich – im Vollbeweis – medizinisch-naturwissenschaftlich nicht begründen. Dies gilt grundsätzlich für alle Eigenbewegungen.** Wenn es anlässlich einer Eigenbewegung zu einer Gesundheitsschädigung kommt, muss zwingend die betroffene Struktur versagensbereit gewesen sein, wobei nicht einmal – im Vollbeweis – gesagt werden kann, dass die Eigenbewegung der „letzte Tropfen" war. Das „Fass" wäre möglicherweise auch ansonsten „übergelaufen". Denn die betroffene Struktur konnte der physiologischen Belastung nicht mehr gerecht werden. Wenn man den Kausalzusammenhang zwischen der Eigenbewegung und dem Achillessehnenschaden bejaht, liegt der Mitwirkungsanteil der unfallfremden Krankheit, der klinisch stummen vorzeitigen Texturstörungen der Achillessehne, bei 100 %.

> In vielen Fällen einer Eigenbewegung wirkt die Gesundheitsschädigung wie durch ein „Ereignis" verursacht. Würde eine Eigenbewegung ausreichen, um eine Gesundheitsschädigung hervorzurufen, wäre der Mensch eine Fehlkonstruktion. Eigenbewegungen können zwar zur Manifestation (Handgreifbar-/Erkennbarwerden) einer Schädigung führen, verursachen diese aber nicht. Die Schädigung zeigt sich also anlässlich einer Eigenbewegung, ohne dass diese dafür einen Ursachenbeitrag setzt. Genannt werden können z. B. der Achillessehnenschaden, der sich durch einen hörbaren Knall manifestiert, der Bizepssehnenschaden, die Verlagerung eines Meniskus mit dadurch bedingter Funktionsbeeinträchtigung des Kniegelenks, die Kniescheibenverrenkung im jugendlichen Alter, der Bandscheibenschaden, der Wirbelbruch bei osteoporotisch veränderter Wirbelsäule. Das „Ereignis" unterliegt dem Vollbeweis, ebenso dessen Ursächlichkeit für die nachfolgend aufgetretene Schädigung (§ 286 ZPO). Dieser Beweis ist von der versicherten Person zu erbringen, was in Fällen einer Eigenbewegung als Ursache nicht gelingen wird.

### 10.1.2 Zusammenfassung: „Ereignis"

- Eine Eigenbewegung ist kein „Ereignis" im Sinne der AUB.
- Das Unfallereignis, also die Einwirkung, darf nicht „willensgesteuert" sein.
- Ein Unfall setzt voraus, dass ein Störfaktor, ein Ereignis, den gewollten Ablauf unterbricht.

- Ist die Eigenbewegung ausdrücklich in den Versicherungsschutz der PUV eingeschlossen, bezahlt also der Versicherungsnehmer dafür, liegt die Lösung ausschließlich auf Seiten der Versicherung. Der ärztliche Gutachter kann dazu nichts beitragen.

## 10.2 „Von außen"

Das Ereignis muss *„von außen"* auf den Körper der versicherten Person wirken. Ein Haus stürzt ein, ein *herunterfallender Ziegel* erschlägt den Versicherten. Ein Hang rutscht ab, die Versicherte wird vom *Steinschlag* am Kopf getroffen. Ein Feuer bricht aus, die Versicherte erleidet *Brand verletzungen*. Es ereignet sich ein Verkehrsunfall, der Versicherte erleidet als Fußgänger durch einen *Aufprall auf dem Boden* einen Oberschenkelbruch. Dies alles sind Ereignisse „von außen".

> Ein 80-jähriger Versicherter erleidet durch einen Sturz einen Oberschenkelhalsbruch links. Ursächlich für den Sturz ist eine Gangunsicherheit infolge einer schweren Parkinson'schen Erkrankung.

> Der Oberschenkelhalsbruch beruht auf dem Aufprall des Versicherten auf dem Boden. Ein Ereignis „von außen" liegt also vor. Die Ursache für den Sturz ist zwar die krankheitsbedingte Gangunsicherheit. Nach den Versicherungsbedingungen ist jedoch nicht nur der sog. Gesunde versichert. Denn **es kommt** nach den Versicherungsbedingungen **nicht darauf an, warum der Versicherte stürzte, sondern nur, dass er stürzte**. Die **Gangunsicherheit**, die vom Versicherten **in den Ablauf eingebrachte Ursache**, die dem Aufprall auf dem Boden vorausgeht, ist nach den Versicherungsbedingungen für den Eintritt des Versicherungsschutzes – „ein plötzlich **von außen** auf ihren Körper wirkendes Ereignis" (Ziff. 1.3 AUB 2020) - **irrelevant,** es sei denn es liegt ein Ausschlusstatbestand vor (Ziff. 5. AUB 2020). **Gangunsicherheit ist jedoch nach den Musterbedingungen (AUB) kein Ausschlusstatbestand.**

Der mit der Begutachtung beauftragte ärztliche Sachverständige hatte aus der Tatsache, dass die Vorerkrankung, die Gangunsicherheit, jedenfalls mitursächlich für den Sturz des Versicherten war, den Schluss gezogen, dass die Versicherungsleistungen „wegen Mitwirkung von Krankheiten oder Gebrechen" zu kürzen seien (Ziff. 3. AUB 2020).

Bei der Prüfung, ob ein Ereignis „von außen" vorliegt, spielt es keine Rolle, ob die Gangunsicherheit, als Ursache für den Sturz, daran mitgewirkt hat. **Eine Leistungskürzung wegen einer Mitwirkung von Krankheiten oder Gebrechen am „äußeren Ereignis" (*Unfallereignis*) sehen die AUB nicht vor.** Der gravierende Unterschied zwischen einer – in der PUV unbeachtlichen – Mitwirkung am Ereignis „von außen" und der – in der PUV zu beachtenden – Mitwirkung „an der

Gesundheitsschädigung oder deren Folgen" ist ein nicht gerade seltener Stolperstein in ärztlichen Gutachten. Gesichert ist jedoch im Beispielfall eine *Vorinvalidität* (2.1.2.2.3 AUB 2020). Das rechte Bein des Versicherten war unfallfremd durch die Gangstörung bei fortgeschrittener nervalbedingter Hirnerkrankung deutlich funktionsbeeinträchtigt. Es fehlten dem Versicherten sowohl die Standsicherheit wie die Gangsicherheit im Bereich des rechten Beins. **Die Vorinvalidität führt nicht dazu, dem Versicherten den Versicherungsschutz zu verwehren. Sie mindert jedoch die Invaliditätsleistung.**

> Dem Versicherten, 80 Jahre alt, versagten bei einem Spaziergang die Beine. Er fiel nach hinten und schlug mit dem Hinterkopf auf. Er erlitt eine Verletzung des 5. Halswirbelkörpers, der operativ stabilisiert wurde. Es verblieb eine Querschnittlähmung. Mitgewirkt hat sowohl beim Versagen der Beine als auch bei der Querschnittlähmung eine hochgradige verschleißbedingte Enge des Wirbelkanals.

Die „Wirkursache" (BSG, Urteil vom 17. 12. 2015 – B 2 U 11/14 R), also die letzte Ursache für die Querschnittlähmung, ist der sturzbedingte Aufprall mit dem Hinterkopf. Ein Ereignis „von außen" liegt also vor. Die Ursache für den Sturz ist zwar das Versagen der Beine und letztlich die hochgradige Enge des Wirbelkanals. **Versichert ist jedoch nicht nur der sog. Gesunde. Vom Versicherten in den Ablauf eingebrachte Ursachen, die dem Aufprall auf dem Boden vorausgehen, sind nach den Versicherungsbedingungen für den Eintritt des Versicherungsschutzes irrelevant**, es sei denn es liegt ein Ausschlusstatbestand vor (Ziff. 5 AUB 2020), der vorliegend jedoch nicht gegeben ist. Ob eine Vorinvalidität zur Diskussion steht, ob also nervalbedingte Ausfälle im Bereich der Beine bereits zuvor zu Funktionseinbußen geführt haben, muss mangels Informationen offenbleiben. Berücksichtigt werden muss jedoch als weitere Ursache für die unfallbedingte Querschnittlähmung die *Mitwirkung von Krankheiten oder Gebrechen an der Gesundheitsschädigung*, d. h. die Enge des Wirbelkanals, eine der Ursachen für die Querschnittlähmung.

> Der Versicherte, Bergmann unter Tage, erlitt eine gedeckte Bandverletzung am rechten Sprunggelenk, als er, durch einen Gebirgsschlag unter Tage erschreckt, zur Seite sprang. Dazu das Saarländische OLG (Urteil vom 15.12.2004 – 5 U 752/03):
> *„Demgegenüber wird er als mehr oder weniger zufällig und für seinen Versicherungsschutz irrelevant ansehen, ob sein Körper von einem Gegenstand der Außenwelt berührt worden ist oder er dies durch gute Reflexe – geistesgegenwärtig – gerade noch vermeiden konnte, auch wenn er physische Folgen nicht gänzlich zu verhindern vermochte."*

Die Schreckreaktion vermittelt den Kontakt mit der Außenwelt, mit dem Gebirgsschlag. Die Gesundheitsschädigung beruhte auf einem Ereignis „von außen". Das „von außen" kommende Ereignis lässt sich vorliegend aber auch einfacher und richtig begründen, während die Begründung durch das OLG in Schwierigkeiten mit der Ziff. 5.2.6 AUB 2020, dem Ausschluss psychischer Reaktionen vom Versicherungsschutz, kommt. Ursächlich war der ungewollte Fehltritt auf dem Boden. Das war/ist ein Ereignis „von außen". Warum es zu diesem Fehltritt kam, ist für den Versicherungsschutz unbeachtlich.

## 10.2 „Von außen" 129

Die Versicherte, die erschrocken auf einen anderen Skifahrer reagierte, der sie jedoch nicht berührte, stürzt beim Skifahren aufgrund eigener Ungeschicklichkeit und bricht sich den rechten Unterschenkel. Dazu das *OLG Celle* (Urteil vom 15.01.2009 – 8 U 131/08):

*„Ein bloßes Erschrecken und ein unmittelbar darauf beruhender Sturz nur infolge einer ungeschickten Eigenbewegung stellt mangels irregulären Zustandes der Außenwelt keinen Unfall dar."*

Dieser Leitsatz des OLG Celle war/ist jedoch falsch. Das Urteil wurde vom BGH (Urteil vom 06.07.2011 – IV ZR 29/09) aufgehoben mit folgendem Leitsatz:

*„Verletzt sich der Versicherungsnehmer einer Unfallversicherung bei einem Sturz dadurch, dass er auf den Boden prallt, liegt darin ein von außen auf seinen Körper wirkendes Ereignis. Insoweit ist nur das Geschehen in den Blick zu nehmen, das die Gesundheitsbeschädigung unmittelbar herbeiführt."*

Abgestellt wird nicht auf die Ursache des Sturzes, sondern auf den Sturz selbst, auf den Aufprall auf den Boden, der die Gesundheitsschädigung unmittelbar verursacht. In den Gründen heißt es folglich:

*„Jedenfalls dann, wenn – wie hier – eine Verletzung erst als unmittelbare Folge eines Aufpralls des Körpers auf einen anderen Gegenstand – hier die Skipiste – eintritt, liegt darin der von den Bedingungen vorausgesetzte schadensursächliche Kontakt des Körpers des Versicherten zur Außenwelt und deshalb ein von außen wirkendes Ereignis vor."*

Es kommt nicht darauf an, warum der Versicherte stürzt. Entscheidend ist die unmittelbare Verletzungsursache, der unglückliche Kontakt mit dem Boden, mit der Außenwelt.

Der Versicherte rutschte beim Überwinden einer Pfütze weg. Als unfallbedingte Gesundheitsschädigung stand ein Achillessehnenschaden zur Diskussion. Dazu das OLG Köln (Urteil vom 20.12.2006 – 5 U 34/04):

*„Wenn ein Versicherter im Zusammenhang mit einer kleineren Sprung- oder größeren Schrittbewegung auf nassem oder sonst glattem Untergrund wegrutscht (sei es im Moment des Absprungs oder der Landung), handelt es sich um einen Vorgang, der nicht in seinem vollen Umfang willensgesteuert ist. Eigenbewegungen des Verletzten, die zu einer Gesundheitsbeschädigung führen, erfüllen aber nur dann nicht das Merkmal der "Einwirkung von außen", wenn sie vollständig, und damit in ihrem gesamten Verlauf, willensgesteuert sind."*

Der Versicherten war das linke Bein „eingeschlafen". Sie hatte längere Zeit mit übergeschlagenen Beinen gesessen, so dass der linke Wadenbeinnerv in Höhe des Wadenbeinkopfes durch Druck vorübergehend teilgeschädigt wurde. Beim Aufstehen knickte die Versicherte infolge nervalbedingter Instabilität weg und verletzte sich den Außenbandapparat des linken Sprunggelenks.

Es fragt sich, worauf es bei Beantwortung der Frage, ob ein Ereignis von außen Ursache der Verletzung war oder nicht, ankommt. Ist auf den Grund für die Ungeschicklichkeit des Versicherten abzustellen, auf das „eingeschlafene" Bein oder auf das unglückliche Umknicken beim Aufstehen.

OLG Brandenburg (Beschluss vom 20.01.2021 – 11 W 34/20):

*„Gemäß Nr. 1.3 AUB 2000 liegt ein bedingungsgemäßer Unfall vor, wenn die versicherte Person durch ein plötzlich von außen auf ihren Körper wirkendes Ereignis (Unfall-*

*ereignis) unfreiwillig eine Gesundheitsschädigung erleidet." „Der Geschehensablauf vom 07.01.2014, den die Klägerin vorträgt, erfüllt in tatsächlicher Hinsicht keine der beiden Alternativen. Denn das Distorsionstrauma am linken Sprunggelenk, welches sie seinerzeit nach ihrem Vorbringen beim Aufstehen vom Fußboden als erste Gesundheitsschädigung erlitten hat, wurde durch eine äußere (von ihr nicht beherrschbare) Krafteinwirkung, die für den Eintritt eines Versicherungsfalles" „stets unverzichtbar ist, weder allein- noch mitverursacht. Es handelte sich vielmehr, wie die Eingangsinstanz völlig zu Recht angenommen hat, um eine – infolge der Obdormition des linken Beines als einem körperinneren Vorgang – ungeschickte Eigenbewegung, die gerade nicht durch ein äußeres Ereignis beeinflusst und unkontrollierbar geworden ist."*

Diese Begründung ist jedoch nicht richtig. Denn – vorausgesetzt der Beschluss des OLG Brandenburg gibt den Sachverhalt richtig wieder – war das „eingeschlafene" linke Bein zwar die Ursache für die „ungeschickte Eigenbewegung" der Klägerin beim Aufstehen. Es war – um mit dem BSG (Urteil vom 17. 12. 2015 – B 2 U 11/14 R) zu sprechen – jedoch nicht die Wirkursache. Unmittelbar ursächlich für die Gesundheitsschädigung war der unphysiologische (bestimmungswidrige) Kontakt mit dem Fußboden beim Aufstehen, also der Kontakt mit der Außenwelt, also ein Ereignis *von außen*. Zwar hat die Obdormition (lat. Einschlafen der Glieder) an der Ungeschicktheit mitgewirkt und zwar in Abhängigkeit von deren Schweregrad. Die Versicherte hätte das rechte Bein normal aufgesetzt, wenn der Wadenbeinnerv in diesem Moment nicht teilgeschädigt gewesen wäre. Es handelt sich jedoch weder um einen Ausschlusstatbestand (Ziff. 5 AUB 2020), noch um eine Vorinvalidität („vor dem Unfall dauerhaft beeinträchtigt", Ziff. 2.1.2.2.3 AUB 2020 – es fehlt die „dauerhafte" Beeinträchtigung), noch um die Mitwirkung an der Erstgesundheitsschädigung oder ihren Folgen (Ziff. 3 AUB 2020).

Ein Bergsteiger wird in der Bergwand festgehalten, weil sich das Kletterseil verhängt hat. Er erfriert. Das Ereignis „von außen" führt zwar nicht unmittelbar zum Tod, führt aber zum vollständigen Verlust der Befreiungsmöglichkeit.

Die Folgen des Ereignisses „von außen", das Erfrieren, tritt zwar erst verzögert auf. **Die AUB fordern jedoch keinen zeitlichen Zusammenhang zwischen dem äußeren Ereignis und seinen Folgen.** Auch wenn mit der Einwirkung *von außen* unmittelbar keine Schädigung des Körpers eingetreten ist, ist der Ursachenzusammenhang des Ereignisses *von außen* für die Gesundheitsschädigung gegeben (BGH, Urteil vom 15.02.1962 – II ZR 95/60). Vergleichbar ist dieser Fall mit einem Sturz in eine Gletscherspalte oder in einen Schacht, der unverletzt überlebt wird, aber nachfolgend, weil der Versicherte sich nicht befreien kann, zu schweren Gesundheitsschädigungen bis zum Tode führt.

Die Versicherte verschluckt beim Fischessen eine Fischgräte. Sie erstickt.

Das Ereignis „von außen" entfaltet zwar erst im Körper seine fatalen Folgen. Der Ursachenzusammenhang ist jedoch eindeutig. Einen Grenzfall stellt der sog. *Bolustod* dar, ein reflektorischer Herz-Kreislaufstillstand infolge Reizung des Vagusnervs, der durch einen mehr oder weniger großen Nahrungsbrocken (Bolus) ausgelöst wird. Zwar handelt es sich um eine **innerkörperliche Fehlsteuerung, die aber durch ein Ereignis „von außen" ausgelöst wird** (Swallowing a piece of food, borderline case).

> Die 15-jährige, an einer schweren Entwicklungsstörung (Trisomie 18) sowie an diversen Allergien, wobei die Allergie gegen Nüsse am stärksten ausgeprägt war, leidende Versicherte verzehrte in einem unbeobachteten Augenblick nusshaltige Schokolade. Es kam zu einer heftigen allergischen Reaktion, zu einer starken Schwellung im Bereich der Atemwege und nachfolgend zu einem tödlichen Kreislaufzusammenbruch (BGH, Urteil vom 23.10.2013 – IV ZR 98/12).

Zum Tode führte der Schleimhautkontakt. Dies war die Ursache der nachfolgend auftretenden Komplikationen. Zwar ging der Schleimhautkontakt auf eine Eigenbewegung zurück. Die Schokolade wurde der Schleimhaut zugeführt. **Der Kontakt der Schleimhaut selbst mit dem Allergen war jedoch nicht mehr vom Willen gesteuert, er kam „von außen" durch das Allergen** (Grenzfall).

> Am 19.09.2021 gegen 1.00 Uhr klagte der 27-jährige, seit vielen Jahren an Asthma bronchiale leidende, Versicherte über Atemnot. Er bat seine Lebensgefährtin um den Asthmaspray, den er stets bei sich führte. Der Asthmaspray zeigte aber keine Wirkung. Der Versicherte sackte zusammen und erbrach. Er aspirierte, bestätigt durch die Obduktion, das Erbrochene „massiv". Die sofort alarmierte Rettung fand den Versicherten bewusstlos und zyanotisch „aufgrund der Aspiration" vor, wobei der Kreislauf zunächst noch vorhanden war. Es kam „in kurzer Zeit" zum Herzstillstand. Der Versicherte wurde reanimiert. Er verstarb 6 Tage später an einem „hypoxischen Hirnschaden" (Bericht des behandelnden Krankenhauses).

Das versicherte Ereignis (Unfallereignis) muss „von außen" auf den Körper des Versicherten einwirken. Innerkörperliche Vorgänge stellen grundsätzlich kein äußeres Ereignis dar, sie beruhen vielmehr i. d. R. auf krankhaften Störungen. Vorliegend ist der Versicherte nicht an einem von außen kommenden Gegenstand erstickt, sondern an Erbrochenem, das aufgrund einer krankhaften Reaktion seines Körpers hochgewürgt wurde. Es fragt sich, ob der Tod des Versicherten vergleichbar ist dem sog. *Bolustod*, der als Grenzfall versichert ist. Der **sog. Bolustod** ist ein reflektorischer Herz-Kreislauf-Stillstand infolge Reizung des Vagusnervs, des zehnten Hirnnervs, der durch einen mehr oder weniger großen Nahrungsbrocken (Bolus, *griech.*, großer Bissen) ausgelöst wird. Es handelt sich um eine **innerkörperliche Fehlsteuerung, die aber durch eine Einwirkung von außen ausgelöst wird, durch den Nahrungsbrocken, sodass die Praxis derartige Fälle zugunsten der Versicherten als Unfälle ansieht.** Dieser Grenzfall kann jedoch auf den vorliegenden Sachverhalt nicht ausgedehnt werden. Denn vorliegend kann ein *von außen* einwirkendes Ereignis nicht begründet werden. Der Versicherte hat im Zusammenhang mit seiner Atemnot, die krankheitsbedingt war, erbrochen und das Erbrochene eingeatmet (aspiriert). Das sind Vorgänge, die allein Folge des Asthma bronchiale im Zusammenhang mit einem Unwohlsein des Versicherten waren. Die Einwirkungen waren allein krankheitsbedingt. Eine „von außen auf den Körper wirkendes Ereignis" lässt sich – auch bei noch so weitgehender Auslegung der Ziff. 1.3 AUB 2020 – nicht begründen.

## 10.2.1 Zusammenfassung: „Von außen"

- Unerheblich für den Versicherungsschutz sind die Ursachen eines Ereignisses „von außen", es sei denn, es liegt ein Ausschlusstatbestand (Ziff. 5. AUB 2020) vor. Gangunsicherheit, Unaufmerksamkeit, Übermut, Übereifer, Angst, Erschrecken, „Einschlafen" eines Beins etc. als innere Ursachen von Bewegungen, die zu Gesundheitsschädigungen führen, sind unbeachtlich. Entscheidend ist der verunglückte Kontakt mit der Außenwelt, das letzte Glied der Kausalkette, z. B. der Aufprall auf den Boden, der Anstoß am Schrank, der Aufschlag des Hammers auf den Daumen, die **Wirkursache, also die Ursache, die als letzte die Gesundheitsschädigung verursacht.**
- Kommt es zu einem Fehltritt durch Erschrecken, ist die dadurch bedingte Gesundheitsschädigung dennoch Folge einer Einwirkung „von außen". In den Blick zu nehmen ist nur die Wirkursache, der unglückliche Bodenkontakt.
- Liegt eine Einwirkung „von außen" als Ursache einer Gesundheitsschädigung vor, ist grundsätzlich Versicherungsschutz gegeben. Zu prüfen sind jedoch die Ausschlusstatbestände (Ziff. 5 AUB), die Vorinvalidität (Ziff. 2.1.2.2.3 AUB) und die Mitwirkung (Ziff. 3 AUB). Dabei ist zu beachten, dass die Vorinvalidität „dauerhaft" sein muss.
- Eigenbewegungen des Verletzten, die zu einer Gesundheitsbeschädigung führen, erfüllen aber nur dann nicht das Merkmal der Einwirkung „von außen", wenn sie vollständig, und damit in ihrem gesamten Verlauf, willensgesteuert sind.
- Ein Ereignis „von außen" setzt nicht voraus, dass es im zeitlichen Zusammenhang zu einer Gesundheitsschädigung führt. Diese kann verzögert erfolgen.
- „Von außen" wirkt ein Ereignis auch, wenn es von außen kommt, sich aber erst im Inneren des Körpers auswirkt.
- Wird ein Stoff durch Eigenbewegung zugeführt, ist entscheidend für die Einwirkung „von außen" die Reaktion des Körpers. Diese Reaktion ist kein willensgesteuerter Akt, sondern ein versicherter Unfall (Grenzfall).
- Allein krankhafte Reaktionen, auch wenn sie in mehreren Schritten ablaufen, sind kein Ereignis „von außen".

## 10.3 „Plötzlich"

Das von außen auf den Körper einwirkende Ereignis muss „*plötzlich*" sein.

> Die versicherte Person trifft beim Aufhängen eines Bildes mit dem Hammer den Daumen anstatt den Nagel.

Dieser Ablauf, das Ereignis, das Auftreffen des Hammers auf dem Daumen, ist plötzlich – sowohl schnell als auch unerwartet. Die nachfolgende Diskussion dreht sich darum, ob **„plötzlich" nur den schnellen Ablauf des Ereignisses (BGH)** oder auch dessen **Unentrinnbarkeit (RG)** verlangt. Die Lösung ist, dass, wenn der Ablauf nicht schnell ist, er dann jedenfalls unentrinnbar sein muss.

## 10.3 „Plötzlich"

Eine Röntgenbestrahlung von 40 Minuten führte zu Verbrennungen im Bereich beider Hände. Dazu das RG (Urteil vom 21.11.1919 – VII 263/19):
*„Der Begriff der Plötzlichkeit" erschöpft sich „keineswegs in dem Begriff der Schnelligkeit, schließt vielmehr als wesentliches Merkmal das des Unerwarteten, Unvorhergesehenen, Unentrinnbaren in sich."*

Die „Plötzlichkeit" wurde bejaht, obwohl das Ereignis, die Einwirkung von Röntgenstrahlen, 40 min gedauert hatte. Dagegen der BGH (Urteil vom 12.12.1984 – IVa ZR 88/83):

*„Plötzlich" stellt in erster Linie ein zeitliches Element des Unfallbegriffs dar. Wenn sich das objektive Geschehen innerhalb eines kurzen Zeitraums verwirklicht hat, ist das Geschehen stets in diesem Sinne „plötzlich."*

Das RG hatte folgenden Fehler gemacht, der die Ausführungen des BGH provozierte und eine Klarstellung erforderlich machte: Es hatte die Plötzlichkeit nicht nur auf das Ereignis, also die Einwirkung der Röntgenstrahlen, sondern auch auf die Gesundheitsschädigung bezogen und zwar wie folgt:

*„Die geforderte „plötzliche" Einwirkung des schädigenden Ereignisses liegt, wie der Berufungsrichter in Übereinstimmung mit der Rechtsprechung des erkennenden Senats angenommen hat, nicht nur dann vor, wenn das Ereignis seine schädigende Wirkung augenblicklich, momentan ausgeübt hat, sondern auch dann, wenn die Einwirkung erst in ihrer einen verhältnismäßig kurzen Zeitraum umfassenden Fortsetzung die Körperschädigung herbeigeführt hat, sofern nur diese Wirkung für den Verletzten überraschend, unerwartet, unvorhergesehen eingetreten ist."*

Die Plötzlichkeit wurde also auf die „Wirkung", die Gesundheitsschädigung, bezogen. Sie bezieht sich jedoch ausdrücklich (Ziff. 1.3 AUB 2020) nur auf das „Ereignis". Dieses muss „plötzlich" sein.

Dass sich „plötzlich" nur auf das Ereignis und nicht auf die Gesundheitsschädigung bezieht, ist kein akademischer Streit. Die Betonung allein des zeitlichen Elements ist verständlich, wenn man sich vergegenwärtigt, dass der Unfallbegriff neben der Plötzlichkeit des Ereignisses die Unfreiwilligkeit/Unentrinnbarkeit der Gesundheitsschädigung verlangt. Diese wird nach § 178 (2) Satz 2 VVG vermutet. Die Beweislast des „plötzlichen" Ereignisses, das die versicherte Person zu beweisen hat und die Unfreiwilligkeit/Unentrinnbarkeit der Gesundheitsschädigung, die zu Gunsten der versicherten Person vermutet wird, stehen sich also, was die Anforderungen an die Beweislast betrifft, konträr gegenüber. Allein schon deshalb muss das zeitliche Element, die Plötzlichkeit des Ereignisses, von dem dadurch bedingten Erfolg, der Unentrinnbarkeit der Gesundheitsschädigung, sauber abgegrenzt werden.

BGH, Urteil vom 16.10.2013 – IV ZR 390/12:
Die Versicherte injizierte sich Kokain und verstarb an der Injektion.

Die Plötzlichkeit des Ereignisses wird vom BGH bejaht, wobei erläuternd darauf hinzuweisen ist, dass Drogeninjektionen nach den Musterbedingungen (Ziff. 5.2.3 AUB 2020) vom Versicherungsschutz ausgeschlossen sind, was im Beipielsfall jedoch nicht vereinbart war, die Ausführungen des BGH deshalb hier nur insofern von Interesse sind, als sie sich mit dem Begriff „plötzlich" auseinandersetzen.

*„Die Plötzlichkeit des Ereignisses ergibt sich bereits daraus, dass sich die Injektion des Kokains objektiv innerhalb eines kurz bemessenen Zeitraums vollzogen hat. Hat sich das Geschehen innerhalb dieses kurzen Zeitraums verwirklicht, ist es nach der Rechtsprechung des Senats stets plötzlich, ohne dass es auf die Erwartungen des Betroffenen ankommt. Dies entspricht auch der überwiegenden Auffassung im Schrifttum. Lediglich in den Fällen, in denen sich das Geschehen nicht innerhalb eines kurzen Zeitraums ereignet, werden auch weitere Ereignisse vom Versicherungsschutz umfasst, die für den Betroffenen unerwartet, überraschend und unentrinnbar sind. Ist dagegen – wie hier – die zeitliche Komponente des Unfallbegriffs erfüllt, so liegt bereits damit ein plötzliches Ereignis vor. Daher kann die Plötzlichkeit des Geschehens nicht unter Hinweis auf das willensgesteuerte Verhalten bei einer Rauschmittelinjektion verneint werden."* „Weiterhin lässt sich eine Verengung auf das subjektive Verständnis eines Unfalls nicht darauf stützen, dass unter "plötzlich" allein oder vorrangig etwas Unerwartetes zu verstehen wäre. Der Begriff "plötzlich" beschreibt neben der Unerwartetheit auch die Schnelligkeit eines Vorgangs; daher ist "plötzlich" nicht nur im Sinne von "unerwartet" oder "überraschend", sondern auch im Sinne von "schnell", "schlagartig" oder "jäh" zu verstehen". *„Ein alleiniges oder hauptsächliches Abstellen auf eine subjektive Sichtweise führte vielmehr zu einer Vermengung des Unfallbegriffs mit der Frage der Freiwilligkeit. Würde etwa bei einer Gesundheitsbeschädigung durch einen Beilhieb – bei der auch eine Selbstverstümmelung in Betracht kommt – nicht bereits das in Bruchteilen einer Sekunde eintretende Ereignis ausreichen, sondern der Versicherungsnehmer die Unerwartetheit, die Unvorhersehbarkeit und die Unentrinnbarkeit des Ereignisses zu beweisen haben, so würde auf diese Weise der nach § 178 Abs. 2 Satz 2 VVG vom Versicherer zu führende Beweis der fehlenden Unfreiwilligkeit mittelbar auf den Versicherungsnehmer verlagert. Dies widerspreche der Intention des Gesetzgebers, der in § 178 Abs. 2 Satz 2 VVG bis zum Beweis des Gegenteils eine Vermutung der Unfreiwilligkeit des Unfalls statuiert hat."*

Die versicherte Person stirbt infolge einer Kohlenmonoxidvergiftung.

In den Fällen, in denen die Einwirkungszeit, das Einatmen von Kohlenmonoxid, das „Ereignis", mehrere Stunden betragen kann, bis es zur Gesundheitsschädigung (Tod) führt, kommt das Unentrinnbare des Ereignisses ins Spiel. Das Ereignis, die Einwirkung von Kohlenmonoxid, ist „plötzlich", trotz des Zeitraums, in dem es auf den Körper einwirkt, weil sich die versicherte Person, die die Gefahr nicht erkennt, sich ihr nicht entziehen kann.

Die versicherte Person springt von einem fahrenden Elektroroller ab. Sie kommt unglücklich auf. Sie knickt mit dem Fuß um und erleidet einen Sprunggelenksverrenkungsbruch.

Die Handlung, das Abspringen war geplant. Nicht geplant war jedoch das „plötzliche" unglückliche Aufkommen auf dem Boden. Der Kontakt mit dem Boden, das Ereignis, das den Sprunggelenksverrenkungsbruch zur Folge hat, ist „plötzlich".

BGH, Urteil vom 13.07.1988 – IVa ZR 204/87:
Der Versicherte, ein Tierarzt, wird ohnmächtig, fällt um und verletzt sich, weil er über einen kurzen Zeitraum – so vom BGH unterstellt – Jauchegas einatmet, was er als Tierarzt hätte wissen müssen.

Das Einatmen von Jauchegas, das Ereignis, ist „plötzlich". Der Tierarzt handelte jedoch fahrlässig. Er konnte die Gefahr bei entsprechender Überlegung erkennen. Es kommt jedoch auf ein irgendwie geartetes Verschulden bei dem Merkmal „plötzlich" nicht an. **„Auch auf die Erwartungen und Vorstellungen des vom Geschehen Betroffenen kommt es – bei schon objektiv plötzlichem Geschehen – nicht an".**

### 10.3.1 Zusammenfassung: „Plötzlich"

- „Plötzlich" beinhaltet als zeitliches Moment, dass das Ereignis innerhalb eines kurzen Zeitraums abläuft.
- Beträgt die Einwirkungszeit jedoch länger, ohne dass der versicherten Person die Möglichkeit gegeben ist, sich der Einwirkung zu entziehen, dann kommt es neben dem zeitlichen Moment auf die „Unentrinnbarkeit" an.
- Für die Frage, ob ein Ereignis „plötzlich" ist, ist die bewusste und gewollte Vorgeschichte uninteressant.
- Ein Eigenverschulden der versicherten Person ist für das Merkmal „plötzlich" des Unfallbegriffs unerheblich.
- Worauf zu achten ist: **„Plötzlich" bezieht sich auf das Ereignis** – nicht auf die Gesundheitsschädigung. Diese muss nicht „plötzlich" eintreten.

## 10.4 „Auf ihren Körper"

Das Ereignis muss „*auf ihren Körper*", auf den Körper der versicherten Person, einwirken.

> Die Bankangestellte, die durch den Bankräuber eine Pistole auf sich gerichtet sieht, erleidet einen Schlaganfall.
>
> BGH, Urteil vom 19.04.1972 – IV ZR 50/71:
> „*Es genügt, dass das Unfallereignis*" „*eine Gesundheitsschädigung durch sinnliche Wahrnehmungen oder seelische Eindrücke (Schockwirkung) herbeiführt.*"

**Nur *Körper*schädigungen begründen einen Anspruch auf Versicherungsleistungen. Kommt es dagegen zu einer ausschließlich psychischen Reaktion, ist der Unfallbegriff der PUV nicht erfüllt.** Eine unmittelbare Einwirkung auf den Körper ist jedoch nicht erforderlich. Es reicht aus, dass das Ereignis über eine reflexartige psychische Reaktion (Schock) als eine aktuelle Bedrohung oder Gefahr auf den Körper wirkt. Voraussetzung ist jedoch, dass sich ein Ursachenzusammenhang, eine Einwirkung auf den Körper und eine dadurch bedingte Gesundheitsschädigung – und nicht nur ein zeitliches Nacheinander – sichern lässt. Es handelt sich aber um einen Grenzfall, wie das nachfolgende Beispiel deutlich macht.

> Der sportlich aktive und bis dahin keine gesundheitlichen Probleme zeigende Versicherte, 59 Jahre alt, bohrte in seiner Wohnung versehentlich eine Gasleitung an, wodurch plötzlich Erdgas ausströmte. Das Erdgas war völlig ungefährlich, was der Versicherte jedoch nicht wusste. Er setzte einen Notruf ab. Der Versicherte wurde bewusstlos. Ursächlich für die

Bewusstlosigkeit des Versicherten war eine „Stress- und Angstreaktion auf eine äußerlich bleibende (und sich auch nicht realisierende) Bedrohung". „Diese führte zu einem blutigen Schlaganfall durch Austritt von Blut aus einem Hirngefäß."
OGH (Oberster Gerichtshof Österreich), Urteil vom 21.11.2018 – 7Ob200/18i:
*Die Klage des Versicherten auf Leistungen der Privaten Unfallversicherung wurde mit folgender Begründung abgewiesen: „Nach der Einschätzung eines durchschnittlich verständigen Versicherten gehört zum Vorliegen eines Unfalls aber grundsätzlich eine, wenngleich auch nur geringfügige Verletzung des Versicherten. Im Regelfall ist also eine Beeinträchtigung der körperlichen Integrität des Versicherten dem Unfallbegriff inhärent."*

Vorliegend wirkte das austretende Gas nicht auf den Körper ein. Es verursachte keine Gesundheitsschädigung. Denn es war ungefährlich. Zur Gefahr wurde es für den Versicherten jedoch dadurch, dass er glaubte, es sei gefährlich und er dadurch in Angst und Stress geriet. Naheliegend war dies die Ursache für einen erheblichen Blutdruckanstieg und damit für die Hirnblutung. Diese Ursache wurde aber allein psychisch vermittelt, durch Angst und Stress, nicht durch eine Einwirkung auf den Körper. Hätte der Versicherte die Ungefährlichkeit des Gases gekannt, hätte er deutlich gelassener reagiert. Erst sein Glauben an die Gefahr führte zur Gesundheitsschädigung. Das ist jedoch kein Unfall im Sinne der AUVB und der AUB.

Ein Motorradfahrer fährt grob fahrlässig in einen ihm entgegenkommenden Pkw. Der Pkw-Fahrer bleibt körperlich unverletzt. Der Motorradfahrer verstirbt an der Unfallstelle. Der Pkw-Fahrer erkrankt nachfolgend, in Erinnerung an den Verkehrsunfall mit der Endlichkeit des Lebens konfrontiert, an einer Depression mit Schlaflosigkeit und Rückzug aus seinem sozialen Leben.

Auch wenn der Zusammenhang mit dem Verkehrsunfall gesichert ist – dieser war conditio sine qua non für die Depression – sind Leistungen der Privaten Unfallversicherung schon deshalb nicht begründet, weil die Einwirkung „auf seinen Körper" fehlt. Denn die Depression wurde verursacht durch das Nachdenken über den Unfall und den jederzeit möglichen Tod, nicht unmittelbar durch den Verkehrsunfall. Es kann offenbleiben, ob dem Autofahrer ein Schmerzensgeldanspruch (Haftpflichtversicherung) zusteht. Ein Anspruch aus der PUV ist nicht begründet.

Der Versicherte leidet an Herzrhythmusstörungen (Wolff-Parkinson-White-Syndrom). Er verstirbt bei einem Tauchtraining, ohne dass dafür – neben den Herzrhythmusstörungen – eine weitere Ursache gesichert werden kann.
OLG Köln, Urteil vom 30.11.1989 – 5 U 71/89:
*„Unter Berücksichtigung der von den medizinischen Sachverständigen getroffenen Feststellungen hält es der Senat für jedenfalls durchaus möglich, keinesfalls jedoch für ausgeschlossen, dass das bei dem Versicherten vorliegende WPW-Syndrom die Herzrhythmusstörung ausgelöst hat. Das aber ist ein ausschließlich innerer Vorgang und kein von außen auf den Körper des Versicherten wirkendes Ereignis, so dass der Unfallbegriff des § 2 Abs. 1 AUB nicht erfüllt ist."*

Die Versicherte stürzt, fällt auf die rechte Schulter und bricht sich u. a. den künstlichen Ersatz des rechten Oberarmkopfs.

**Die unfallbedingte Schädigung eines Körperersatzstücks ist dann einer Einwirkung „auf den Körper" gleich zu setzen, wenn dieses implantiert ist.** Abnehmbare Körperersatzstücke, wie die Brille, die abnehmbare Prothese, die herausnehmbare Zahnprothese sind dagegen Sachen. Ihre Schädigung ist keine Einwirkung „auf den Körper".

### 10.4.1 Zusammenfassung: „Auf ihren Körper"

- Als „auf ihren Körper" einwirkende Ereignisse sind auch solche zu werten, die über eine reflexartige Reaktion (Schock) auf den Körper wirken (Grenzfall).
- Die Vorstellung einer lebensbedrohlichen Situation und eine durch Aufregung bedingte Gesundheitsschädigung führt nicht dazu, dass diese durch die Einwirkung auf den „Körper" bedingt ist.
- Psychische Reaktionen nach einem äußeren Ereignis sind keine Folgen einer Einwirkung „auf den Körper".
- Abzugrenzen sind „auf ihren Körper" einwirkende Ereignisse von Ereignissen aus innerer Ursache. Der Versicherte trägt die Beweislast für die Einwirkung auf den Körper.
- Die unfallbedingte Schädigung von Endoprothesen ist eine Einwirkung „auf den Körper".

## 10.5 „unfreiwillig"

Die versicherte Person erleidet „**unfreiwillig**" eine Gesundheitsschädigung.

- *„Die Unfreiwilligkeit wird bis zum Beweis des Gegenteils vermutet"* (§ 178 (2) Satz 2 VVG).

Die Beweislast, die bis zu diesem Punkt die versicherte Person für alle Tatbestandsmerkmale des Unfallbegriffs in der PUV zu tragen hat, trifft infolge der widerlegbaren Vermutung der Unfreiwilligkeit der Gesundheitsschädigung nunmehr die Versicherung. Diese Vermutung, eingeführt durch Gesetz vom 23.11.2007 mit Wirkung vom 01.01.2008, ist vertraglich nicht abdingbar (§ 191 VVG). Dieser „Meilenstein" für den Versicherten, **die Umkehr der Beweislast, bezieht sich nur auf die *Unfreiwilligkeit der Gesundheitsschädigung*, also nicht auf die übrigen Tatbestandsmerkmale des Unfallbegriffs.** Unfreiwilligkeit liegt vor, wenn die versicherte Person sich der Gesundheitsschädigung weder vorsätzlich noch bedingt vorsätzlich ausgesetzt hat.

> Der Versicherte hackt sich bewusst (vorsätzlich, dolus directus) einen Daumen ab, um in den Genuss von Versicherungsleistungen zu kommen.

Der Versicherte handelt vorsätzlich (freiwillig). Vorsatz (Freiwilligkeit) ist auch gegeben, wenn der Versicherte die Gesundheitsschädigung billigend in Kauf nimmt (dolus eventualis), wenn ihm also das Risiko eines negativen Ausgangs bewusst ist, er dieses Risiko aber akzeptiert.

Der Versicherte will die Grenzen seiner Leistungsfähigkeit testen. Er versucht ohne Sauerstoff den Mount Everest zu besteigen. Er verstirbt auf dem Weg nach oben an Erschöpfung und Sauerstoffmangel.

**Es stellt sich die Frage, ob der Tod billigend in Kauf genommen wurde (dolus eventualis).** Wenn der Versicherte tatsächlich bereit war, in seinem Ehrgeiz über die ihm bekannten Grenzen seiner Leistungsfähigkeit hinauszugehen und sein Leben und seine Gesundheit aufs Spiel zu setzen, dann wird das zu bejahen sein. Entscheidend ist also die Motivation des Versicherten. **Die Frage der Freiwilligkeit oder der Unfreiwilligkeit ist immer eine Einzelfallentscheidung.**

Der Versicherte, 17 Jahre alt, klettert auf einen Eisenbahnwagen. Durch einen überspringenden Lichtbogen, ausgehend von der stromführenden Oberleitung, erleidet er schwerste Verbrennungen.

Hier greift die Umkehr der Beweislast. **Dem Jugendlichen ist zu unterstellen, dass er sich des Risikos seines Unternehmens bewusst war. Man kann ihm aber nicht unterstellen, dass er dieses billigend in Kauf genommen hat. Hier greift die Vermutung des § 178 (2) Satz 2 VVG.** Die Unfreiwilligkeit der Gesundheitsschädigung wird vermutet.

Der 19-jährige Versicherte starb an inneren Blutungen, deren Ursache ein Schuss mit einem Kleinkalibergewehr war, das der Versicherte direkt in Höhe des Herzens aufgesetzt hatte. Streitig war, ob die Vermutung des § 178 (2) Satz 2 VVG auch mittels **Anscheinsbeweis** widerlegt werden kann.
Dazu der BGH, Urteil vom 18.03.1987 – IVa ZR 205/85:
*„Die Anwendung der Grundsätze über den Anscheinsbeweis ist deshalb problematisch, weil es sich um die Feststellung eines individuellen Willensentschlusses handelt. Die höchstrichterliche Rechtsprechung geht davon aus, dass es grundsätzlich keinen Anscheinsbeweis für individuelle Verhaltensweisen von Menschen in bestimmten Lebenslagen gibt". „Nach Auffassung des Senats kommt ein Anscheinsbeweis für eine vorsätzliche Selbsttötung nicht in Betracht. Ein Beweis des ersten Anscheins ist dann möglich, wenn im Einzelfall ein typischer Geschehensablauf vorliegt, der nach der Lebenserfahrung auf eine bestimmte Ursache hinweist und so sehr das Gepräge des Gewöhnlichen und Üblichen trägt, dass die besonderen individuellen Umstände in ihrer Bedeutung zurücktreten".*

Für eine individuelle Entscheidung gibt es keine „Blaupause".

OLG Koblenz, Beschluss vom 31.08.2006 – 10 U 1763/05:
Der Versicherte wurde um 3 Uhr nachts von einem Zug überfahren. Die „Unfall" stelle lag mindestens 200 m von der Straße entfernt. Die Bahnstrecke hatte an dieser Stelle einen geraden Verlauf, konnte also eingesehen werden. Ein Bahnhof oder ein anderer Ort, der ein Überqueren der Gleise erklärt hätte, lag nicht in der Nähe.

Diese objektiven Umstände reichen aus, um die Vermutung der Unfreiwilligkeit des Todes zu widerlegen und von einer Selbsttötung auszugehen. Denn es gibt keine andere Erklärung für die Auffindesituation des Versicherten als eine Selbsttötung, auch wenn kein Abschiedsbrief existiert und Zeugnis dafür angeboten wird, dass eine Selbsttötung nicht dem Charakter des Versicherten entspreche.

OLG Köln, Urteil vom 26.02.2003 – 5 U 178/99:
Der Versicherte hat den linken, hoch versicherten Zeigefinger angeblich durch Holzhacken verloren Zwischen den Parteien war streitig, ob der Fingerverlust vorsätzlich herbeigeführt wurde.

**Die Widerlegung der Vermutung der Unfreiwilligkeit setzt voraus, „dass für die Freiwilligkeit ein für das praktische Leben brauchbarer Grad von Gewissheit bzw. ein für einen vernünftigen, die Lebensverhältnisse klar überschauenden Menschen so hoher Grad von Wahrscheinlichkeit spricht, dass er Zweifeln Schweigen gebietet, ohne sie völlig auszuschließen".** Die Freiwilligkeit wurde vorliegend bejaht, da der Lebenssachverhalt, der zum Fingerverlust geführt haben sollte, einerseits unterschiedlich angegeben wurde und andererseits – selbst wenn alle Alternativen unterstellt wurden –, kein Sachverhalt den isolierten unfreiwilligen Fingerverlust erklären konnte. Versicherungsbetrug ist nicht selten das Motiv für derartige Fälle der Selbstschädigung

### 10.5.1 Zusammenfassung: „Unfreiwillig"

- Es gilt die Vermutung der Unfreiwilligkeit der erlittenen Gesundheitsschädigung. Führt die versicherte Person die Gesundheitsschädigung vorsätzlich oder bedingt vorsätzlich herbei, ist die *gesetzliche Vermutung der Unfreiwilligkeit* der erlittenen Gesundheitsschädigung widerlegt. Beweisbelastet ist die Versicherung.
- Bedingter Vorsatz ist gegeben, wenn ein hohes Risiko in Kauf genommen wird in der Erkenntnis, dies wahrscheinlich bzw. möglicherweise nicht beherrschen zu können.
- Erkennen eines Risikos ist nicht gleichbedeutend mit dessen Billigung. Ist die versicherte Person davon überzeugt, dass sie das Risiko vermeiden kann, und kommt es dennoch zur Gesundheitsschädigung, erleidet sie diese unfreiwillig.
- Bei einer fraglichen Selbsttötung gibt es – in aller Regel – keinen Anscheinsbeweis. Die „individuelle Verhaltensweisen von Menschen in bestimmten Lebenslagen" ist zu unterschiedlich.
- Das Abtrennen einzelner – möglicherweise hoch versicherter – Finger kann gegen die Unfreiwilligkeit sprechen.

### 10.6 „Gesundheitsschädigung"

*Die angegurtete Versicherte bringt den von ihr gesteuerten Pkw, der mit korrekt eingestellten Kopfstützen ausgerüstet ist, vor einer Lichtzeichenanlage zum Stehen. Der nachfolgende Pkw fährt auf das Fahrzeugheck auf. Die Versicherte gibt an der Unfallstelle an, unverletzt zu sein. Der Verkehrsunfall wird nicht polizeilich aufgenommen. Die Versicherte verlässt die Unfallstelle in ihrem Pkw – selbst steuernd. Nach 6 Stunden stellt sie sich in der Notaufnahme eines Krankenhauses vor und gibt an, sie leide unfallbedingt unter zunehmenden Verspannungen im Bereich der Halswirbelsäule. Sofort veranlasste kernspintomographische Aufnahmen bringen ausgeprägte degenerative Veränderungen zur Darstellung, jedoch keinerlei Zeichen/Hinweise (Ödeme) einer unfallbedingten Krafteinwirkung auf die Halswirbelsäule.*

Vorliegend fehlt – ein „von außen auf ihren Körper wirkendes Ereignis" als gesichert unterstellt – die verkehrsunfallbedingte „Gesundheitsschädigung", die die Versicherte zu beweisen hat. Eine unfallbedingte Krafteinwirkung lässt kernspintomografisch erkennbare Ödeme erwarten, die vorliegend fehlen. Dieser Befund – im Zusammenwirken mit der vom Kfz-Sachverständigen zu ermittelnden Kollisionsdifferenzgeschwindigkeit, mit der Kopfstütze und dem Verhalten der Versicherten – sind sichere Indizien, die eine unfallbedingte Gesundheitsschädigung im Bereich der Halswirbelsäule nicht begründen lassen, sodass die Versicherte diesen Beweis nicht führen kann. Beweisbelastet ist derjenige, der sich auf eine stattgehabte Gesundheitsschädigung beruft.

> Der Versicherte ist schwerhörig. Er trägt deswegen ein Hörgerät. Dieses wird durch ein äußeres Ereignis beschädigt.

Die Schwerhörigkeit, der Gesundheitszustand des Versicherten, wird unfallbedingt nicht tangiert. Das Hörgerät hilft zwar eine Gesundheitsschädigung zu überwinden, ist aber nicht Teil des Körpers und sein Verlust ist keine Gesundheitsschädigung. Das Hörgerät ist ebenso wie z. B. die Brille, Kontaktlinsen usw. eine abnehmbare Sache.

### 10.6.1 Zusammenfassung: „Gesundheitsschädigung"

- Kommen weder klinisch, noch bildgebend Verletzungszeichen zur Darstellung und sprechen zudem das Verhalten der versicherten Person und unfallmechanischen Überlegungen gegen eine stattgehabte Krafteinwirkung, lässt sich eine Gesundheitsschädigung nicht begründen.
- Abnehmbare Körperersatzstücke/Hilfsmittel sind Sachen. Ihre Beschädigung ist keine Gesundheitsschädigung.

### 10.7 „Erweiterter Unfallbegriff": Ziff. 1.4 AUB 2020

**„Erhöhte Kraftanstrengung" (Ziff. 1.4.1 AUB 2020)**
*„Als Unfall gilt auch, wenn sich die versicherte Person durch eine erhöhte Kraftanstrengung*

- *ein Gelenk an Gliedmaßen oder der Wirbelsäule verrenkt.*
- *Muskeln, Sehnen, Bänder oder Kapseln an Gliedmaßen oder der Wirbelsäule zerrt oder zerreißt."*

Die Ziff. 1.4.1 AUB 2020 erweitert den Unfallbegriff um die „erhöhte Kraftanstrengung", wobei in den AUB 2020 (Ziff. 1.4.2 bis Ziff. 1.4.4) noch weitere Fälle aufgeführt sind, die nach dem bisherigen Verständnis der AUB zwar weitestgehend unter den Unfallbegriff fallen, also dessen Erweiterung nicht bedürfen. Es handelt sich um die Einbeziehung von Gesundheitsschädigungen durch „Dämpfe und Gase"

(Ziff. 1.4.2), „Unfälle unter Wasser" (Ziff. 1.4.3) und „Gesundheitsschäden bei Rettungsmaßnahmen" (Ziff. 1.4.4), wobei diese sich ab den AUB 2020 auch auf Maßnahmen zur Rettung von Tieren und Sachen beziehen. Der Schwerpunkt der Erweiterung des Unfallbegriffs ist jedoch die „erhöhte Kraftanstrengung". Probleme bei der Umsetzung dieser Bedingung sind:

- Die „erhöhte" Kraftanstrengung
- Die versicherte Eigenbewegung
- Die versicherten Verletzungsmechanismen
- Die versicherten Gesundheitsschädigungen

## 10.7.1 „Erhöhte" Kraftanstrengung

> Der Versicherte, ein Taxifahrer, hob einen 20 kg schweren Koffer aus dem Kofferraum seines Taxis, der sich verkantet hatte. Es kam zu einer Zusammenhangstrennung der langen Bizepssehne rechts.
> OLG Hamm, Beschluss vom 11.02.2011 – I-20 U 151/10:
> *„Die Beurteilung, ob eine erhöhte Kraftanstrengung an Gliedmaßen oder Wirbelsäule vorliegt, die unter den erweiterten Unfallbegriff von Nr. 1.4.1. der AUB 2002 fällt, bestimmt sich nach den persönlichen Verhältnissen des Versicherten."*

Die Frage, ob eine „erhöhte" Kraftanstrengung vorliegt, ist eine Rechtsfrage und fällt grundsätzlich nicht in die Kompetenz des ärztlichen Gutachters. Er ist dennoch mit dieser Frage befasst, vor allem wenn ein individueller Maßstab angelegt wird, wenn also entscheidend ist, **ob im Einzelfall für den konkreten Versicherten unter Berücksichtigung seiner individuellen körperlichen Verhältnisse eine erhöhte Kraftanstrengung vorliegt.** Alle körperlichen Tätigkeiten sind mit muskulärer Kraft verbunden. Voraussetzung für das Eintreten der Privaten Unfallversicherung ist, dass die Kraftanstrengung für den Taxifahrer im Vergleich zu den von ihm erbrachten üblichen subjektiven Kraftanstrengungen „erhöht" war. Der Taxifahrer hob 20 kg schwere Koffer täglich mehrfach aus seinem Kofferraum, auch wenn diese verkanteten. Für ihn war die Kraftanstrengung nicht erhöht. Was für einen 80-Jährigen eine „erhöhte Kraftanstrengung" ist, ist für einen 20-Jährigen ein „Klacks" und nicht versichert. **Entscheidend für die Frage, ob eine Kraftanstrengung „erhöht" ist, ist also die jeweilige Konstitution des Versicherten, ein rein individuelles, auf den einzelnen Menschen bezogenes Beurteilungskriterium.**

> Der Versicherte erlitt beim schnellen Antritt beim Badmintonspiel eine Zusammenhangstrennung der rechten Achillessehne.
> LG Dortmund, Urteil vom 17.10.2008 – 2 O 449/07:
> *„Durch das Erfordernis der erhöhten Kraftanstrengung sollen für den Versicherungsnehmer erkennbar Kraftanstrengungen des täglichen Lebens, die zwar einen gewissen Muskeleinsatz aber keinen bemerkenswerten Krafteinsatz erfordern, als Gelegenheitsursachen vom Versicherungsschutz ausgeschlossen werden. Solche Bewegungsabläufe führen regelmäßig nur dann zu Verletzungen, wenn bereits anlage- oder schicksalsbedingte Verschleißerscheinungen oder krankhafte Veränderungen an den Körperteilen vorliegen. Vom Versicherungsschutz gedeckt werden sollen hingegen besondere Anstrengungen, die*

*nach Art oder Intensität von dem erforderlichen Kraftaufwand abweichen, der bei normalen körperlichen Bewegungen wie Gehen, Laufen, Aufstehen oder ähnlichem aufzubringen ist. Daran gemessen stellt der schnelle Antritt im Rahmen sportlicher Betätigung insbesondere beim Badmintonspiel eine im Sinne der Versicherungsbedingungen erhöhte Kraftanstrengung dar, da für den kurzen Sprint, den der Kläger vorgenommen hat, eine maximale Anspannung der betroffenen Muskelgruppen erforderlich war, was ebenfalls zur maximalen Belastung der mit dem Wadenmuskel verbundenen Achillessehne geführt hat."*

**Sportliche Betätigungen werden in der Mehrzahl der Fälle als erhöhte Kraftanstrengung anerkannt, da die körperliche Anstrengung in aller Regel das Ziel sportlicher Aktivitäten ist.**

Der Versicherte wollte beim Badminton-Spiel im Stand einen Ball schlagen. Er verspürte einen plötzlichen Schmerz und eine „plötzlich auftretende Instabilität im rechten Sprunggelenk". Der Versicherte wurde von der „Unfall"-stelle in eine Klinik gebracht. Gesichert wurde eine Zusammenhangstrennung der rechten Achillessehne.

Der Versicherte trägt die Beweislast für die erhöhte Kraftanstrengung. Diese lässt sich in Bezug auf die Achillessehne rechts nicht begründen, auch wenn eine gewisse Beteiligung an einem kräftigen Schlag aus dem Stand zu akzeptieren ist.

### 10.7.2 Zusammenfassung: „Erhöhte" Kraftanstrengung

- Entscheidend für eine erhöhte Kraftanstrengung ist die individuelle Konstitution des Versicherten.
- Sportliche Betätigung ist in der Regel mit einer erhöhten Kraftanstrengung verbunden.
- Eine erhöhte Kraftanstrengung beim Sport setzt voraus, dass die geschädigte Struktur konkret belastet ist.

### 10.7.3 Die versicherte Eigenbewegung

Ein 58-jähriger Versicherter erlitt beim Versuch, beim Tennisspiel kraftvoll einen Überkopfball zu schlagen, eine gedeckte Schulterverrenkung rechts mit einer Teilschädigung des unteren Armnervengeflechts entsprechend dem Ausbreitungsgebiet der Nervenwurzeln C7 und C8. Als Folge eines früheren Unfalls bestand der vollständige Verlust der langen Bizepssehne rechts. Die unfallnah angefertigten bildgebenden Aufnahmen brachten eine Verringerung des Abstandes zwischen Oberarmkopf und knöcherner Schulterhöhe zur Darstellung sowie knöcherne Anbauten am Muskelhöcker und am Übergang der Gelenkfläche des Oberamkopfes zum Oberarmschaft.

Der Schädigungsmechanismus sowie die bildgebenden Aufnahmen belegen einerseits, dass das rechte Schultergelenk des Versicherten bereits vor der zur Diskussion stehenden erhöhten Kraftanstrengung minderbelastbar war. Das steht aber vorliegend nicht zur Diskussion. Sie belegen aber weiter, dass die unfallfremden Veränderungen – der Verlust der langen Bizepssehne – an der Entstehung der unfallbedingten Erstgesundheitsschädigung mitgewirkt haben. Denn ohne eine unfallfremde Destabilisierung ist eine gedeckte Schulterverrenkung durch die Eigenbewegung nicht zu erklären. Der kraftvolle Überkopfschlag setzt zwar das Schultergelenk unter Stress, jedoch nur im Rahmen des bestimmungsgemäßen (physiologischen) Gebrauchs. Das Schadensbild, die Verrenkung der rechten Schulter, setzt als Mitwirkungsfaktor die Minderbelastbarkeit des rechten Schultergelenks voraus. Die lange Bizepssehne gehört neben der Rotatorenmanschette und dem Deltamuskel zu den aktiven Stabilisatoren des Schultergelenks. Durch das Fehlen der langen Bizepssehne war die Führung des Oberarmkopfes in der Schulterpfanne herabgesetzt. Mitursächlich für das Schadensbild infolge Eigenbewegung war also der Verlust der langen Bizepssehne.

> Die „erhöhte Kraftanstrengung" versichert eine besonders qualifizierte Form der Eigenbewegung. Es liegt also keine Einwirkung von außen vor, sondern ein innerkörperlicher Vorgang. Der Mensch wäre jedoch eine Fehlkonstruktion, wenn die kontrollierte Eigenbewegung, auch wenn sie mit einer „erhöhten Kraftanstrengung" verbunden ist, grundsätzlich geeignet wäre, eine Gesundheitsschädigung zu verursachen. Gestört ist in diesen Fällen in der Regel die Abstimmung von Muskulatur und Sehnen bzw. es liegen vorzeitig veränderte Strukturen vor, die die Belastbarkeit der betroffenen Struktur herabsetzen. In diesen Fällen wirken in aller Regel am Eintritt der Gesundheitsschädigung Krankheiten oder Gebrechen mit (Ziff. 3 AUB 2020).

Der Versicherte erlitt beim Hipp-Hopp-Tanzen eine gedeckte Zusammenhangstrennung der rechten Achillessehne. Ein durch irgendwelche äußeren Einflüsse gestörter Bewegungsablauf war nicht zu sichern.

Es handelte sich um eine Gesundheitsschädigung infolge einer Eigenbewegung im Rahmen einer, möglicherweise erhöhten, Kraftanstrengung. Erklärlich ist diese jedoch nur durch vorzeitige Texturstörungen der Achillessehne. Zu veranlassen ist in diesen Fällen vom Therapeuten stets eine feingewebliche Untersuchung von Anteilen der Achillessehne, um den Mitwirkungsfaktor (Ziff. 3 AUB 2020) sichern zu können. Ist diese unterblieben oder bei konservativer Behandlung nicht vorhanden, ist ein Beurteilungskriterium der Schädigungsmechanismus, die Frage also, ob und in welchem Ausmaß die Achillessehne durch diesen belastet wurde.

## 10.7.4 Zusammenfassung: Die versicherte Eigenbewegung

- Die erhöhte Kraftanstrengung infolge Eigenbewegung führt nur dann zu einer Gesundheitsschädigung, wenn die Belastbarkeit der betroffenen Struktur herabgesetzt ist. Zu berücksichtigen ist daher in aller Regel der Mitwirkungsfaktor (Ziff. 3 AUB 2020).

- Orientierungspunkte für die Bestimmung des Mitwirkungsfaktors unfallfremder Krankheiten oder Gebrechen (Ziff. 3 AUB 2020) sind in aller Regel das Ergebnis der feingeweblichen Untersuchung sowie der Schädigungsmechanismus.

### 10.7.5 Die versicherten Verletzungsmechanismen

#### 10.7.5.1 Verrenkung

Der 14-jährige Junge erleidet als Fußballspieler beim kraftvollen Tritt nach dem Ball eine gedeckte Kniescheibenverrenkung rechts.

Die Kniescheibenverrenkung infolge „erhöhter Kraftanstrengung" ist versichert (Ziff. 1.4.1 AUB 2020). Mitgewirkt haben jedoch sehr wahrscheinlich unfallfremde Gebrechen (Ziff. 3 AUB 2020), die zwingend klinisch und bildgebend abzuklären sind, die den Invaliditätsgrad prozentual mindern. Die Gebrechen können betreffen den Kniescheibenstand, die Kniescheibenform, das Kniescheibengleitlager, die Achsabweichung.

#### 10.7.5.2 Zerrung

Der 60-jährige Tennisspieler, der sich vor dem Spiel nicht aufgewärmt hatte, bremst aus vollem Lauf plötzlich ab, um einen vom Gegner geschlagenen Ball zu erreichen. Er erleidet eine Muskelzerrung im Bereich des linken Oberschenkels.

Die Muskelzerrung ist eine versicherte Gesundheitsschädigung. Eine Mitwirkung von Krankheiten oder Gebrechen steht nicht zur Diskussion (Ziff. 3 AUB 2020). Zwar wäre die Zerrung möglicherweise vermeidbar gewesen, wenn der Versicherte die Muskulatur „aufgewärmt" hätte. Dies ist aber eine reine Vorsichtsmaßnahme, keine Obliegenheit (Ziff. 7 AUB 2020). Auch ist davon auszugehen, dass das Alter des Versicherten mitgewirkt hat. Die alterskorrigierte Norm ist aber weder eine Krankheit noch ein Gebrechen.

#### 10.7.5.3 Zerreißung

BGH, Urteil vom 22.01.2020 – IV ZR 125/18:
Nach den Feststellungen des Berufungsgerichts zog sich der Kläger im Oktober 2013 durch das Anheben eines ca. 20 kg schweren Farbeimers, um diesen auf eine höhere Gerüstetage zu stellen, einen gedeckten Riss der rechten Supraspinatussehne zu.

Die Supraspinatussehne (Sehne des Obergrätenmuskels) ist Teil der Rotatorenmanschette. Diese spielt bei der Frage, ob deren Zusammenhangstrennung (Zerreißung) Folge einer „erhöhten Kraftanstrengung" sein kann und über die Ziff. 1.4 AUB 2020 versichert ist, eine besondere Rolle, weil deren vorzeitige Veränderungen sich häufig bei einer Kraftanstrengung manifestieren. Es kommt nicht selten zu anhaltend geklagten Beschwerden, wobei offen ist, ob dafür eine Zerrung oder Zerreißung ursächlich ist oder ob vielmehr vorzeitige Veränderungen klinisch manifest wurden. Die Entscheidung zwischen der Manifestation vorzeitiger Veränderungen und einer Zerreißung ist kernspintomografisch zu treffen. Kommen keinerlei Hinweise auf eine äußere Krafteinwirkung (Ödeme) bildgebend zur Darstellung, ist eine „Zerrung" oder „Zerreißung" auszuschließen. Eine der Ursachen vorzeitiger Veränderungen ist entwicklungsgeschichtlich begründet. Infolge des aufrechten Gangs des Menschen ist es zu einer rechtwinkligen Abweichung des Oberarms zum Schulterblatt und damit auch der Sehnen, die vom Schulterblatt zum Oberarm ziehen, gekommen. Diese phylogenetische Entwicklung ist in Verbindung mit der im Ansatzbereich der Supraspinatussehne am größeren Muskelhöcker kritischen Blutversorgung eine Erklärung für vorzeitige Veränderungen (Texturstörungen) der Sehne. Für den Betroffenen wirkt die Manifestation von Beschwerden im Zusammentreffen mit einer Kraftanstrengung wie eine Verursachung durch eine Zerreißung.

> Es geht zunächst um die Frage, ob im konkreten Fall eine erhöhte Kraftanstrengung zu bejahen ist. *„Bei der Beurteilung des Begriffs der erhöhten Kraftanstrengung sei auf einen subjektiven Maßstab abzustellen, wonach entscheidend sei, ob im Einzelfall für den konkreten Versicherten unter Berücksichtigung seiner individuellen körperlichen Verhältnisse eine erhöhte Kraftanstrengung vorliege. Maßgeblich sei, ob ein erhöhter Einsatz von Muskelkraft stattgefunden habe, der über denjenigen hinausgehe, der für den jeweiligen Versicherten mit normalen körperlichen Tätigkeiten und Bewegungen im Alltag verbunden sei."*

Die Frage einer erhöhten Kraftanstrengung wurde vom BGH bejaht, auch wenn das Hochstemmen von Farbeimern zum beruflichen Alltag des Versicherten gehörte.

> Die zweite Frage bezieht sich auf die Entstehung eines Rotatorenmanschettenschadens „an Gliedmaßen". *„Bei der Beurteilung von Verletzungen in Bereichen, in welchen die Gliedmaßen – also Arme und Beine – mit dem Rumpf verbunden sind, wird sich der Versicherungsnehmer zunächst am Wortlaut von Ziffer 1.4.1 AUB 2008 orientieren. Er wird erkennen, dass die Klausel keine Verletzung der Gliedmaße selbst fordert, sondern eine Verletzung an Gliedmaßen. Das wird er dahingehend verstehen, dass auch solche Körperteile erfasst werden sollen, die sowohl mit Gliedmaßen als auch mit dem Rumpf verbunden sind. Dazu wird er die im Streitfall verletzte Supraspinatussehne zählen, die als Teil der Rotatorenmanschette den Oberarm mit Schulter und Rumpf verbindet."*

Die dritte Frage betrifft die Beteiligung der Supraspinatussehne am Anheben des Farbeimers. **Die Supraspinatussehne ist nur ganz nachgeordnet, nach dem Deltamuskel, an der zur Diskussion stehenden Kraftanstrengung beteiligt. Die wesentliche Aufgabe dieser Sehne als Teil der Rotatorenmanschette ist die Fixierung des Oberarmkopfes in der Schulterpfanne.** Wenn die Kraftanstrengung, eine physiologische Bewegung, ursächlich für eine Zerreißung der Sehne sein soll, muss diese vorbestehend massiv verändert sein. Denn die Sehne ist in der Regel 3- bis 4-fach so belastbar, wie die ihr zugeordnete Muskulatur an Kraft aufbringt. Diese Aussage ist unabhängig vom Alter. Denn auch die Muskulatur wird im Alter schwächer. Die Kausalität zwischen Kraftanstrengung und Zusammenhangstrennung der Sehne – „*zog sich der Kläger ... einen Riss der Supraspinatussehne der rechten Schulter zu*" – ist also außerordentlich kritisch zu prüfen. Dabei ist – neben den klinischen Zeichen einer akut auftretenden Funktionsbeeinträchtigung (drop arm sign), dem dadurch bedingten Verhalten des Versicherten, dem Operationsbericht, dem feingeweblichen Befund – das Kernspin (MRT) eine deutliche Hilfestellung, das bis zu 3 Monate nach einem äußeren Ereignis Verletzungszeichen (Ödeme) zur Darstellung bringt.

### 10.7.6 Zusammenfassung: Die versicherten Verletzungsmechanismen

- Auch wenn bei der „Zerrung" oder „Zerreißung" durch erhöhte Krafteinwirkung altersbedingte Veränderungen mitgewirkt haben, ist versichert die alterskorrigierte Norm.
- Die Formulierung „an Gliedmaßen" (Ziff. 1.4.1 AUB 2020) erfasst alle Strukturen, die Rumpf und Gliedmaßen verbinden.
- Die Kausalität einer „erhöhten Kraftanstrengung" für eine Zusammenhangstrennung im Bereich der Rotatorenmanschette bedarf einer außerordentlich kritischen Prüfung an Hand der klinischen Zeichen, des Verhaltens der versicherten Person, des Operationsberichts, des Berichts über die feingewebliche Untersuchung und der Kernspintomografie.

### 10.7.7 Die versicherten Gesundheitsschädigungen

Die Versicherte will einen Bücherstapel aufheben. Sie geht in die Hocke. Beim Hochkommen spürt sie einen Stich im Kniegelenk. Dieses ist danach massiv bewegungseingeschränkt. Kernspintomographisch kommt als Schadensursache ein in das Gelenk verlagerter Anteil des Innenmeniskus zur Darstellung.

Während die Menisken nach den AUB 61 noch zu den gegen „Zerreißung" durch Kraftanstrengung versicherten Strukturen zählten, ist dies nach allen nachfolgenden AUB nicht mehr der Fall. Eine Analogie kommt nicht in Betracht, auch nicht mit anderen möglicherweise durch „erhöhte Kraftanstrengung" gefährdeten Strukturen.

### 10.7.8 Zusammenfassung: Die versicherten Gesundheitsschädigungen

- Versichert sind nur die in den AUB (Ziff. 1.4.1 AUB 2020) benannten Gesundheitsschädigungen. Eine Analogie kommt nicht in Betracht.

# „Invalidität": Ziff. 2.1.1.1 AUB 2020

*„Die versicherte Person hat eine Invalidität erlitten. Eine Invalidität liegt vor, wenn unfallbedingt*

- *die körperliche oder geistige Leistungsfähigkeit*
- *dauerhaft*

*beeinträchtigt ist."*

**§ 180 Satz 1 VVG: Invalidität**
*„Der Versicherer schuldet die für den Fall der Invalidität versprochenen Leistungen im vereinbarten Umfang, wenn die körperliche oder geistige Leistungsfähigkeit der versicherten Person unfallbedingt dauerhaft beeinträchtigt ist."*

Versichert ist die Invalidität. Die sowohl in den AUB 2020 – beginnend mit den AUB 88 – als auch in § 180 VVG vereinbarten Leistungen für den Fall der Invalidität, der Beeinträchtigung der „körperlichen oder geistigen Leistungsfähigkeit" sind das Herzstück der Privaten Unfallversicherung. Sie geben einen Ausgleich für unfallbedingte Funktionseinbußen des gesamten Organismus, wobei **Maßstab ist eine durchschnittliche Person gleichen Alters und Geschlechts, also eine altersentsprechende Person, die über ihre Leistungsfähigkeit uneingeschränkt verfügt.** Nur der Vollständigkeit halber darf darauf hingewiesen werden, dass in den AUB 61, über deren noch vorhandenen Versichertenbestand keine aktuellen Informationen vorliegen, der aber verschwindend klein sein dürfte, die „dauernde Beeinträchtigung der Arbeitsfähigkeit" versichert ist (§ 8 II. (1) AUB 61). Ab den nachfolgenden AUB, den AUB 88 ff., ist jedoch der Invaliditätsanspruch des Versicherten endgültig vom Verlust oder der Beeinträchtigung der Arbeitsfähigkeit und den damit verbundenen Einkommensverlusten abgekoppelt. Die Gründe für diese Neuorientierung waren, dass lebenslanger Versicherungsschutz gewährt wird – und zwar auch für Kinder und Rentner. Ab den AUB 88 sind alle körperlichen und geistigen Funktionsdefizite, die Einfluss auf die Leistungsfähigkeit innerhalb und außerhalb des beruflichen Bereichs haben, also auch z. B. sexuelle Funktionsstörungen, vom Versicherungsschutz umfasst.

## 11.1 Problematische Fallgruppen

Aussagen zur unfallbedingten Invalidität, zum Ursachenzusammenhang zwischen Funktionseinbußen und einem äußeren Ereignis, sind problematisch insbesondere für folgende Fallgruppen:

- Das rein subjektive Beschwerdebild
- „Bagatelltraumen" bei schwersten unfallfremden Veränderungen
- Zusammentreffen von möglichen Unfallfolgen und einer unfallfremden Krankheit
- Invalidität bei paarigen Organen

### 11.1.1 Das rein subjektive Beschwerdebild

Die 42-jährige Lehrerin suchte 3 Tage nach einer Heckkollision erstmals den Arzt auf. Sie führte die Beweglichkeit im Bereich der Halswirbelsäule eingeschränkt vor und gab dort Beschwerden an. Verordnet wurde die Ruhigstellung der Halswirbelsäule in einer Halskrawatte. Der Lehrerin, die zunächst weitergearbeitet hatte, wurde Arbeitsunfähigkeit bescheinigt. Sie nahm die Arbeit nicht wieder auf. Sie entwickelte ein Beschwerdebild mit umfangreichen und ausgeprägten Befindensstörungen – Kopfschmerzen, Schwindel, Ohrgeräusche, Missempfindungen in den Händen, Konzentrationsmängel, Flimmern vor den Augen usw. Krankhafte Befunde, insbesondere verkehrsunfallbedingte Befunde, konnten nicht objektiviert, gesichert, werden.

Das im Rechtsstreit eingeholte unfallanalytische Gutachten kam zu dem Schluss, dass der von der Lehrerin gesteuerte Pkw unfallbedingt nicht bewegt/versetzt worden war.

**Die unfallbedingte Invalidität, die Gesundheitsschädigung und ihr Zusammenhang mit dem Unfallereignis, muss im Vollbeweis, also mit einer an Sicherheit grenzenden Wahrscheinlichkeit, gesichert sein. Die Beweislast trägt die versicherte Person.** Im vorliegenden Fall lässt sich nicht einmal die unfallbedingte Gefährdung und erst recht keine verkehrsunfallbedingte Gesundheitsschädigung (Verletzung) beweisen. Denn der Pkw wurde unfallbedingt nicht bewegt. Allein subjektive Beschwerdebilder lassen eine Invalidität nicht sichern. Die Problematik des Unfallzusammenhangs von rein subjektiven Beschwerden hat sich insofern deutlich relativiert, als das Kernspin (MRT) es erlaubt, bis zu 3 Monate nach einem äußeren Ereignis strukturell bedingte Gesundheitsschädigungen durch Ausbildung verletzungstypischer Ödeme (Wasseransammlungen) von unfallfremden Veränderungen abzugrenzen.

## 11.1 Problematische Fallgruppen

Die Posttraumatische Belastungsstörung als eine nicht-strukturell bedingte Unfallfolge bzw. alle „psychischen Reaktionen, auch wenn diese durch einen Unfall verursacht wurden" (Ziff. 5.2.6 AUB 2020), begründen bedingungsgemäß keine Invalidität. Die Invalidität verlangt die im Vollbeweis gesicherte strukturelle Veränderung.

### 11.1.2 „Bagatelltraumen" bei schwersten unfallfremden Veränderungen

Der Versicherte, zum Unfallzeitpunkt 62 Jahre alt, erlitt 2020 unfallbedingt eine Schulterprellung ohne Beteiligung der knöchernen Strukturen und des Schultergelenks mit seinen Kapsel-Bandstrukturen, also eine reine Weichteilverletzung (Haut, Unterhaut, Muskulatur), die in aller Regel nur wenige Tage Beschwerden macht.

Unfallfremd bestanden – bildgebend gesichert – ausgeprägte umformende Veränderungen des rechten Oberarmkopfes mit einer aufgehobenen Rundung des Kopfes und mit einem vollständig aufgebrauchten Gelenkknorpel. Daneben fanden sich ausgeprägte knöcherne Randanbauten, umformende Veränderungen im Bereich des Schultereckgelenks, eine sogenannte Schulterenge und vorzeitige Texturstörungen des faserknorpeligen Schulterpfannenrandes und der Rotatorenmanschette. Ursächlich für die massiven unfallfremden Veränderungen waren stattgehabte rezidivierende Schulterverrenkungen rechts nach einer erstmaligen unfallbedingten Schulterverrenkung im Alter von 17 Jahren mit nachfolgenden mehrfachen operativen Behandlungen.

Bildgebende Aufnahmen aus der Vergangenheit oder eine anderweitige Dokumentation über die Befunde/Behandlungen in der Vergangenheit (Operationsberichte, fachradiologische Befundungen, Berichte über durchgeführte Rehabilitationsmaßnahmen) lagen nicht vor und konnten nicht beigezogen werden. Der Versicherte klagte nach dem Unfall im Jahr 2020 anhaltend über Beschwerden im Bereich der rechten Schulter. Nach seinen Angaben war er trotz der ausgeprägten vorbestehenden Veränderungen zuvor beschwerdefrei. Er habe das rechte Schultergelenk frei bewegen können und voll einsetzen können, während nach dem Unfall eine signifikante Muskelminderung bestand und deutliche Bewegungseinschränkungen vorgeführt wurden.

Das rechte Schultergelenk wurde Anfang 2022 prothetisch ersetzt.

Zu entscheiden war die Frage, ob der prothetische Ersatz des rechten Schultergelenks unfallbedingt indiziert war. **Der Unfall aus dem Jahr 2020 war der Anlass für den prothetischen Gelenkersatz, war er aber auch die Ursache?** Für einen Unfallzusammenhang sprechen das nach dem Unfall im Jahr 2020 anhaltend geklagte Beschwerdebild und die – ausgehend von den Angaben des Versicherten – nach dem Unfall aufgetretene Muskelminderung und vorgeführten Bewegungseinschränkungen. Gegen einen ursächlichen Zusammenhang sprechen die bildgebend zur Darstellung kommenden Befunde, die ausschließlich schwerste unfallfremde Veränderungen zur Darstellung brachten, die mit dem geklagten Beschwerdebild problemlos in Übereinstimmung zu bringen waren. Dass nach einem Unfallereignis unfallfremde Veränderungen (Gebrechen) zu Beschwerden führen bzw. dass Beschwerden empfunden werden, erklärt sich einmal durch die **Ruhigstellung**. Es fehlt die tägliche Übung, wobei dieser Bewegungsverlust bei entsprechender Motivation zwar aufholbar sein sollte. Zum anderen kommt hinzu das **Kausalitätsbedürfnis** des Menschen, das – nachdem das Unfallereignis die Aufmerksamkeit auf die unfallfremd veränderten Strukturen gelenkt hat – den Unfall als Urheber aller Beschwerden empfindet. **Post hoc, heißt zwar nicht ergo propter hoc, wird aber subjektiv so interpretiert. Die Beschwerdeursachen werden ausgetauscht.** In der Gesetzlichen. Unfallversicherung spricht man von einem Austausch der „Wesensgrundlage". In der Privaten Unfallversicherung lässt sich – ausgehend von den schwersten unfallfremden Veränderungen bei Fehlen jeglicher unfallbedingter Veränderungen – ein fortbestehendes unfallbedingtes Beschwerdebild, für das der Versicherte die Beweislast trägt, nicht begründen. Eine unfallbedingte Invalidität lag und liegt nicht vor. Der prothetische Ersatz des Schultergelenks war unfallfremd.

### 11.1.3 Zusammentreffen von möglichen Unfallfolgen und einer unfallfremden Krankheit

Der Versicherte, zu diesem Zeitpunkt 62 Jahre alt, stürzte. Er konnte nicht mehr aufstehen. Das linke Bein war nach außen gedreht und verkürzt. Druckschmerzen und ein Stauchungsschmerz wurden im Bereich des linken Hüftgelenks geklagt. Bildgebend gesichert wurde ein Materialbruch im Bereich des Konus der künstlichen Hüftprothese links ohne jedes Verletzungszeichen. Das linke Hüftgelenk des Versicherten war in der Vergangenheit wiederholt operativ behandelt worden. Durchgeführt worden war zumindest ein Wechsel des künstlichen Gelenkersatzes.

Es stellt sich die Frage: Ist der Versicherte unfallbedingt gestürzt und war der Materialbruch die Folge des Sturzes oder steht der Materialbruch an erster Stelle und ist der Sturz Folge des Materialversagens. Die Beweislast trägt der Versicherte. Unter Berücksichtigung des Fehlens jeglicher Verletzungszeichen wird ihm der Beweis, dass der Sturz die Ursache des Materialbruchs und nicht dessen Folge war, nicht gelingen.

Die Versicherte erleidet einen Sprunggelenksverrenkungsbruch links. Anlässlich der unfallbedingten bildgebenden Untersuchung wird ein Tumor im Bereich des linken Unterschenkels gesichert.

Tumor und Unfallfolgen bestehen unabhängig nebeneinander. Ihr jeweiliger Ursachenbeitrag für Funktionseinbußen ist abzugrenzen.

### 11.1.4 Invalidität bei paarigen Organen

OLG Celle, Urteil vom 13.09.2007 – 8 U 100/07:
Die noch minderjährige Versicherte erlitt durch einen Pferdetritt eine Verletzung der rechten Niere, die dadurch ihre Funktion annähernd vollständig verlor (14 % Restfunktion). Die verbliebene linke Niere kompensierte vollständig den Funktionsverlust der rechten Niere.

Anders als in Österreich – nach der Gliedertaxe (AUVB) beträgt die Invalidität in Österreich vereinbarungsgemäß bei unfallbedingtem Verlust/Funktionsverlust einer

## 11.1 Problematische Fallgruppen

Niere 20 % – ist in Deutschland die Niere in der „Gliedertaxe" der AUB nicht benannt. Ein fester Invaliditätssatz ist also für den Verlust der Niere nicht vereinbart. Es kommt vielmehr darauf an, ob die Versicherte – bezogen auf alle Bereiche des Lebens (Beruf, Freizeit, Sport, Sexualität usw.) – eine Beeinträchtigung der körperlichen Leistungsfähigkeit erfährt. Dies wurde vom OLG Celle verneint. In der PUV ist nicht erheblich, dass sich der versicherte Nierenverlust in Zukunft negativ auswirken könnte, wenn der/die Versicherte auch noch die zweite Niere, z. B. durch eine Krebserkrankung, verlieren würde. Das Zukunftsrisiko ist nicht versichert. Entscheidend ist der Zustand, der zum Ende des 3. Unfalljahres auf Dauer zu prognostizieren ist. Es ist zwar möglich, dass der versicherte Nierenverlust in Zukunft eine große Bedeutung erhält, hinreichend wahrscheinlich ist dies jedoch nicht (§ 287 ZPO).

> Der Versicherte erlitt einen unfallbedingten Verlust des rechten Hodens bei uneingeschränkter Funktion des linken Hodens.

Zwar sinkt naheliegend die Zeugungsfähigkeit eines Versicherten nach Verlust eines Hodens bei um 50 % gesunkener Zahl der Samenfäden. Dieser Funktionsverlust ist aber nur theoretisch. Er ist praktisch nicht messbar, solange der zweite Hoden funktionstüchtig ist, da eine Vielzahl von Samenfäden nicht zur Befruchtung kommt. **Trifft die Verletzung eines von zwei paarigen Organen und übernimmt das eine Organ *vollständig* die Funktion des anderen, dann fehlt die unfallbedingte Beeinträchtigung der Leistungsfähigkeit**. Nur der Vollständigkeit halber: „Krankhafte Störungen infolge psychischer Reaktionen, auch wenn diese durch den Unfall verursacht wurden" (Ziff. 5.2.6 AUB 2020), sind vom Versicherungsschutz ausgeschlossen. In der Privaten Unfallversicherung spielen also weder ideelle Gesichtspunkte noch psychische Reaktionen eine Rolle.

> Bezug genommen werden darf auf den Fall der 48-jährigen Frau, bei der eine Dissektion der linken inneren Kopfschlagader gesichert wurde, deren Ursache jedoch offenblieb (Kap. → 6.3.1 Beweislast).
> Der Gutachter sah den Unfallzusammenhang als bewiesen an und argumentierte weiter wie folgt: *„Die Frage stellt sich allerdings, wie diese Verletzungsfolge dann hinsichtlich der Invalidität zu bewerten ist, nachdem es ja keine funktionellen Ausfälle gibt. Anderseits ist natürlich auch zu berücksichtigen, dass ein wichtiges Gefäß, das verschlossen ist, das möglicherweise dann bei Veränderungen am gegenseitigen Gefäß der anderen Seite als Kompensationsmechanismus praktisch ausgefallen ist. Insofern ist, wenn man den Funktionsverlust des Gefäßes als Reservegefäß betrachtet, doch eine Invalidität darstellbar, wenn man alle medizinischen Fakten gegeneinander abwägt. Insofern ist vorzuschlagen, dass man den Verschluss in präventiver Hinsicht mit einer Invalidität von maximal 10 v. H. in Ansatz bringt."*

Die Argumentation des Gutachters klingt zunächst überzeugend, steht aber mit dem Bedingungswerk der AUB 2020 und den Bedingungswerken der AUB 88 ff. nicht in Übereinstimmung. Wenn sich tatsächlich keinerlei funktionelle Auswirkungen des Gefäßverschlusses sichern lassen – entweder, weil sich eine ausreichende Umgehungsblutbahn gebildet hat, was vorliegend der Fall war, oder weil die Funktion, wie vom Gutachter unterstellt, völlig von der Gegenseite übernommen wird –, lässt sich keine Invalidität sichern. Das ergibt sich bereits aus dem Wortlaut der obigen Ausführungen, wenn der Gutachter von Folgen spricht, die „möglicherweise" auftreten können. Das reicht nicht. Die unfallbedingten Leistungseinbußen müssen sicher sein (§ 286 ZPO), ihre Prognose – ausgehend von den Befunden zum Ende des 3. Unfalljahres – hinreichend wahrscheinlich (§ 287 ZPO). Der Gutachter argumentierte mit der Bedeutung der linken Kopfschlagader als „Reservegefäß", dessen Fehlen dann zu schweren Funktionseinbußen führen würde, wenn die rechte Kopfschlagader aus irgendwelchen Gründen entfalle. Diese Argumentation ist dem Schadensersatzrecht entnommen. Für die Private Unfallversicherung sind mögliche Risiken grundsätzlich irrelevant.

> Der Versicherte verliert unfallbedingt die Sehkraft auf einem Auge, während das andere Auge über die volle Sehkraft verfügt.

Zwar ist auch in diesem Fall ein paariges Organ betroffen. Das ist insofern ein Sonderfall, als der Verlust eines Auges in der Gliedertaxe (Ziff. 2.1.2.2.1 AUB 2020) mit einem festen Invaliditätsgrad versichert ist. Aber auch abgesehen davon unterscheidet sich dieser Fall vom einseitigen Verlust einer Niere oder eines Hodens. Denn es verbleiben durch den Verlust eines Auges Funktionseinbußen. So entfällt z. B. das räumliche Sehen. Dessen Verlust ist durch das verbliebene Auge nur begrenzt kompensierbar.

Die Invalidität bemisst sich grundsätzlich teils innerhalb der Gliedertaxe (Ziff. 2.1.2.2.1 AUB 2020) teils außerhalb der Gliedertaxe (Ziff. 2.1.2.2.2 AUB 2020), wobei jedoch die Bemessung nach der Gliedertaxe Vorrang hat.

### 11.1.5 Zusammenfassung: „Invalidität"

- Subjektive Beschwerden ohne morphologisches Substrat bedingen keine Invalidität.
- Fehlen jegliche Verletzungszeichen, lässt sich eine unfallbedingte Kausalität nicht begründen.
- Bestehen schwere unfallfremde Veränderungen, ist der Ursachenbeitrag eines Unfalls für die Invalidität besonders kritisch zu überprüfen.
- Eine besonders sorgfältige Abgrenzung von Funktionseinbußen ist erforderlich, wenn unfallfremde mit unfallbedingten Veränderungen zusammentreffen.
- Der unfallbedingte Verlust eines paarigen Organs bedingt nur dann eine Invalidität, wenn sich eine konkrete Funktionseinbuße begründen lässt. Das ist beim Verlust einer Niere oder eines Hodens und vollständiger Funktionsfähigkeit der anderen Niere, des anderen Hodens nicht der Fall.
- Der Ausfall eines „Reservegefäßes" oder einer sonstigen „Reserve"-Struktur begründet, bei nur möglichen Auswirkungen in der Zukunft, keine Invalidität.
- Der Verlust eines Auges ist demgegenüber invaliditätsrelevant, da das verbliebene Auge nicht die volle Funktion übernimmt.

# 12 Prognose: Ziff. 2.1.1.1 Satz 3 AUB 2020

*„Dauerhaft ist eine Beeinträchtigung, wenn*

- *sie voraussichtlich länger als drei Jahre bestehen wird und*
- *eine Änderung dieses Zustands nicht zu erwarten ist."*

### § 180 Satz 2 VVG

*„Eine Beeinträchtigung ist dauerhaft, wenn sie voraussichtlich länger als drei Jahre bestehen wird und eine Änderung dieses Zustandes nicht erwartet werden kann."*

Die Invalidität, für die Leistungen aus der Privaten Unfallversicherung erfolgen, setzt voraus, dass eine „Beeinträchtigung" auf Dauer vorliegt. Kommt es unfallbedingt zu einer kompletten Querschnittlähmung, liegt die Invalidität – in der Regel – mit dem Unfallzeitpunkt fest, ebenso wenn Gliedmaßenverluste oder Organverluste vorliegen. Im Regelfall ist aber der Behandlungsverlauf abzuwarten, ehe eine Prognose gestellt werden kann.

## 12.1 Zeitpunkt für die Prognose

Die Prognose ist zu stellen aufgrund der Befunde, die zum Ende des 3. Unfalljahres vorliegen. Es kommt nicht auf den Ist-Zustand zum Ablauf von 3 Jahren an, sondern darauf, welche zukünftige Entwicklung sich auf Grund dieses Zustands mit hinreichender Wahrscheinlichkeit (nach freier richterlicher Überzeugung, § 287 ZPO) vorhersagen lässt.

> Nach einem offenen Unterschenkelbruch rechts kommt es zu einer Infektion (Osteomyelitis), die jedoch nach zwei Jahren zur Ruhe kommt. Sie wird jedoch 5 Jahre später wieder manifest.

Entscheidend ist der Zustand zum Ablauf von 3 Jahren. Aufgrund dessen ist die weitere Entwicklung zu prognostizieren. Stellt sich die Prognose z. B. nach 5 Jahren anders da, als sie der Abwicklung des Versicherungsfalls zugrunde gelegt wurde, ist das unbeachtlich.

> BGH, Urteil vom 18.10.2017 – IV ZR 188/16:
> *„Hieraus folgt, dass bei der Beurteilung der Dauerhaftigkeit auf den drei Jahre nach dem Unfall vorliegenden und zu diesem Zeitpunkt erkennbaren, d.h. hinreichend prognostizierbaren, Dauerzustand abzustellen ist." „Entgegen der Auffassung des Berufungsgerichts kommt es mithin nicht abschließend auf den Ist-Zustand nach Ablauf der Dreijahresfrist an, sondern darauf, ob auf der Grundlage des nach Ablauf der Dreijahresfrist bestehenden Zustandes ein hinreichend prognostizierbarer Dauerzustand zu erwarten ist oder nicht. Außer Betracht zu bleiben haben lediglich spätere Veränderungen, die bei Ablauf der Dreijahresfrist – seien sie positiv oder negativ – nicht vorauszusehen waren."*

**Die Prognose ist von der versicherten Person zu beweisen.** Unsicherheiten gehen also zu ihren Lasten. Ihr kommt zwar die Beweiserleichterung des § 287 ZPO zugute. Nicht erforderlich – und nicht möglich – ist der Strengbeweis (§ 286 ZPO). Entscheidend ist die „freie Überzeugung" „unter Würdigung aller Umstände" (§ 287 ZPO). Schwierigkeiten treten bei folgenden Fallgruppen auf:

- Zur Diskussion steht eine Gelenkverletzung (Arthrose)
- Die Befunde unterliegen einem ständigen Wechsel, sind also nicht konstant
- Die ärztliche Behandlung ist zum Ende des 3. Unfalljahres noch nicht abgeschlossen
- Die weitere Entwicklung der Unfallfolgen ist zum Ende des 3. Unfalljahrs nicht bzw. nur begrenzt zu prognostizieren (künstlicher Gelenkersatz)
- Der abschließende Behandlungserfolg ist von der Mitwirkung des Versicherten abhängig

### 12.1.1 Zur Diskussion steht eine Gelenkverletzung (Arthrose)

> Der Versicherte erleidet einen Sprunggelenksverrenkungsbruch rechts. 3 Jahre nach dem Unfall kommen bildgebend umformende Veränderungen in dem betroffenen Gelenk zur Darstellung, wobei Beschwerden vom Versicherten nicht geklagt werden.

Ob sich nach einer Gelenkverletzung eine Arthrose ausbildet, kann nicht vorausgesagt werden, auch nicht nach „freier Überzeugung" „unter Würdigung aller Umstände" (§ 287 ZPO). Entscheidend ist der Verlauf bis zum Ende des 3. Unfalljahres. Zeigen sich bis zu dessen Ende keine Hinweise auf umformende Veränderungen, ist es zwar möglich, dass es im weiteren Verlauf zu einer unfallbedingten Arthrose kommt. Die Möglichkeit einer negativen Entwicklung reicht aber nicht aus. Sind aber umformende Veränderungen nachweisbar, hängt die weitere negative Entwicklung nicht davon ab, dass Beschwerden geklagt werden. Vielmehr ist – zumal an der belasteten unteren Gliedmaße – hinreichend wahrscheinlich, dass die Arthrose zu Funktionseinbußen führen wird (§ 287 ZPO), wobei der Zeitpunkt von Funktionseinbußen offen ist. Die zukünftige negative Entwicklung ist also in die Bemessung einzubeziehen.

## 12.1.2 Die Befunde unterliegen einem ständigen Wechsel

Nach einem unfallbedingten offenen Unterschenkelbruch, der operativ behandelt wurde, kommt es zu einer chronischen Knocheneiterung (Osteomyelitis), die mit wechselnden Fistelbildungen und – in Abhängigkeit von diesen – mit wechselnden Beeinträchtigungen verbunden ist.

Der Invalidität zugrunde zu legen ist ein mittlerer Wert, also zwischen Ruhen der Osteomyelitis ohne Fistelung und einem Wiederaufflackern mit Fistelungen.

## 12.1.3 Die ärztliche Behandlung ist zum Ende des 3. Unfalljahres noch nicht abgeschlossen

BGH, Urteil vom 20.04.2005 – IV ZR 237/03:
Der 45-jährige Versicherte zog sich 1995 einen kniegelenksnahen Oberschenkelbruch rechts zu, der operativ stabilisiert wurde. Postoperativ kam es unter Einbeziehung des Kniegelenks zu einer Knocheninfektion (Osteomyelitis), die chronisch wurde. 1 3/4 Jahr nach dem Unfall wurde das völlig zerstörte Kniegelenk reseziert. Geplant war nach Beruhigung des Infekts die Versteifung des Kniegelenks. Der Versicherte entschloss sich jedoch zu einer Transplantation eines menschlichen Kniegelenks, die 11 Monate vor Ablauf des 3. Unfalljahres durchgeführt wurde. Zum Ablauf des 3. Unfalljahres war noch kein Endzustand erreicht. Das Transplantat war noch nicht vollständig eingeheilt. Zur Vermeidung einer Abstoßreaktion nahm der Versicherte immunsuppressive Medikamente ein. 2 Monate nach Ablauf des 3. Unfalljahres kam es zu einem Aufflackern der Infektion. Das Transplantat wurde abgestoßen. Das rechte Bein wurde im Oberschenkelbereich amputiert.

Welche Funktionsbeeinträchtigung des rechten Beins ist „*dauerhaft*"? Zum Ende des 3. Unfalljahres gab es zwei realistische Möglichkeiten:

- Die Therapeuten, von ihrer Methode überzeugt, prognostizierten die völlige Einheilung des Transplantats und eine verbleibende Invalidität auf Dauer von ¼ Beinwert. Zum Ende des 3. Unfalljahres ergab sich das Bild einer zunehmenden Einheilung des Transplantates, sodass diese Beurteilung sich auf vermeintlich gesicherte Tatsachen stützte. Diese Alternative war darüber hinaus mit der weiteren Notwendigkeit der immunsuppressiven Medikation verbunden (Invalidität außerhalb der Gliedertaxe 10 %).
- Auch der zweiten Möglichkeit lag eine realistische Einschätzung des Zukunftsrisikos zugrunde. Nach wie vor war das Transplantat nicht vollständig eingeheilt. Insofern bestand also ein Restrisiko. Ein Risiko war aber auch die zur Ruhe gekommene chronische Infektion. Zwar sind die Keime in diesem Zustand abgekapselt. Sie können aber jederzeit, auch noch nach einem großen zeitlichen Intervall, wieder virulent werden und zu einem Aufflackern der Infektion führen mit der Folge, dass das Transplantat entfernt werden muss und das Knie in aller Regel versteift wird, was mit einer Beinverkürzung verbunden ist. Die Invalidität auf Dauer würde dann bei mindestens ½ Beinwert liegen.

Der Beinverlust im Oberschenkelbereich war zum Ablauf des 3. Unfalljahres nicht realistisch. Warum es dazu kam, ergibt sich aus dem Urteil nicht. Möglicherweise beruhte er auf der Entscheidung des Versicherten im Hinblick auf die bessere Funktion nach Versorgung mit einer modernen Prothese. Das kann aber offenbleiben, da die weitere tatsächliche Entwicklung nach Ablauf des 3. Unfalljahres für die Beurteilung nicht relevant ist. Es kommt auf die Prognose zum Ablauf des 3. Unfalljahres an. Der BGH stellte ab auf den Zustand zum Ende des 3. Unfalljahrs und verglich diesen mit dem Verlust des ganzen Beins – also nicht nur des Beins im Bereich des Oberschenkels. Er stellte seiner Entscheidung folgenden Leitsatz voraus:

*"Ist vor Ablauf der Dreijahresfrist" "eine Heilbehandlung eingeleitet, aber nicht abgeschlossen, so hat ein nur zeitweise eingetretener Erfolg oder ein zum Zeitpunkt des Fristablaufs noch ungewisser Erfolg der Behandlung bei der Bewertung der Invalidität außer Betracht zu bleiben. Demgegenüber ist eine mit der Heilbehandlung notwendigerweise verbundene, vor Ablauf der Dreijahresfrist eingetretene Verschlechterung des Gesundheitszustandes des Versicherten (hier: Verlust des körpereigenen Knies im Rahmen einer Knietransplantation) zu berücksichtigen."*

In den Gründen heißt es dann:

*"Denn mit der durchgeführten Knietransplantation war – ungeachtet späterer möglicher Erfolgsaussichten dieser Maßnahme – zunächst insoweit eine unumkehrbare Zerstörung des Beines verbunden, als dessen körpereigenes Kniegelenk herausgetrennt worden war. Nach dieser Operation gab es das im Gutachten vom November 1996 beschriebene, lediglich zu 2/3 in seiner Gebrauchsfähigkeit beeinträchtigte Bein nicht mehr. Stattdessen lebte der Kläger fortan mit einem gebrauchsuntauglichen Bein ohne körpereigenes Knie und hatte lediglich die Hoffnung, dieser Zustand werde sich später dadurch bessern, dass – wie es zunächst auch den Anschein hatte – das Spenderkniegelenk komplikationsfrei anwachsen und so zu einer dauerhaften Verbesserung der Gebrauchsfähigkeit des Beines führen werde. Lediglich dieser nach den Feststellungen des gerichtlich bestellten Sachverständigen bei Ablauf der Dreijahresfrist noch nicht absehbare Erfolg der Transplantationsmaßnahme hatte bei der Bewertung der Invalidität außer Betracht zu bleiben. Dagegen mußte das Berufungsgericht seiner Bewertung als feststehend zugrunde legen, dass das Bein zum Ende der Dreijahresfrist infolge des Verlustes des ursprünglichen Kniegelenks völlig gebrauchsuntauglich war."*

- Der BGH legt also nicht die Prognose der Beurteilung zugrunde, sondern den Zustand, wie er sich zum Ende des 3. Unfalljahres darstellt. Das ist zu kritisieren, da es nicht mit dem Wortlaut von Ziff. 2.1.1.1 Satz 2 AUB 2020 und § 180 Satz 2 VVG in Übereinstimmung steht.
- Nicht erklärt ist zudem, dass das Transplantat, das „Spenderkniegelenk", solange als nicht existent behandelt wird, bis es eingewachsen ist. Das wird einem Transplantat im Vergleich zu einem künstlichen Gelenkersatz nicht gerecht. Transplantat und künstliches Gelenk unterstützen die Funktionen des menschlichen Körpers. Sie sind abnehmbaren Prothesen, die in der Privaten Unfallversicherung nicht zu berücksichtigen sind, nicht vergleichbar. Sie sind mit der Prognose der Bemessung zu Grunde zu legen, wie sie sich zum Ende des 3. Unfalljahres stellt.
- Dass das Ergebnis nicht passt, ergibt sich schon daraus, dass die Gebrauchsuntauglichkeit eines Beins – so vom BGH entschieden – zu einer Invalidität von

## 12.1 Zeitpunkt für die Prognose

70 % (Gliedertaxe) führt, während der Verlust eines „Beins bis zur Mitte des Oberschenkels" mit einer Invalidität von 60 % (Gliedertaxe) vereinbart ist (Musterbedingungen).

Dieses Fallbeispiel ist ein Exot. Das Behandlungskonzept ist auch zwischenzeitlich nicht etabliert. Es gibt also keine Erfahrungswerte zu Verläufen nach der Transplantation von allogenen Teilgliedmaßen. Der Fall macht klar, dass die Private Unfallversicherung keine irgendwie gearteten Schlussfolgerungen aus Therapieentscheidungen des Versicherten, mögen sie auch noch so wenig nachvollziehbar sein, zieht. Sie hat diese hinzunehmen. Zwar ist der Versicherte nach Ziff. 7.1 AUB 2020 verpflichtet, „unverzüglich einen Arzt hinzuzuziehen und seine Anordnungen" zu befolgen. Diese Bestimmung steht jedoch im Spannungsfeld mit dem Selbstbestimmungsrecht des Versicherten, das auch im Arzthaftpflichtrecht (§§ 630a bis 630h BGB) seinen Niederschlag gefunden hat. Soweit Entscheidungen des Versicherten vertretbar sind, sind diese von der Versicherung hinzunehmen.

### 12.1.4 Die weitere Entwicklung der Unfallfolgen ist zum Ende des 3. Unfalljahrs nicht bzw. nur begrenzt zu prognostizieren (künstlicher Gelenkersatz)

BGH, Urteil vom 28.02.1990 – IV ZR 36/89:
    Die 69-jährige Versicherte zog sich durch einen Sturz einen Oberschenkelhalsbruch zu. Implantiert wurde eine Hüftgelenkstotalprothese. Im fachchirurgischen Gutachten, das ein Jahr nach dem Unfall erstattet wurde, war zum Ablauf des 3. Unfalljahres eine Beeinträchtigung der Gebrauchsfähigkeit (Funktionsbeeinträchtigung) des Beins um 1/5 prognostiziert worden. Der Gutachter betonte jedoch, die Beurteilung eines Endzustands sei nach künstlichem Gelenkersatz nicht möglich, da die Lockerung der Prothesenteile jederzeit möglich sei.

Die Behandlungsergebnisse nach künstlichem Gelenkersatz und die Standzeiten der künstlichen Gelenke haben sich seit 1990 (Datum der BGH-Entscheidung) deutlich gebessert. 2019 wurde bezogen auf die Hüftgelenksendoprothese im Durchschnitt bereits eine Standzeit von 15 bis 20 Jahre statistisch gesichert (Deutsches Ärzteblatt 15/2019; A-739/B-609/C-598). Aktuell wird eine Standzeit von 20 bis 25 Jahren vertreten. Die Prognose ist vor allem alters-, aktivitäts- und gewichtsabhängig. Sitzt die Prothese bei der 69-jährigen Versicherten zum Ablauf des 3. Unfalljahres einwandfrei, ist zwar eine negative Entwicklung dennoch möglich. Sie ist aber nicht wahrscheinlich (§ 287 ZPO). Diese *Möglichkeit* ist aber der Bemessung der Unfallfolgen nicht zugrunde zu legen. *Mögliche* künftige Entwicklungen sind nicht zu berücksichtigen. Etwas weniger positiv ist die aktuelle Beurteilung bei Kniegelenks- und Schulterendoprothesen (Kniegelenksprothesen: Standzeit 15 bis 25 Jahre; Schulterprothesen: Standzeit 10 bis 25 Jahre). Die Endoprothese ist ein Kunstgelenk, das trotz technischer Weiterentwicklungen nicht in der Lage ist, sich zu regenerieren oder der Belastung anzupassen, wie dies dem lebenden Gewebe möglich ist. Das ersetzte Gelenk ist also dauerhaft weniger belastbar und wird sich – je nach Beanspruchung und weiteren Kriterien – an der Grenzschicht zwischen lebendem Gewebe und künstlichem Werkstoff irgendwann lockern. Um die Standzeit eines künstlichen Gelenkersatzes nicht zu gefährden, sind Verhaltensmaßnahmen in Bezug auf Belastung und Beanspruchunge zu beachten. Zu achten ist zudem auf ein Normalgewicht. Diese mit dem künstlichen Gelenkersatz aktuell verbundenen Funktionseinbußen, die gegenwärtig sind, sind nach der Gliedertaxe zu bemessen. Ob ein Zuschlag für die begrenzte Haltbarkeit von Endoprothesen, ein Prothesenzuschlag, für deren zukünftige Entwicklung, für die Prognose also, zu bemessen ist, richtet sich

- nach dem Befund zum Ende des 3. Unfalljahres,
- dem Alter der versicherten Person und
- nach den dieser möglichen Aktivitäten.

Einem 20-jährigen Versicherten wird unfallbedingt ein künstliches Hüftgelenk implantiert.

Ein 20-Jähriger ist in Bezug auf die Prognose nach künstlichem Gelenkersatz einer 69-Jährigen nicht zu vergleichen. Denn bei ihm gehen die Notwendigkeit des auch wiederholten Wechsels der Endoprothese und die dadurch zu erwartende Verschlechterung der Funktion nahe 100 %. Die Höhe des sog. Prothesenzuschlags wäre nach den aktuellen Überlegungen mit 4/20 Beinwert zu diskutieren.

Die 40-jährige Versicherte, schwer herzkrank, erlitt unfallbedingt einen geschlossenen Oberschenkelhalsbruch rechts. Implantiert wurde ein künstliches Hüftgelenk. Infolge der schweren Herzerkrankung war die Versicherte rollstuhlpflichtig.

Ein „Prothesenzuschlag" ist nicht zu begründen, weil sich das dazu führende Risiko vorliegend nicht realisiert.

## 12.1.5 Der abschließende Behandlungserfolg ist von der Mitwirkung des Versicherten abhängig

Der 20-jährige Versicherte erlitt im September 2004 durch einen Verkehrsunfall zahlreiche Gesundheitsschädigungen, die teils konservativ teils operativ behandelt wurden. Während der anfänglichen Intensivbehandlung wurde ein Harnblasenkatheter erforderlich, der über die Harnröhre eingelegt wurde (transuretraler Dauerkatheter). Infolge dieser Maßnahme kam es zu einem Harnwegsinfekt und im weiteren Verlauf zu einer langstreckigen Harnröhrenverengung (Harnröhrenstriktur). Dadurch wurde eine operative Harnröhrenrekonstruktion erforderlich, die mehrzeitig durchgeführt wurde. Zum Ende des 3. Unfalljahres erfolgten die Harnentleerung und die Ejakulation durch eine Öffnung im Damm. Ein fachurologisches Gutachten im Juli 2007 ergab einen regelrechten Urinbefund, einen regelrechten Harnstrahl, ein unauffälliges Harnblasenfüllungsvermögen, keinen Restharn sowie eine regelhafte Erektion mit einem problemlos möglichen Geschlechtsverkehr mit unbeeinträchtigter perinealer (im Dammbereich) Ejakulation. Grundsätzlich war die komplette Restitution der Harnröhre möglich. Erforderlich dazu war ein weiterer operativer Eingriff, der auch geplant war, den der Versicherte jedoch aktuell (zum Ende des 3. Unfalljahres) nicht durchführen ließ. Ob er sich in Zukunft dazu entschließen würde, war offen.

## 12.1 Zeitpunkt für die Prognose

Fraglich war vorliegend, ob die „Beeinträchtigung dauerhaft" war, sie also „voraussichtlich länger als 3 Jahre bestehen wird" und „eine Änderung dieses Zustandes nicht erwartet werden kann". Da die Dauerhaftigkeit Anspruchsvoraussetzung ist, hat diese der Versicherte zu beweisen. Die Prognose ist spätestens zum Ende des 3. Unfalljahres zu stellen. Da ein weiterer operativer Eingriff schon wegen des damit verbundenen Narkoserisikos nicht mitwirkungspflichtig ist (Ziff. 7.1 AUB 2020), ist der im Juli 2007, also kurz vor Ablauf des 3. Unfalljahrs erhobene Befund, der Bemessung der unfallbedingten Invalidität zu Grunde zu legen. Es mag sein, dass der Versicherte sich irgendwann, vielleicht schon wenige Monate nach Ablauf des 3. Unfalljahres, entschließt, den indizierten operativen Eingriff vornehmen zu lassen. Er hat durch die Öffnung im Bereich des Damms seine Zeugungsfähigkeit auf natürlichem Weg verloren. Zwingende Motivation den Eingriff vornehmen zu lassen, ist dies jedoch nicht. Es ist seine freie Entscheidung, die nicht vorauszusehen und vorauszusagen ist. Deshalb muss der Zustand der Prognose zu Grunde gelegt werden, wie er sich zum Ende des 3. Unfalljahres darstellt. Die aus dieser Unfallfolge resultierende Invalidität, wenn sie überhaupt messbar war, war jedoch nur gering. Ideelle Gesichtspunkte oder mögliche psychische Reaktionen waren nicht zu berücksichtigen (Ziff. 5.2.6 AUB 2020). Denn der Versicherte war grundsätzlich zeugungsfähig – nur nicht auf natürlichem Weg.

> Der 30-jährige Versicherte erlitt unfallbedingt eine Zusammenhangstrennung des vorderen Kreuzbandes. Es erfolgte eine konservative Behandlung. Zum Ende des 3. Unfalljahres wuchs im Versicherten der Entschluss, das Fehlen des vorderen Kreuzbandes durch einen plastischen Bandersatz zu kompensieren. Ein Termin für diesen Eingriff wurde nach Ende des 3. Unfalljahres festgesetzt.

Es stellt sich die Frage, ob die noch ausstehende Operation, durch die eine Verbesserung der Funktion zu erwarten war, der Prognose zum Ende des 3. Unfalljahres zu Grunde zu legen ist. Zitiert werden darf erneut der BGH.

> BGH, Urteil vom 18.10.2017 – IV ZR 188/16:
> „Hieraus folgt, dass bei der Beurteilung der Dauerhaftigkeit auf den drei Jahre nach dem Unfall vorliegenden und zu diesem Zeitpunkt erkennbaren, d.h. hinreichend prognostizierbaren, Dauerzustand abzustellen ist."

Kann der Erfolg eines operativen Eingriffs prognostiziert werden (§ 287 ZPO)? Diese Frage ist zu verneinen. Zu Grunde zu legen ist der Befund zum Ende des 3. Unfalljahres.

### 12.1.6 Zusammenfassung: Prognose

- Entscheidend ist die Prognose auf der Grundlage des 3 Jahre nach dem Unfall vorliegenden Befundes. Spätere nur mögliche Veränderungen sind unbeachtlich.

- Nach einer Gelenkverletzung ist eine Arthrose dann hinreichend wahrscheinlich, wenn zum Ablauf des 3. Unfalljahres umformden Gelenkveränderungen bildgebend zur Darstellung kommen.
- Bei auf Dauer wechselnden Funktionseinbußen ist ein mittlerer Wert der Bemessung zugrunde zu legen.
- Eine nur mögliche zukünftige Besserung der Unfallfolgen hat bei der Bemessung außer Kraft zu bleiben. Zu berücksichtigen sind während der 3-Jahresfrist getroffene Therapieentscheidungen des Versicherten, auch wenn diese mit einem hohen Risiko verbunden sind.
- Bei künstlichem Gelenkersatz ist auf den Befund zum Ende des 3. Unfalljahres abzustellen mit der zu diesem Zeitpunkt wahrscheinlichen zukünftigen Prognose, die individuell zu ermitteln ist.
- Lässt ein Versicherter es offen, ob und wann er eine indizierte Therapie durchführen lassen wird, ist der Befund zum Ende des 3. Unfalljahres zugrunde zu legen, wenn die Therapie mit erheblichen Risiken verbunden ist.
- Ist die Entscheidung für eine operative Behandlung zum Ende des 3. Unfalljahres getroffen, ist die operative Behandlung jedoch noch nicht vollzogen, kommt es für die Prognose zum Ende des 3. Unfalljahres darauf an, ob die Erfolgsaussichten hinreichend wahrscheinlich sind.

# "Eintritt und ärztliche Feststellung der Invalidität": Ziff. 2.1.1.2 AUB 2020

**13**

> „Die Invalidität ist innerhalb von 15 Monaten nach dem Unfall eingetreten und
> von einem Arzt schriftlich festgestellt worden.
> Ist eine dieser Voraussetzungen nicht erfüllt, besteht kein Anspruch auf Invaliditätsleistung."

## 13.1 Die Bedeutung der Invaliditätseintrittsfrist

In der Mehrzahl der Fälle ist bis zum Ablauf von 15 Monaten eine endgültige Beurteilung der unfallbedingt verbleibenden Funktionseinbußen möglich. Die Begutachtung zur Erstbemessung wird von der Versicherung veranlasst (Ziff. 7.3 AUB 2020) – es sei denn, die verbleibenden Funktionseinbußen sind offenkundig (z. B. Verlust eines Beins unterhalb des Kniegelenks) – und der Versicherungsfall wird entweder durch Anerkenntnis durch den Versicherer oder durch Einigung zwischen den Vertragsparteien über „Grund und Höhe" – und daraufhin erfolgter Zahlung innerhalb von 2 Wochen – abgeschlossen (Ziff. 9.2 AUB 2020). Die Mehrheit der Rechtsstreitigkeiten betrifft die *Erstbemessung*, also die unfallbedingten Funktionseinbußen nach Ablauf von 15 Monaten.

> Nach einer Zusammenhangstrennung der Achillessehne rechts streiten Versicherter und Versicherer sowohl über die Kausalität eines angegebenen Unfallereignisses als auch über die Höhe der unfallbedingten Invalidität. Zum Zeitpunkt der Invaliditätseintrittsfrist, nach 15 Monaten, ist keine Erstbemessung und keine Einigung erfolgt. Der Versicherte erhebt Klage. Während des Rechtsstreits, 3,5 Jahre nach dem Unfallereignis, kommt es infolge der Narbenbildung zu Komplikationen.

Der 5 Jahre nach dem Unfallereignis beauftragte Gutachter hat, wenn die Erstbemessung zur Diskussion steht, abzustellen auf den Zustand zum Zeitpunkt des Ablaufs der vereinbarten Invaliditätseintrittsfrist (15 Monate) – ausgehend vom

Kenntnisstand zum Zeitpunkt der letzten mündlichen Verhandlung. War der Heilungsverlauf bis zum Ablauf von 15 Monaten komplikationslos, ist mit Komplikationen bei dieser Gesundheits schädigung nicht mehr zu rechnen. Ist es dennoch nach 3 ½ Jahren im Rahmen z. B. einer weiteren Verletzung zu Komplikationen infolge der Narbenbildung gekommen, ist dies eine – zum Zeitpunkt der Invaliditätseintrittsfrist – „unvorhersehbare gesundheitliche Entwicklung", die nicht in die Erstbemessung eingeht.

> Die Versicherte hat unfallbedingt eine Kniebinnenverletzung links erlitten. Diagnostiziert wird eine Einblutung in den Kniebinnenraum, die konservativ behandelt wird. Es kommt zum Rechtsstreit über die Invalidität zum Zeitpunkt der Invaliditätseintrittsfrist. Während des Rechtsstreits wird eine kernspintomografische Untersuchung durchgeführt, die eine stattgehabte knöcherne Verletzung im Bereich des Schienbeinkopfes links zur Darstellung bringt.

Die kernspintomografisch zur Darstellung kommende knöcherne Verletzung ist der Erstbemessung zu Grunde zu legen. Denn es ist eine Information über den Zustand zum Zeitpunkt der Invaliditätseintrittsfrist, die zwar nachträglich ermittelt wurde, die aber „rückschauend" zu diesem Zeitpunkt bereits vorlag. Der BGH machte dazu folgende Aussage (Urteil vom 18.11.2015 – IV ZR 124/15):

> *„Für die Erstbemessung der Invalidität kommt es hinsichtlich Grund und Höhe grundsätzlich auf den Zeitpunkt des Ablaufs der in den Allgemeinen Versicherungsbedingungen vereinbarten Invaliditätseintrittsfrist an."* *„Dem steht nicht entgegen, dass nach der neueren Senatsrechtsprechung die Vertragsparteien im Rechtsstreit um die Erstbemessung der Invalidität im Grundsatz alle bis zur letzten mündlichen Verhandlung eingetretenen Umstände heranziehen können. Dies bedeutet lediglich, dass auf der Grundlage des Erkenntnisstandes im Zeitpunkt der letzten mündlichen Tatsachenverhandlung rückschauend eine Betrachtung vorzunehmen ist, ob sich bezogen auf den Zeitpunkt des Ablaufs der vereinbarten Invaliditätseintrittsfrist"* *„bessere tatsächliche Einsichten zu den Prognosegrundlagen bezüglich des Eintritts der Invalidität und ihres Grades eröffnen, nicht dagegen, ob spätere, unvorhersehbare gesundheitliche Entwicklungen die Prognoseentscheidung im Nachhinein verändern."*

> Der 41-jährige Versicherte erlitt beim Waffenreinigen eine Schussverletzung, als sich nach Entfernen des Pistolenmagazins eine übersehene Kugel aus dem Lauf löste. Der Schuss durchbohrte die linke Lunge, ohne das Herz oder die großen Gefäße zu verletzten. In einer Notoperation musste dennoch die gesamte linke Lunge entfernt werden. Zum Invaliditätseintrittszeitpunkt (15 Monate nach dem Unfall) fand sich in Bezug auf die Lungenfunktion eine deutliche Verminderung aller Messwerte im Sinne einer kombinierten obstruktiven und restriktiven Belüftungsstörung. Die farbdopplersonographisch approximativ bestimmten Druckwerte im kleinen (Lungen-)Kreislauf lagen noch im Normbereich. Die Sauerstoffsättigung war mit 96 % in Ruhe ebenfalls normal. Die Röntgen-Aufnahme des Brustkorbs (Thorax) zeigte, wie erwartet, eine völlige Verschattung der linken Brustkorbhälfte. Zur Verbesserung der rechten Lungenfunktion wurde noch eine bronchialerweiternde medikamentöse Therapie durchgeführt, deren Beendigung nicht abzuschätzen war.

Maßgeblich für die Bemessung der unfallbedingten Invalidität ist die Beeinträchtigung der körperlichen Leistungsfähigkeit zum Ende des 3. Unfalljahres auf Dauer. Zum Zeitpunkt der Invaliditätseintrittsfrist, nach 15 Monaten, resultierte – unter Berücksichtigung der normalen Sauerstoffsättigung, der normalen Druckwerte sowie der noch erforderlichen Medikation – eine Invalidität von 30 %. Eine Prognose zur

Invalidität auf Dauer ist im vorliegenden Fall schwierig, da nicht voraussehbar ist, ob die medikamentöse Therapie auf Dauer zu einer Verbesserung der Lungenfunktion führen wird. Der weitere Verlauf kann also zu einer Verbesserung der Unfallfolgen führen. Es kann aber auch sein, dass sich die Funktion wider Erwarten verschlechtert. Ist eine Prognose nicht möglich, sind der Bemessung der unfallbedingten Invalidität, der Einbuße an „normaler körperlicher Leistungsfähigkeit" die gegenwärtigen Befunde zu Grunde zu legen. Bei gegenüber dem Zeitpunkt der Invaliditätseintrittsfrist unveränderten Befunden zum Ende des 3. Unfalljahres verbleibt es bei einer Invalidität von 30 %.

### 13.1.1 Zusammenfassung: Die Bedeutung der Invaliditätseintrittsfrist

- Die Invalidität (Erstbemessung) richtet sich nach den Funktionseinbußen und der Prognose, wie sie zum Zeitpunkt der Invaliditätseintrittsfrist vorgelegen haben bzw. möglich war.
- Spätere Erkenntnis sind nur dann zu berücksichtigen, wenn sich rückschauend bezogen auf den Zeitpunkt des Ablaufs der vereinbarten Invaliditätseintrittsfrist „bessere tatsächliche Einsichten zu den Prognosegrundlagen bezüglich des Eintritts der Invalidität und ihres Grades eröffnen".
- Ist eine Prognose zum Zeitpunkt der Invaliditätseintrittsfrist bezogen auf das Ende des 3. Unfalljahres nicht möglich, ist der Istzustand der Beurteilung zu Grunde zu legen.

## 13.2 Die Fristenregelung

Eine einheitliche Frist von 15 Monaten für den Invaliditätseintritt und für dessen Bestätigung durch den Arzt findet sich erst ab den AUB 2014. Zuvor (AUB 88, 94, 99, 2008, 2010) betrug die Invaliditätseintrittsfrist 12 Monate, die Frist für die ärztliche Bestätigung 15 Monate. Die beiden Fristen sind Anspruchsvoraussetzung. Sie bezwecken „regelmäßig schwer aufklärbare Spätschäden" vom Versicherungsschutz auszunehmen (BGH, Urteil vom 28.06.1978 – IV ZR 7/77). Werden sie nicht eingehalten, entfällt der Anspruch auf Leistungen. Der Bundesgerichtshof hat mit Urteil vom 19.11.1997 – IV ZR 348/96 – festgestellt, dass die Fristenregelung nicht mit den gesetzlichen Bestimmungen in Bezug auf Allgemeine Geschäftsbedingungen (seit 2002 §§ 307 ff. BGB) kollidiert.

- Die *Beweislast* für die Einhaltung der Invaliditätseintrittsfrist und die Frist zur ärztlichen Feststellung der Invalidität liegt bei der versicherten Person.
- Das *Beweismaß* ist der Vollbeweis, die an Sicherheit grenzende Wahrscheinlichkeit.
- Die *Rechtsfolgen* der Versäumung dieser Fristen, der Wegfall des Anspruchs auf Invaliditätsleistungen, tritt ganz unabhängig von irgendeinem Verschulden ein.

Das Risiko der Fristversäumnis wird jedoch gemildert durch die ab dem 01.01.2008 geltende Hinweispflicht des Versicherers.

§ 186 VVG: *„Zeigt der Versicherungsnehmer einen Versicherungsfall an, hat der Versicherer ihn auf vertragliche Anspruchs- und Fälligkeitsvoraussetzungen sowie einzuhaltende Fristen in Textform hinzuweisen. Unterbleibt dieser Hinweis, kann sich der Versicherer auf Fristversäumnis nicht berufen."*

Streitig war die Frage, ob der Kläger bei einem Verkehrsunfall 1969 eine Glassplitterverletzung im Bereich einer Hand erlitten hatte mit der Folge einer „Nervenkompression", „eines Narbenneuroms" und „einer schweren Störung des vegetativen Nervensystems". Der Versicherte hatte zwar den Unfall rechtzeitig der Versicherung gemeldet. Es fehlte aber die ärztliche Feststellung der Invalidität.

BGH, Urteil vom 28.06.1978 – IV ZR 7/77:

*„Das Erfordernis der ärztlichen Feststellung innerhalb von 15 Monaten stellt ebenso wie der Eintritt der Invalidität binnen Jahresfrist eine die Entschädigungspflicht des Versicherers begrenzende Anspruchsvoraussetzung dar. Es begründet nicht vorwiegend eine Verhaltensnorm für den VN, sondern besagt und bezweckt in erster Linie, dass der Versicherer unabhängig vom Verhalten des VN nicht für regelmäßig schwer aufklärbare und unübersehbare Spätschäden eintreten muss. Im Vordergrund steht insoweit nicht eine vertragliche Anforderung an die Sorgfalt des VN, von deren Beobachtung es abhängen soll, ob ihm ein an sich zugesagter Versicherungsschutz erhalten bleibt oder ob er ihn verliert. Durch das Erfordernis der ärztlichen Feststellung binnen 15 Monaten sollen vielmehr im Interesse einer rationellen, arbeits- und kostensparenden Abwicklung Spätschäden auch dann vom Versicherungsschutz ausgenommen werden, wenn der VN an der Nichteinhaltung der Frist schuldlos ist."*

Vorliegend war das Verhalten der Versicherung jedoch widersprüchlich (venire contra factum proprium). Sie hatte sich noch im Rechtsstreit zunächst nicht auf die Fristversäumung berufen. Der Kläger hatte sich – in der Vorstellung von der Leistungspflicht der Versicherung – auf deren Veranlassung mehrfachen gutachtlichen Untersuchungen unterzogen. Die Berufung auf Fristversäumnis blieb der Versicherung versagt. Der Rechtsstreit wurde an das Instanzgericht zurückverwiesen, um die Anspruchsvoraussetzungen im Übrigen zu prüfen. Ob dieser Rettungsanker jedoch auch unter Geltung des oben zitierten § 186 VVG noch helfen wird, ist fraglich.

## 13.2.1 Was ist in Bezug auf die ärztliche Bestätigung zu beachten?

BGH, Urteil vom 16.12.1987 – IVa ZR 195/86:

Der Versicherte führte einen Herzinfarkt auf einen Sturz beim Skifahren zurück. Eine daraus resultierende Invalidität wurde ärztlich innerhalb der Frist von 15 Monaten schriftlich bestätigt. Der Arzt korrigierte seine Beurteilung zum Unfallzusammenhang nach Ablauf der 15 Monate jedoch.

*Dem „Interesse" des Versicherers „ist genügt, wenn dem Versicherer eine ärztliche Stellungnahme vorliegt, die innerhalb der Frist" von 15 Monaten „erstellt und in der eine*

## 13.2 Die Fristenregelung

*innerhalb Jahresfrist" (15 Monate seit den AUB 2014) „seit dem Unfall eingetretene und auf den Unfall zurückführende Invalidität bestätigt ist. Das genügt, weil damit dem Versicherer Gelegenheit gegeben wird, der Sache nachzugehen. Auf die Richtigkeit der ärztlichen Bestätigung kann es für die Frage der Fristwahrung nicht ankommen."*

Diese Entscheidung erstaunt zunächst. Denn der die Invalidität bescheinigende Arzt hatte den Unfallzusammenhang des Herzinfarktes nur widerwillig, auf Drängen des Versicherten gegen eigene Überzeugung, bescheinigt. Die Fakten und deren voraussichtliche Entwicklung in dieser Bescheinigung waren richtig. Falsch war nur die Bejahung des Unfallzusammenhangs. Dennoch reicht diese Bescheinigung zur Einhaltung der Frist aus. Denn die fristgerechte ärztliche Feststellung der Invalidität dient der Information des Versicherers über das Ausmaß und die weitere Entwicklung (Invalidität) einer fraglichen Gesundheitsschädigung und seinem Interesse, Spätschäden auszuschließen – über die Fakten also. Ob der Kausalzusammenhang – bewusst oder unbewusst – in dieser ärztlichen Bescheinigung richtig oder falsch beurteilt wird, ist für die Fristwahrung unerheblich. Das kann problemlos nachgeholt werden und bedarf in vielen Fällen der gutachtlichen Überprüfung.

> OLG Celle, Urteil vom 22.11.2007 – 8 U 161/07:
> Der Kläger erlitt eine Verletzung des linken Sprunggelenks beim Tanzen. Vorausgegangen waren mehrere Vorverletzungen des linken Sprunggelenks. Innerhalb der Frist von 15 Monaten wurde ein arbeitsmedizinisches Gutachten erstellt, welches der Kläger der Versicherung zur Verfügung stellte, das jedoch nur den gegenwärtigen Zustand beschrieb.
> „Hinzu kommt, dass das Gutachten T. schon deshalb keine Invaliditätsfeststellung darstellt, weil dieses nur die aktuellen Gesundheitsstörungen des Klägers beschreibt, jede kausale Verbindung zu dem Unfall jedoch fehlt und auch zur Dauerhaftigkeit nicht eindeutig Stellung genommen wird."

Damit die Versicherung tätig wird, muss sich aus der ärztlichen Bestätigung ergeben, dass eine Gesundheitsschädigung vorliegt – nicht „Gesundheitsstörung", da nicht Diktion der Privaten Unfallversicherung –, die vom Versicherten auf ein Unfallereignis zurückgeführt wird und zu einer Invalidität auf Dauer führt.

> Der Versicherte, zum Unfallzeitpunkt 4 Jahre alt, wurde am 24.02.1999 als Beifahrer in einen Verkehrsunfall verwickelt und schwer verletzt. Erforderlich wurde die künstliche Beatmung. Durchgeführt wurden im weiteren Verlauf – vorübergehend – ein Luftröhrenschnitt und die Einlage einer Kanüle. Es verblieb eine strukturell bedingte Stimmstörung (Heiserkeit) ohne Atemstörungen, die nicht in die ärztliche Bestätigung zu den zahlreichen Unfallfolgen aufgenommen wurde. Sie wurde bei zahlreichen unfallbedingten Funktionseinbußen vergessen.

Die Stimmstörung ist vom Versicherungsschutz ausgeschlossen. Dem Interesse des Versicherers ist nur dann Genüge getan, wenn er bis zum Ablauf von 15 Monaten erkennen kann, welche Strukturen von einer zur Invalidität führenden Gesundheitsschädigung betroffen sind. Wenn also eine Invalidität im Bereich der Schulter prognostiziert wird, umfasst diese Feststellung nicht eine davon unabhängige Invalidität der Hand. Es spielt keine Rolle, ob die fehlende ärztliche Bestätigung auf einfacher oder grober Fahrlässigkeit beruht oder ob überhaupt irgendwen ein Verschulden trifft. Es fehlt eine Anspruchsvoraussetzung und damit entfällt der Versicherungsschutz für die Stimmstörung.

Zur Diskussion stand der Unfallzusammenhang von Veränderungen im Bereich eines Fußes. Das ärztliche „Attest" hatte folgenden Wortlaut: „Die derzeitige Gebrauchsminderung der verletzten linken unteren Extremität liegt bei 1/5 Beinwert (20 %)".

OLG Frankfurt, Urteil vom 22.05.2002 – 7 U 147/01: *„Die Feststellung musste eine von ärztlicher Sachkunde und Erfahrung getragene Beurteilung enthalten, dass eine bestimmte Gesundheitsbeeinträchtigung vorlag, die auf das Unfallgeschehen zurückzuführen ist, innerhalb eines Jahres eingetreten ist, und voraussichtlich auf Dauer, wenigstens aber über einen Prognosezeitraum von drei Jahren ab dem Unfallereignis die körperliche oder geistige Leistungsfähigkeit des Versicherten beeinträchtigt. Dabei ist es weder erforderlich, dass die Prognose richtig sein musste, noch musste die Prognose den Grad der Invalidität ausweisen. Weiterhin ist erforderlich, dass die entsprechende ärztliche Feststellung innerhalb der Frist von 15 Monaten schriftlich getroffen worden ist. Unerheblich war es auch, ob die entsprechende ärztliche Feststellung innerhalb der 15-Monats-Frist ab dem Unfallereignis zugegangen ist."*

Vorliegend fehlte jede Aussage zur Invalidität auf Dauer und jede Aussage zur Prognose. Eine schriftliche ärztliche Feststellung zur Invalidität lag nicht vor. Die Anforderung an die ärztliche Feststellung, dass diese „schriftlich" vorliegen muss, meint nicht die Schriftform des § 126 BGB. Es reichen aus eine Bemerkung im Operationsbericht oder im Krankenblatt, die es erlaubt, diese zeitlich zuzuordnen. Eine Nachholung dieser Feststellung nach Ablauf der Frist durch den Arzt ist nicht möglich.

Der Versicherte hat einen Sprunggelenksverrenkungsbruch rechts erlitten. Vor Fristablauf geht dem Versicherer eine ärztliche Mitteilung zu, in der die Verletzung aufgeführt ist und mitgeteilt wird, dass voraussichtlich eine Invalidität auf Dauer über das 3. Unfalljahr hinaus verbleiben wird. Es fehlt jedoch jeder Hinweis auf das Ausmaß der verbleibenden Invalidität.

Die ärztliche Feststellung muss Angaben zum voraussichtlichen Invaliditätsgrad nicht enthalten. Das Ausmaß des unfallbedingten Funktionsdefizits bleibt in der Regel späterer, vom Unfallversicherer in Auftrag gegebener Begutachtung vorbehalten. Die ärztliche Feststellung kann sich also darauf beschränken, die Tatsache einer (fristgerecht eingetretenen) unfallbedingten dauernden Beeinträchtigung der Leistungsfähigkeit „dem Grunde nach" zu bestätigen.

### 13.2.2 Zusammenfassung: Die Fristenregelung

- Sowohl die Invaliditätseintrittsfrist als auch die ärztliche Feststellungsfrist sind Anspruchsvoraussetzungen. Ist die Frist versäumt, entfällt ein Anspruch, unabhängig von jedem Verschulden.
- Die fristgerechte ärztliche Feststellung der Invalidität dient der Information des Versicherers über das Ausmaß der fraglichen Unfallfolgen und deren Prognose. Sie muss insbesondere erkennen lassen, ob eine Invalidität auf Dauer zu erwarten ist. Die ärztliche Aussage zum Kausalzusammenhang ist demgegenüber nur von nachrangiger Bedeutung.

- Die ärztliche Feststellung muss alle verletzten und eine mögliche Invalidität begründenden Strukturen benennen.
- Die ärztliche Feststellung muss schriftlich innerhalb der Frist mit einem erkennbaren Datum vorliegen. Eine bestimmte Form der ärztlichen Feststellung ist nicht vorgeschrieben. Dem Versicherer zugehen kann die ärztliche Feststellung auch außerhalb der Frist.
- Eine Aussage zum voraussichtlichen Grad der Invalidität muss die ärztliche Feststellung nicht enthalten.

## 13.3 „Geltendmachung der Invalidität": Ziff. 2.1.1.3 AUB 2020

*„Sie müssen die Invalidität innerhalb von 15 Monaten nach dem Unfall bei uns geltend machen. Geltend machen heißt: Sie teilen uns mit, dass Sie von einer Invalidität ausgehen. Versäumen Sie diese Frist, ist der Anspruch auf Invaliditätsleistung ausgeschlossen.*
*Nur in besonderen Ausnahmefällen lässt es sich entschuldigen, wenn Sie die Frist versäumt haben. Dann müssen Sie die Geltendmachung unverzüglich nachholen."*

Die Frist zur „Geltendmachung der Invalidität" ist – anders als die Invaliditätseintrittsfrist und die Frist für deren ärztlicher Bestätigung – eine Ausschlussfrist, vergleichbar dem Ausschluss vom Versicherungsschutz entsprechend Ziff. 5 AUB 2020. Sie dient dem Interesse des Versicherers an einer zügigen Abwicklung des Versicherungsfalls. Die Fristversäumung ist entschuldbar. Ein Entschuldigungsgrund ist z. B., wenn man krankheits- oder unfallbedingt an der Einhaltung der Frist gehindert war, nicht jedoch die Unkenntnis der Versicherungsbedingungen.

OLG Celle, Urteil vom 22.01.2004 – 8 U 130/03:
*„Ihre mögliche Unkenntnis" „entlastet sie nicht. Der Versicherungsnehmer muss vielmehr die Versicherungsbedingungen lesen und sich über den Vertragsinhalt und dessen Frist, gegebenenfalls unter Einholung von Rechtsrat, informieren."*

Die Beweislast für die Einhaltung der Frist liegt bei der versicherten Person. Das Beweismaß ist der Vollbeweis.

Die Versicherung bestreitet, ein Schreiben oder eine E-Mail mit der „Geltenmachung der Invalidität" erhalten zu haben.

- Die versicherte Person hat keinen Einblick in den Posteingang bei der Versicherung. Darauf kann sich der von ihr zu erbringende Beweis nicht erstrecken. Sie hat den Postausgang, also die ordnungsgemäße Adressierung und den Einwurf des Briefes in den Briefkasten oder das Abschicken der E-Mail zu beweisen, mehr nicht.
- Nach Versäumnis der vertraglich vereinbarten Frist beginnt keine neue Frist. Vielmehr ist die Meldung der unfallbedingten Invalidität unverzüglich nachzuholen.

### 13.3.1 Zusammenfassung: „Geltendmachung der Invalidität"

- Unkenntnis der Versicherungsbedingungen ist keine Entschuldigung.
- Die Beweislast trifft den Versicherten. Das Beweismaß für die Einhaltung der Frist ist der Vollbeweis.

# „Keine Invalidität bei Unfalltod im ersten Jahr": Ziff. 2.1.1.4 AUB 2020

*„Stirbt die versicherte Person unfallbedingt innerhalb eines Jahres nach dem Unfall, besteht kein Anspruch auf Invaliditätsleistung. In diesem Fall zahlen wir eine Todesfallleistung (Ziff. 2.6), sofern diese vereinbart ist."*

Die Private Unfallversicherung leistet für die Invalidität voraussichtlich auf Dauer. Stirbt der Versicherte jedoch unfallbedingt innerhalb des ersten Jahres nach dem Unfall, lässt sich eine Invalidität auf Dauer nicht begründen. Es entfallen jegliche Leistungen, es sei denn, es besteht eine Versicherung für den Todesfall.

## 14.1 „Todesfallleistung": Ziff. 2.6 AUB 2020

- **Voraussetzung für die Leistung: Ziff. 2.6.1**

  „Die versicherte Person stirbt unfallbedingt innerhalb eines Jahres nach dem Unfall."

- **Art und Höhe der Leistung: Ziff. 2.6.2**

  „Wir zahlen die Todesfallleistung in Höhe der vereinbarten Versicherungssumme."

Die Todesfallleistung ist in aller Regel ein fest vereinbarter Betrag. Die Abgrenzung zwischen dem Unfalltod innerhalb des ersten Jahres, der Todesfallleistung also, und dem unfallfremden Tod führt vor allem zu Kausalitätsproblemen (Ziff. 2.1.1.4 in Verbindung mit Ziff. 2.6 AUB 2020).

> OLG Hamm, Urteil vom 05.06.2002 – 20 U 217/01:
> Der Versicherte, Alter nicht benannt, stürzte am Morgen des 15.10.1999 im Bad. Er erlitt Platzwunden und ein Hämatom im Bereich des Kopfes. Eine knöcherne Verletzung im Bereich des Schädels wurde als möglich bezeichnet. Er verstarb am 15.10.1999 um 20.32 Uhr im Krankenhaus. Ursache für den Tod des Versicherten war nach den Feststellungen des behandelnden Arztes ein „kardiales Pumpversagen", also ein Herzstillstand.

Der Anspruchsteller der Todesfallleistung hat zu beweisen (Adäquanztheorie) das Unfallereignis (286 ZPO, Vollbeweis), den Sturz. Dieser Beweis ist vorliegend durch die Platzwunden am Kopf gesichert, wobei zwar offenbleiben muss, ob der Versicherte aus innerer Ursache, infolge eines bereits am Morgen des 15.10.1999 aufgetretenen „kardialen Pumpversagens" gestürzt ist. Insoweit trägt der Versicherer die Beweislast. Dieser Beweis wird in Unkenntnis weiterer Informationen nicht gelingen. **Der Sturz war aber nicht ursächlich für den Tod des Versicherten.** Zwar ist es möglich, dass ein solcher Sturz z. B. stressbedingt im Zusammenhang mit einem vorbestehenden Schwächezustand zum Tod führt. Diese Möglichkeit reicht jedoch nicht aus. Zwar kommen dem Anspruchsteller Beweiserleichterungen zugute (§ 287 ZPO). „Er muß mithin Tatsachen beweisen, die eine andere mögliche Todesursache ausschließen", zwar nur mit dem Beweismaß des § 287 ZPO „unter Würdigung aller Umstände nach freier Überzeugung". Dieser Beweis gelingt jedoch nicht, da von den behandelnden Ärzten ein Unfallzusammenhang nicht einmal in Erwägung gezogen wurde und weitere Erkenntnismöglichkeiten nicht vorliegen.

> Der 76-jährige Versicherte stolperte am 03.06.2023 auf dem Weg zur Küche über eine Teppichkante und stürzte. Er erlitt einen geschlossenen hüftgelenknahen Oberschenkelbruch rechts. Dieser wurde sekundär, am 07.06.2023, operativ stabilisiert. Als OP-Indikation ist vermerkt: „Pathologisch subtrochantäre Oberschenkelfraktur rechts". Im Operationsbericht ist mehrfach vermerkt, dass „der trochantäre Bereich durch die Metastasierung sehr weich und instabil"sei. Die operative Stabilisierung erfolgte mittels Nagelung. Der Bruchbereich war postoperativ zwar bewegungsstabil aber – aufgrund großer Metastasen – nicht belastungsstabil. Infolge fehlender Belastungsstabilität des Bruchbereichs blieb der körperlich aufgrund der bestehenden Krebserkrankung allgemein geschwächte Versicherte bettlägerig in stationärer Behandlung. Er verstarb am 01.07.2023 an einer Lungenentzündung, die auch mitbedingt war durch eine chronische Bronchitis. Vereinbart war eine Todesfallleistung.

Die Todesfallleistung setzt voraus, dass der Tod adäquate Folge des unfallbedingten Sturzes ist. Dies hat derjenige zu beweisen – und zwar im Vollbeweis –, der Rechte daraus ableitet. Argumentiert wurde, der Oberschenkelbruch sei die Ursache des Sturzes und nicht dessen Folge. Ursache des Sturzes sei die ausgeprägte Metastasierung gewesen. Dagegen sprachen aber die volle Belastbarkeit des rechten Beins bis zum Sturz, belegt durch die seitengleiche Ausprägung von Muskulatur, Kalksalzgehalt und Fußsohlenschwielen, und die eindeutige Ursache, die für den Sturz angegeben wurde, die Teppichkante. Der Tod war also – soweit dies überhaupt zu beurteilen ist – adäquate Folge des Sturzes. Mitursächlich waren der krankheitsbedingte Schwächezustand des Versicherten, die fehlende Belastungsstabilität des rechten Beins nach operativer Behandlung des Bruchbereichs aufgrund der Metastasen und die chronische Bronchitis (Ziff. 3 AUB 2020). **Bei der Todesfallleistung ist nicht entscheidend die Mitwirkung von „Krankheiten oder Gebrechen an der Gesundheitsschädigung oder ihren Folgen", sondern die Mitwirkung am Tod des Versicherten (Ziff. 3.2.1 AUB 2020)**, sodass z. B. die Bronchitis, die bei der Bemessung der unfallbedingten Invalidität (Beinwert nach der Gliedertaxe) unbeachtlich wäre, ein Mitwirkungsfaktor am Tod des Versicherten ist.

## 14.1 „Todesfallleistung": Ziff. 2.6 AUB 2020

Der Vollständigkeitshalber folgender Hinweis: **Eine Vorinvalidität spielt zwar bei der Kausalitätsprüfung eine Rolle, nicht aber bei der Höhe der Todesfallleistung.** Dies ergibt sich aus Ziff. 2.1.2.2.3 AUB 2020: „Der *Invaliditätsgrad* mindert sich um diese Vorinvalidität". **Die Vorinvalidität ist bei der Invaliditätsleistung zu berücksichtigen, jedoch nicht bei der Todesfallleistung.** Der Tod des Versicherten findet in Ziff. 2.1.2.2.3 keine Erwähnung. **Etwas anderes gilt für die Mitwirkung (Ziff. 3.2.1). Zu berücksichtigen ist die Mitwirkung am Tod.**

### 14.1.1 Zusammenfassung: „Keine Invalidität bei Unfalltod im ersten Jahr"/„Todesfallleistung"

- Ist bei Tod im ersten Jahr nach dem Unfall eine Todesfallleistung vereinbart, trägt der Anspruchsteller die Beweislast für das Unfallereignis (286 ZPO) und für den unfallbedingten Tod des Versicherten binnen Jahresfrist (§ 287 ZPO).
- Bei der Todesfallleistung ist zu beachten die Mitwirkung von Krankheiten und Gebrechen am Tod des Versicherten. Die Vorinvalidität ist demgegenüber nicht in Abzug zu bringen.

# „Berechnung der Invaliditätsleistung": Ziff. 2.1.2.1 AUB 2020

*„Die Invaliditätsleistung erhalten Sie als Einmalzahlung. Grundlagen für die Berechnung der Leistung sind*

- *die vereinbarte Versicherungssumme und*
- *der unfallbedingte Invaliditätsgrad."*

Die private Unfallversicherung ist eine Summenversicherung, keine Schadenversicherung. Entscheidend für die Versicherungsleistung sind die vereinbarte Versicherungssumme und der unfallbedingte Invaliditätsgrad. Dieser richtet sich nach der Gliedertaxe (Ziff. 2.1.2.2.1 AUB 2020), wenn das betroffene Körperteil oder das Sinnesorgan in dieser aufgeführt ist, ansonsten ist er außerhalb der Gliedertaxe zu bemessen (Ziff. 2.1.2.2.2 AUB 2020).

# „Bemessung des Invaliditätsgrads": Ziff. 2.1.2.2 Satz 1 AUB 2020

*„Der Invaliditätsgrad richtet sich*

- *nach der Gliedertaxe (Ziffer 2.1.2.2.1), sofern die betroffenen Körperteile oder Sinnenorgane dort genannt sind,*
- *ansonsten danach, in welchem Umfang die normale körperliche oder geistige Leistungsfähigkeit dauerhaft beeinträchtigt ist (Ziffer 2.1.2.2.2)."*

## 16.1 „Gliedertaxe"

### 16.1.1 Gliedertaxe, abstrakter, genereller Maßstab

Der Begriff „*Gliedertaxe*" findet sich erstmals in den AUB 2014, ist jedoch seit jeher geläufig. Wann und warum er geprägt wurde, ist nicht zu eruieren.

> **Die Gliedertaxe bemisst Unfallfolgen nach einem *abstrakten und generellen Maßstab*. Sie abstrahiert vom Alter, Beruf, von Freizeitaktivitäten, von der Beanspruchung in unverletztem Zustand und von den konkreten Auswirkungen des Unfalls für das Unfallopfer (abstrakter Maßstab). Gleiche Unfallfolgen werden nach der Gliedertaxe stets gleich bemessen mit festen Invaliditätsgraden (genereller Maßstab).**

Die festen Invaliditätsgrade sind verbindliche Grundlage für die Bemessung des individuellen unfallbedingten Funktionsverlusts. Der Nachweis einer höheren oder geringeren Bemessung ist ausgeschlossen. Diese ist zwischen den Parteien des Versicherungsvertrags verbindlich vereinbart. Unerheblich sind persönliche Eigenschaften/Befindlichkeiten, wie Alter, Beruf, Händigkeit (Rechts-, Links- oder Beid händer), Gesundheitszustand (z. B. Zustand nach Herzinfarkt) und Vorverletzungen mit Ausnahme der/des zur Diskussion stehenden Gliedmaße/Sinnesorgans.

### 16.1.2 Gleiche Bemessung gleicher Funktionseinbußen

Die Gliedertaxe führt zu einem hohen Maß an Gleichbehandlung für die Versicherten. Sie vermeidet Streitigkeiten und erleichtert die Abwicklung der Versicherungsfälle. Sie ermöglicht das Massengeschäft.

> Der 90-jährige Versicherte verliert bei einem Verkehrsunfall ein Bein. Bei dem gleichen Verkehrsunfall verliert auch sein 10-jähriger Enkel ein Bein.

Reguliert wird nach Beinwert, der für beide gleich ist, völlig unabhängig davon, ob der Enkel, ein passionierter Fußballspieler, beide Beine deutlich öfters eingesetzt hat und während seines zukünftigen Lebens noch einsetzen wollte und ob der Großvater an einer schweren Herzinsuffizienz leidet und sich deshalb nur noch minimal bewegte und bewegt.

> Die Versicherte, eine Pianistin, verliert unfallbedingt den rechten Kleinfinger. Das gleiche Unglück trifft einen Standesbeamten.

Der Invaliditätsgrad ist für beide gleich, obwohl die Auswirkungen des Fingerverlustes bei der Pianistin zur Berufsunfähigkeit führen, beim Standesbeamten eher ein „Schönheitsfehler" sind.

> Der schwer herzkranke Versicherte rutscht auf Glatteis aus. Er erleidet eine Sprunggelenksverletzung. Es kommt zu Komplikationen. Das Sprunggelenk wird versteift. Das gleiche passiert einem 20-jährigen Berufsfußballspieler.

Der Invaliditätsgrad ist für beide gleich, obwohl die Beanspruchung des Sprunggelenks nicht vergleichbar ist.

### 16.1.3 Getrennte Bemessung jeder Gliedmaße

> Die Versicherte stürzt beim Skilaufen. Sie erleidet einen beidseitigen Unterarmbruch.

Die beidseitig verbliebenen Funktionseinbußen werden getrennt bemessen – jeweils nach der Gliedertaxe. Die Invaliditätsgrade sind zu addieren, wobei bei 100 % Schluss ist. Anders als z. B. in der Gesetzlichen Unfallversicherung spielt es bei einer Bemessung nach der Gliedertaxe keine Rolle, ob durch Unfallfolgen z. B. im Bereich beider Beine oder beider Arme Funktionseinbußen verstärkt sind. Zu bemessen ist jeweils bezogen auf die in der Gliedertaxe aufgeführte Gliedmaße. Jeder der beiden Arme ist also bezogen auf einen Armwert von 70 % zu bemessen.

## 16.1 „Gliedertaxe"

> Der Versicherte, der infolge einer abgelaufenen Kinderlähmung ein signifikant minderbelastbares rechtes Bein hat, dessen linkes Bein sozusagen „vergoldet" ist, erleidet eine schwere Kapsel-Bandverletzung im Bereich des linken Kniegelenks mit erheblichen Funktionseinbußen.

Die Unfallfolgen links sind bezogen auf den Beinwert von 70 % zu bemessen – völlig unabhängig von den Funktionseinbußen im Bereich des rechten Beins.

### 16.1.4 Individuelle Normabweichungen

> Die Versicherte erleidet unfallbedingt einen ellenbogengelenksnahen Oberarmbruch. Es verbleibt eine Streckhemmung im Bereich des Ellenbogengelenks. Unfallfremd besteht bei der Versicherten eine Überbeweglichkeit der Gelenke. Es stellt sich die Frage, ob die Bemessung der unfallbedingten Funktionseinbußen von der Überbeweglichkeit des Ellenbogengelenks auszugehen hat oder ob die Norm (Messblätter) zugrunde zu legen ist.

Maßstab für die Beurteilung ist die Norm, also das *durchschnittliche* Bewegungsausmaß, das normalerweise in einem Gelenk erreicht wird – im Ellenbogengelenk beispielsweise eine Überstreckung bis zu 10° und eine Beugung bis 135°. Eine über die Norm hinausgehende individuelle Beweglichkeit, also die stärkere Überstreckbarkeit im Ellenbogengelenk, muss bei der Bemessung unberücksichtigt bleiben. Überdurchschnittliche (artistische) Bewegungsausschläge sind in der Privaten Unfallversicherung nicht versichert. Dies ergibt sich zwar nicht unmittelbar aus der Gliedertaxe, wird jedoch daraus abgeleitet, dass die Gliedertaxe die Invalidität nach einem abstrakten und generellen Maßstab bemisst.

> Bei der Versicherten besteht eine Minderbeweglichkeit der Gelenke. Das Ellenbogengelenk weist anlagebedingt ein Streckdefizit von 5° auf. Es stellt sich die Frage, ob in diesem Fall bei der Bemessung der unfallbedingten Invalidität von der Norm (Überstreckbarkeit 5–10°/ Beugung 135°) auszugehen ist oder ob die der Versicherten tatsächlich vor dem Unfall möglichen Bewegungsausschläge zugrunde gelegt werden.

Die Gleichbehandlung aller Versicherten kann nicht soweit gehen, dass einer versicherten Person Funktionen unterstellt werden, die diese nicht hatte/hat. Dies ergibt sich schon aus der Berücksichtigung der Vorinvalidität (Ziff. 2.1.2.2.3) bei der Bemessung von Unfallfolgen.

### 16.1.5 Zusammenfassung: „Gliedertaxe", abstrakter, genereller Maßstab

- Der Invaliditätsgrad wird bemessen unabhängig vom Alter, vom Beruf, von dem Ausmaß, in dem die verletzte Gliedmaße oder das Sinnesorgan beansprucht wurde/wird und unabhängig von der persönlichen Wertschätzung, stets bezogen nur auf die verletzte Gliedmaße oder das verletzte Sinnesorgan, **ein abstrakter, genereller Maßstab.**

- Sind mehrere Körperteile oder Sinnesorgane verletzt, sind diese jeweils getrennt zu bemessen, bezogen auf die in der Gliedertaxe vorgegebenen Werte.
- Auszugehen ist bei der Bemessung von Unfallfolgen im Bereich der Gliedertaxe von der normalen Beweglichkeit in den Gelenken (Messblätter), auch wenn anlagebedingt eine Überbeweglichkeit der Gelenke besteht.
- Besteht jedoch anlagebedingt eine Minderbeweglichkeit, ist diese Ausgangspunkt für die Bemessung, entsprechend der Vorinvalidität (Ziff. 2.1.2.2.3 AUB 2020).

## 16.2 „Gliedertaxe": Ziff. 2.1.2.2.1 AUB 2020

*„Bei Verlust oder vollständiger Funktionsunfähigkeit der folgenden Körperteile oder Sinnesorgane gelten ausschließlich die hier genannten Invaliditätsgrade.*

| | |
|---|---|
| • Arm | 70 % |
| • Arm bis oberhalb des Ellenbogengelenks | 65 % |
| • Arm unterhalb des Ellenbogengelenks | 60 % |
| • Hand | 55 % |
| • Daumen | 20 % |
| • Zeigefinger | 10 % |
| • anderer Finger | 5 % |
| • Bein über der Mitte des Oberschenkels | 70 % |
| • Bein bis zur Mitte des Oberschenkels | 60 % |
| • Bein bis unterhalb des Knies | 50 % |
| • Bein bis zur Mitte des Unterschenkels | 45 % |
| • Fuß | 40 % |
| • große Zehe | 5 % |
| • andere Zehe | 2 % |
| • Auge | 50 % |
| • Gehör auf einem Ohr | 30 % |
| • Geruchssinn | 10 % |
| • Geschmackssinn | 5 % |

*Bei Teilverlust oder teilweiser Funktionsbeeinträchtigung gilt der entsprechende Teil der genannten Invaliditätsgrade."*

### 16.2.1 Die „Bemessung des Invaliditätsgrades" *innerhalb* der Gliedertaxe

#### 16.2.1.1 Die Gliedertaxe hat Vorrang vor der Bemessung außerhalb der Gliedertaxe

- Zunächst sind alle Funktionsbeeinträchtigungen an Gliedmaßen oder Sinnesorganen, die in der Gliedertaxe aufgeführt sind, *bezogen auf die betroffene Gliedmaße oder das betroffene Sinnesorgan,* zu bemessen. Nur die Unfallfolgen, die dann noch übrigbleiben, sind nach den Regeln der Ziff. 2.1.2.2.2 AUB 2020 – außerhalb der Gliedertaxe – zu bemessen.

> Beim Versicherten besteht nach einem Lendenwirbelverrenkungsbruch eine komplette Querschnittlähmung (Lähmung beider Beine sowie schwere Mastdarm-/Miktionsbeschwerden und Erektionsstörungen).

Zunächst ist der völlige Funktionsverlust beider Beine (mit jeweils 1/1 Beinwert = jeweils 70 % der Versicherungssumme) zu bemessen. Erst im Anschluss daran sind die sonstigen Unfallfolgen (Blasen- und Mastdarmlähmung, sexuelle Funktionsstörungen etc.) außerhalb der Gliedertaxe zu bemessen. Das erübrigt sich allerdings in diesem – nicht seltenen – Beispielsfall, weil der Invaliditätsgrad für die Folgen *eines* Unfalls auf 100 % begrenzt ist (Ziff. 2.1.2.2.4 AUB 2020) und sich durch die Funktionsunfähigkeit beider Beine rein rechnerisch bereits ein Invaliditätsgrad von 140 % ergibt.

### 16.2.1.2 Maßgebend ist der Sitz der unfallbedingten Schädigung

- *Maßgebend ist nicht der „Sitz der Verletzung", sondern der „Sitz der Funktionsausfälle" bzw. der unfallbedingten „Schädigung"* (BGH, Urteil vom 14.12.2011 – IV ZR 34/11).

Es kommt nicht darauf an, an welchem Körperteil die „Erstgesundheitsschädigung", also die primäre Verletzung, lokalisiert war/ist. Entscheidend ist vielmehr, wo sich die unfallbedingten Defizite funktionell auswirken. Die Gliedertaxe hat bei der Bemessung der unfallbedingten Funktionseinbußen stets Vorrang.

> Beim Versicherten verbleiben nach einem Schädelbasisbruch mit Einblutung in den Hirnschädel eine vollständige Funktionsunfähigkeit des rechten Arms, eine Sehbehinderung rechts, eine Teilschädigung des Sprachzentrums sowie ein Verlust an geistiger Leistungsfähigkeit.

Der Sitz der unfallbedingten Gesundheitsschädigung war/ist der Hirnschädel. Der verletzte Hirnschädel ist die Ursache der zahlreichen Funktionseinbußen. Zu bemessen sind – nach der Gliedertaxe (Ziff. 2.1.2.2.1 AUB 2020) – jedoch zunächst die Funktionsausfälle im Bereich des rechten Arms sowie die Sehbehinderung rechts. Der Arm wird nach der Gliedertaxe mit einer Invalidität von 70 % bemessen, die Sehbehinderung rechts – unterstellt – mit einer Invalidität von 30 %. Die nach der Gliedertaxe zu bemessenden Funktionseinbußen erreichen also bereits 100 %, sodass die außerhalb der Gliedertaxe (Ziff. 2.1.2.2.2 AUB 2020) zu bemessenden Funktionseinbußen – Teilschädigung des Sprachzentrums sowie der Verlust an geistiger Leistungsfähigkeit – nicht mehr relevant werden.

> Die Versicherte, 69 Jahre alt, erlitt am 26.12.2020 eine Schnittwunde an der Ellen-Beugeseite des linken Handgelenks mit Teildurchtrennung der Ellenschlagader und mit Durchtrennung der Beugesehnen des Ring- und Kleinfingers. Die Verletzung wurde teils primär, teils sekundär operativ behandelt. Nach den Befunden im unfallchirurgischen Gutachten vom 31.03.2023 sind unfallbedingt verblieben:

- Eine reizlose Narbe an der Ellen-Beugeseite des linken Handgelenks ohne Funktionsbeeinträchtigung,
- eine endgradige Beugeeinschränkung des linken Mittelfingers,
- eine deutlichere Beugeeinschränkung des linken Ring- und Kleinfingers.

Der Gutachter bemaß die verbliebenen Unfallfolgen nach Armwert.

Entscheidend ist der Sitz der verbliebenen Funktionseinbußen. Diese liegen ausschließlich im Bereich der Finger. Die Narbe im Bereich des Handgelenks bedingt keine Beeinträchtigung der Funktion. Zu bemessen ist nach Fingerwert.

### 16.2.1.3 Ausgangspunkt der Bemessung ist die Gliedmaße bzw. der ausdrücklich benannte Gliedmaßenabschnitt (Hand, Finger, Fuß, Zehen)

- *Bei Funktionsbeeinträchtigungen an Arm und Bein ist stets vom Prozentsatz für den vollständigen Verlust bzw. die vollständige Funktionsunfähigkeit der Gliedmaße oder des Sinnesorgans auszugehen, es sei denn, es sind ausschließlich Hand, Finger, Fuß, Zehen betroffen (Gliedertaxe).*

Nach einem offenen Unterschenkelbruch links, der mit einem Achsenknick zur Ausheilung kommt, verbleibt, neben dem Achsenknick im Bereich des Unterschenkels, eine Bewegungseinschränkung im Bereich des linken oberen Sprunggelenks.

Der Gedanke liegt in diesem Fall nahe, der Bemessung der unfallbedingt verbliebenen Funktionseinbußen den in der Gliedertaxe vereinbarten Invaliditätsgrad von 50 % – Bein bis unterhalb des Knies – zu Grunde zu legen. Diese Bemessung führt jedoch zu einem Wirrwarr und zu einer Unvergleichbarkeit einzelner Bemessungen. Deshalb sind die Folgen eines Unterschenkelbruchs nicht an diesem Wert, sondern am Invaliditätsgrad für den vollständigen Verlust bzw. die Funktionsunfähigkeit des ganzen Beins, also bezogen auf 70 %, zu bemessen. Die Gliedertaxe sieht neben den Werten für den vollständigen Verlust auch abgestufte Werte für Teilamputationen vor. Eine teilweise Funktionsbeeinträchtigung des Beins „bis unterhalb des Knies", oder – um einen anderen Wert aus der Gliedertaxe zu wählen – eines Arms „unterhalb des Ellenbogengelenks" – ist nicht sachgerecht zu bemessen. Bezugspunkt für den Grad der Funktionsbeeinträchtigung müssen daher die Werte für den ganzen Arm bzw. das ganze Bein mit jeweils 70 %, für Unfallfolgen im Bereich der Hand der Invaliditätsgrad von 55 % sowie im Bereich des Fußes von 40 % sein, zumal eine Funktionsbeeinträchtigung eines Teils sich immer auf die ganze Gliedmaße auswirkt.

- *Der „Invaliditätsgrad" des rumpfnäheren Gliedmaßenabschnitts umfasst den „Invaliditätsgrad" des rumpfferneren Gliedmaßenabschnitts.*

Am 9. August 2003 stürzte der Kläger (Versicherte) von einer Leiter, wobei er sich u. a. das rechte Schultergelenk auskugelte und es zu einer Läsion des Plexus brachialis, einer Schädigung des den Arm und die Hand versorgenden Nervengeflechts, kam. Unfallbedingt verblieben Unfallfolgen im Bereich der rechten Schulter und vor allem im Bereich der rechten Hand. Der Kläger wollte die Unfallfolgen im Bereich von Schulter und Hand getrennt ermitteln und dann addieren.

Dazu der BGH (Urteil vom 14.12.2011 – IV ZR 34/11):

> *„Der Systematik der Gliedertaxe kann der Versicherungsnehmer ferner entnehmen, dass für die Bereiche der mit dem Arm und dem Bein zusammenhängenden Körperteile abgestufte Invaliditätsgrade festgesetzt werden, die beim Arm mit der Bewertung der Invalidität eines Fingers mit 5 % beginnen und mit dem Arm im Schultergelenk mit 70 % enden. Hiermit trägt die Gliedertaxe dem Umstand Rechnung, dass Gliedverluste – Entsprechendes gilt für völlige oder teilweise Gebrauchsunfähigkeit – mit zunehmender Rumpfnähe der Stelle, an der das Körperglied verloren gegangen (oder die Gebrauchsbeeinträchtigungen auslösende Ursache zu lokalisieren) ist, zu wachsender Einschränkung der generellen Leistungsfähigkeit von Menschen führen."*
>
> *„Ausgehend hiervon erkennt ein durchschnittlicher Versicherungsnehmer, dass der Verlust oder die Funktionsunfähigkeit des Armes im Schultergelenk (nur) deshalb mit dem höchsten Invaliditätsgrad von 70 % bemessen wird, weil hierin zugleich die Beeinträchtigung der übrigen Teilglieder des Armes enthalten ist. In jedem der in der Gliedertaxe genannten Invaliditätssätze ist bereits mitberücksichtigt, wie sich der unfallbedingte Verlust oder die Gebrauchsunfähigkeit eines Gliedteils auf den verbleibenden Gliedrest auswirkt. Daraus resultiert das Ansteigen des Invaliditätsprozentsatzes mit zunehmender Rumpfnähe des Gliedverlustes oder der Funktionsstörung."*

Eine Addition der Invaliditätsgrade für die einzelnen Gliedmaßenabschnitte (Arm, Hand, Finger) findet nicht statt. Die Funktionsbeeinträchtigung der distalen (peripheren) Anteile des Arms ist selbstverständlich bei Bemessung der Funktionsbeeinträchtigung des Arms insgesamt zu berücksichtigen.

- *Beschränken sich die Unfallfolgen auf periphere Gliedmaßenabschnitte, wie Hand/Fuß/Finger/Zehen, umfasst die Bemessung dieser Funktionseinbußen die Auswirkungen auf die gesamte Gliedmaße.*

*Der Versicherte, Schreiner von Beruf, verliert unfallbedingt alle Langfinger einer Hand in Höhe der Mittelgelenke.*

Bemessen werden die Unfallfolgen nach Fingerwert, nicht nach Handwert. Im Falle der Verletzung mehrerer Finger war häufig, vornehmlich von den Handchirurgen, der Standpunkt vertreten worden, dass nicht von den Werten der Gliedertaxe für die einzelnen Finger, sondern vom Handwert auszugehen sei, weil mit der Bemessung nach den einzelnen Fingerwerten dem Ausmaß der Schädigung nicht hinreichend Rechnung getragen werde. Diese Frage ist jedoch vom Bundesgerichtshof eindeutig entschieden (BGH, Urteil vom 30.05.1990 – IV ZR 143/89). In dieser Entscheidung heißt es, dass sich der Verlust oder die Funktionseinschränkung jedes einzelnen Fingers stets auf die ganze Hand und darüber hinaus auch auf die Funktion des Arms auswirkt. Das ist in den Prozentsätzen der Gliedertaxe für die Finger bereits unübersehbar berücksichtigt. Eine Bewertung nach dem „Handwert" ist nur dann gerechtfertigt, wenn sich die Funktionsdefizite nicht auf den oder die Finger beschränken, sondern sich darüber hinaus im Mittelhand- oder Handgelenksbereich manifestieren. Diese Regel ist stets im Verhältnis distaler zu proximalen Gliedmaßenabschnitten zu beachten, also im Verhältnis von Hand gegenüber den Fingern, Arm gegenüber der Hand bzw. Fuß gegenüber den Zehen und Bein gegenüber dem Fuß Fingern gegenüber der Hand, Hand gegenüber dem Arm, Zehen gegenüber dem Fuß und Fuß gegenüber dem Bein.

- *Die in der Gliedertaxe angegebenen Invaliditätsgrade sind die Obergrenze für die Bemessung von Funktionseinbußen im Bereich der Gliedmaßen.*

   *Der 44 Jahre alte Versicherte erlitt am 24.11.2007 unfallbedingt eine subtotale Oberarmamputation rechts sowie eine Schädigung des rechten Armnervengeflechts. Es gelang – durch zahlreiche operative Eingriffe – den Arm zu erhalten. Der Arm blieb jedoch funktionslos. Der Versicherte gab anlässlich der gutachtlichen Untersuchung zur unfallbedingten Invalidität ständige Schmerzen im Bereich des rechten Arms an, „von der Schulter bis zur Hand" infolge neurologisch objektivierter Nervenversorgungsstörungen. Den Schmerzcharakter gab er als „stechend" an. Der Versicherte klagte weiter über ein ständiges Kältegefühl.*

Die in den AUB vereinbarten Invaliditätsgrade der Gliedertaxe begrenzen die unfallbedingte Invalidität. Der funktionslose Arm ergibt also einen Invaliditätsgrad von 70 % ($^1/_1$ Armwert). Die überschießende Schmerzhaftigkeit des rechten Arms führt nicht zu einem höheren Invaliditätsgrad (→ Abschn. 16.6). Etwas anderes gilt nur, wenn die Kappungsgrenze (1/1 Armwert = 70 %) unfallbedingt nicht erreicht ist.

- *Die Funktionsbeeinträchtigung von Gliedmaßen und Sinnesorganen ist in einem Bruchteil der vollen Funktion anzugeben.*

   *Unfallbedingt verblieben sind eine Bewegungseinschränkung im Bereich des Ellenbogengelenks mit Beugung/Streckung 0/30/120° und eine Einschränkung der Unterarmdrehung mit auswärts/einwärts 45/0/45°.*

Nach den aktuellen Bemessungsempfehlungen entspricht dies einer Invalidität von 4/20 Armwert analog 14 % von 70 %. Der Bruchteil 4/20 ist (vom Versicherer) ins Verhältnis zum Prozentwert der Gliedertaxe (70 %) zu setzen. In den Versicherungsbedingungen (AUB) und im VVG gibt es dazu, ob unfallbedingt verbliebene Funktionseinbußen in Bruchteilen oder in Prozenten der vollen Funktion zu bemessen sind, keine Vorgabe. Die Bemessung in Bruchteilen der vollen Funktion entspricht der in Deutschland seit jeher üblichen (herrschenden) Praxis. Anhand dieser Bruchteilsbemessung wird der Invaliditätsgrad als Grundlage der Invaliditätsleistung ermittelt. Natürlich käme man rechnerisch zum gleichen Ergebnis, wenn der Grad der Funktionsbeeinträchtigung in Prozenten, bezogen auf die volle Funktion (70 % Armwert) angegeben würde. Dann müssten jedoch bei der Ermittlung des Invaliditätsgrades „Prozente von Prozenten" gerechnet werden – im obigen Beispiel also 14 % von 70 %, was zu Verwechslungen und Missverständnissen führen könnte. Deshalb sind auch alle Bemessungsempfehlungen in der einschlägigen Literatur in Bruchteilen der vollen Funktion angegeben – und zwar möglichst in Zwanzigsteln.

- *Mehrere Unfallfolgen im Bereich einer Gliedmaße ergeben eine (Gesamt-) Funktionseinbuße dieser Gliedmaße und damit eine Invalidität.*

   *Die Versicherte erlitt unfallbedingt eine Verletzung des linken Daumens und des linken Ellenbogens. Es verbleiben Funktionseinbußen im Bereich des linken Daumens und des linken Ellenbogengelenks.*

Die Bemessung von Folgen von Mehrfachverletzungen im Bereich einer Gliedmaße ist nicht derart aufzuspalten, dass Einzelwerte für Ellenbogen und Daumen (Beispielsfall) anzugeben sind. Vielmehr ist ein Wert für beide Unfallfolgen bezogen auf die Gliedmaße zu bilden, z. B. 4/10 Armwert, auch wenn Unfallfolgen im Bereich des Daumens isoliert nach Fingerwert zu bemessen wären. Zu bemessen ist die Funktionseinbuße insgesamt – bezogen auf die betroffene Gliedmaße.

### 16.2.1.4 BGH-Rechtsprechung

- *Die Bemessung von Unfallfolgen im Bereich der Schulter (AUB 1999 bis AUB 2020)*

Die nachfolgenden Ausführungen beziehen sich nur auf Versicherungsbedingungen ab dem Jahr 1999, in denen die Schulter keine Erwähnung findet, sondern nur der „Arm".

> BGH, Urteil vom 01.04.2015 – IV ZR 104/13:
> Der Kläger hatte im Jahr 2005 unfallbedingt eine Schultereckgelenkssprengung entsprechend Tossy II erlitten. Verblieben war eine leichte Instabilität. Offen war, ob der Kläger auch eine Verletzung des medialen Schlüsselbeingelenks (Sternoklavikulargelenk) erlitten hatte. Als Folge eines Vorunfalls aus dem Jahr 1999 war im Bereich des gleichen Arms eine Zusammenhangstrennung der Trizepssehne (Sehne des dreiköpfigen Muskels des Arms) verblieben.
> Die Instanzgerichte hatten die Unfallfolgen aus dem Jahr 2005 nach Armwert bemessen und eine Vorinvalidität (Unfallfolgen aus dem Jahr 1999) in Abzug gebracht.
> *Der BGH vertrat in seinem Urteil die Ansicht Unfallfolgen im Bereich der Schulter seien nach der Formulierung in der Gliedertaxe („Arm") nicht nach Armwert zu bemessen, sondern außerhalb der Gliedertaxe. Damit entfalle auch die Vorinvalidität. Er verwies den Rechtsstreit an das Instanzgericht zurück.*

Nicht bedacht hatte der BGH jedoch, dass die Schulter außerhalb der Gliedertaxe, wenn man sie von ihrer wesentlichen Funktion in Bezug auf den Arm trennt, im Vergleich zu der Vielzahl der Körperfunktionen außerhalb der Gliedertaxe (Ziff. 2.1.2.2.2 AUB 2020), für die insgesamt eine Invalidität von 100 % (Kappungsgrenze) zur Verfügung steht, von ganz untergeordneter Bedeutung ist. Diese Entscheidung, die in ihrer Umsetzung zu einer deutlichen Herabstufung von Funktionseinbußen im Bereich der Schulter geführt hätte, wurde zwar dadurch „korrigiert", dass die Instanzgerichte diese nicht umsetzten mit der Begründung, es dürfe keinen „Wertungswiderspruch" (z. B. OLG Karlsruhe, Urteil vom 30.12.2016 – 12 U 97/16) in Bezug auf das Schultergelenk zwischen einer Bemessung innerhalb und außerhalb der Gliedertaxe geben. Die Begründung, die vom BGH mitgetragen wird, jedoch ohne die Fehlentscheidung vom 01.04.2015 zu korrigieren (Beschluss vom 27.09.2017 – IV ZR 511/15), ist zwar falsch (→ Wertungswiderspruch: Bemessung innerhalb der Gliedertaxe contra Bemessung außerhalb der Gliedertaxe, Abschn. 16.4.1). Das Ergebnis ist aber zu akzeptieren: *Funktionseinbußen im Bereich der Schulter sind nach Armwert zu bemessen.* Offen ist jedoch, da der BGH sein Urteil vom 01.04.2015 nicht korrigiert hat, ob eine Vorinvalidität im Bereich des Arms nach der faktischen Zuordnung der Schulter zur Gliedertaxe zu berücksichtigen ist. Insofern fehlt jede Stellungnahme. Dazu sind unterschiedliche Standpunkte möglich. Geht man davon aus, dass es zu keinerlei „Wertungswidersprüchen" zwischen einer Bemessung der Schulter innerhalb und außerhalb der Gliedertaxe kommen dürfe, ist die Vorinvalidität bei einer Bemessung entsprechend der Gliedertaxe zu berücksichtigen. Setzt man demgegenüber das Urteil des BGH insoweit um, dass es bei der Bemessung der Schulter außerhalb der Gliedertaxe bleibt, nur die für die Bemessung anzusetzenden Werte entsprechend der Gliedertaxe zu entnehmen sind, ist eine Vorinvalidität, z. B. im Bereich des Ellenbogens nicht zu berücksichtigen. Das gleiche gilt dann auch, wenn eine unfallbedingte Ellenbogenverletzung rechts zur Diskussion steht und eine Vorinvalidität im Bereich der Schulter rechts besteht. Die Vorinvalidität spielt dann keine Rolle für die Bemessung des Armwerts. Denn die Invalidität und die Vorinvalidität innerhalb und außerhalb der Gliedertaxe sind zwei „Paar Stiefel", die nicht vermengt werden dürfen. Im Sinne der Gleichbehandlung der Versicherten spricht mehr für die zuerst dargestellte Ansicht, also die Bemessung von Unfallfolgen im Bereich der Schulter nach Armwert mit allen daraus resultierenden Konsequenzen.

- *Ausdehnung der Gliedertaxe auf Unfallfolgen im Bereich der Halswirbelsäule*

    OLG Karlsruhe, Beschluss vom 28.10.2019 – 9 U 152/17:
    Die Klägerin war Beifahrerin in einem Pkw. Infolge eisglatter Fahrbahn geriet ein entgegenkommendes Fahrzeug in einer Kurve auf die Gegenfahrbahn und prallte dort auf das bereits stehende Fahrzeug, in welchem sich die Klägerin befand. Die Klägerin gab „chronische Schmerzen" im Bereich der Halswirbelsäule an. „Damit seien dauerhafte Bewegungseinschränkungen verbunden, so dass sie ihre frühere Tätigkeit als Inhaberin einer Gaststätte nicht mehr habe ausüben können; ihre weitere Tätigkeit in der Landwirtschaft könne sie wegen der Schmerzen und Bewegungseinschränkungen nur noch in geringem Umfang ausüben." Dazu das OLG Karlsruhe:
    *„Das Landgericht hat einen Invaliditätsgrad von 25 % angenommen. Für den Invaliditätsgrad ist nicht die Gliedertaxe maßgeblich. Vielmehr ist darauf abzustellen, inwieweit die normale körperliche Leistungsfähigkeit insgesamt beeinträchtigt ist, wobei ausschließlich medizinische Gesichtspunkte zu berücksichtigen sind (Ziffer 2.1.2.2.2 AUB 2008). Der Sachverständige hat bei seiner Abschätzung die erheblichen Behinderungen der Klägerin berücksichtigt, die viele Alltagsverrichtungen nicht mehr so ausführen kann wie früher (schweres Heben, Bücken und Über-Kopf-Tätigkeiten). Der Invaliditätsgrad wird bestätigt durch einen Vergleich mit entsprechenden Werten innerhalb der Gliedertaxe. Die Beeinträchtigungen der Klägerin lassen sich vergleichen mit den Beeinträchtigungen, die jemand erleidet, der beide Arme nur noch eingeschränkt benutzen kann. Für den Verlust eines Armes sieht die Gliedertaxe (Ziffer 2.1.2.2.1 AUB 2008) einen Invaliditätsgrad von 70 % vor. Das bedeutet, dass der Verlust von 1/5 der Funktionsfähigkeit beider Arme nach der Gliedertaxe zu einem Invaliditätsgrad von 2 × 14 = 28 % Invaliditätsgrad führen würde. Aufgrund der Feststellungen im erstinstanzlichen Urteil sind die Beeinträchtigungen der Klägerin mit einer solchen Betrachtung vergleichbar."*

Diese Ausführungen sind insofern widersprüchlich, als einerseits zutreffend betont wird, dass „ausschließlich medizinische Gesichtspunkte" für die Bemessung außerhalb der Gliedertaxe maßgeblich sind, dann aber die Bestätigung für die Richtigkeit der Bemessung innerhalb der Gliedertaxe gesucht wird, wobei die Gliedertaxe eine Sondervereinbarung der Parteien eines Versicherungsvertrages zu dort konkret benannten Unfallfolgen ist, ein „Wertungswiderspruch" also vereinbart ist.

Das OLG Karlsruhe stützt sich dabei auf den nachfolgenden Beschluss des BGH vom 27.09.2017 (IV ZR 511/15):

## 16.2 „Gliedertaxe": Ziff. 2.1.2.2.1 AUB 2020

> „Gleichwohl ist der Tatrichter nicht gehindert, bei einer Schädigung, die zwar im Halswirbelbereich ihren Sitz hat, sich unter anderem auf die Schulter, letztlich aber vorwiegend auf die Funktionsfähigkeit eines Armes auswirkt, im Rahmen der Invaliditätsbemessung für nicht in der Gliedertaxe aufgeführte Körperteile die Wertungen der Gliedertaxe in deren entsprechender Anwendung heranzuziehen, um Wertungswidersprüche zu den pauschalierten Invaliditätsgraden der Gliedertaxe zu vermeiden."

Während die Ausführungen des BGH insofern noch stimmen können, als sich Unfallfolgen im Bereich der Arme manifestieren, verkennt das OLG Karlsruhe den Charakter der Gliedertaxe. Würde man diese Ausführungen konsequent umsetzen, so wäre auch ein unfallbedingter Bauchwandbruch mit der Folge, dass nicht mehr schwer gehoben und getragen werden kann und Über-Kopf-Arbeiten nur noch eingeschränkt möglich sind, in Orientierung zur Gliedertaxe zu bemessen.

- *Die Gelenkrechtsprechung des BGH: AUB 88, 94, 99 (Urteile vom 17.01.2001 – IV ZR 32/00; vom 09.07.2003 – IV ZR 74/02; vom 24.05.2006 – IV ZR 203/03)*

> Verblieben ist nach einem Unfall aus dem Jahr 1990 ein versteiftes rechtes Schultergelenk bei freier Funktion aller anderen Gelenke des rechten Arms.

Die sog. Gelenkrechtsprechung betrifft nur die Musterbedingungen bis einschließlich der AUB 99. Der BGH hat die Formulierungen in der betroffenen Gliedertaxe, „Arm im Schultergelenk", „Arm im Handgelenk" und „Fuß im Fußgelenk" so ausgelegt, dass der Funktionsverlust in diesen Gelenken, also z. B. des „Arms im Schultergelenk" dem Verlust des Arms, der Hand, des Fußes gleichzusetzen sei. Die Invalidität ist also im o. g. Beispielsfall mit 1/1 Armwert (70 % der Versicherungssumme) festzusetzen. Die Umsetzung der sog. Gelenkrechtsprechung fällt in die Zuständigkeit der Versicherung und des Gerichts. Zur Gelenkrechtsprechung darf verwiesen werden auf deren Darstellung im „Der Unfallmann" (Ludolph 2022).

### 16.2.2 Zusammenfassung: Die „Bemessung der Invaliditätsgrades" *innerhalb* der Gliedertaxe

- Die Bemessung innerhalb der Gliedertaxe hat Vorrang vor der Bemessung außerhalb der Gliedertaxe.
- Die Bemessung hat vom Sitz der Funktionsbeeinträchtigung auszugehen.
- Die Bemessung hat die Aufteilung der Gliedmaßen in einzelne Gliedmaßenabschnitte (Arm, Hand, Finger, Bein Fuß, Zehen) in der Gliedertaxe zu beachten.
- Die Bemessung hat jeweils vom vollständigen Verlust bzw. der vollständigen Funktionsbeeinträchtigung einer Gliedmaße bzw. der in der Gliedertaxe benannten Gliedmaßenabschnitte (Arm, Hand, Finger, Bein, Fuß, Zehen) auszugehen.
- Die Angaben zur Invalidität des rumpfnäheren Gliedmaßenabschnitts umfassen den rumpfferneren Gliedmaßenabschnitt der gleichen Gliedmaße.
- Die in der Gliedertaxe angegebenen Werte für Unfallfolgen im Bereich der peripheren Gliedmaßenabschnitte umfassen die Auswirkungen auf die gesamte

Gliedmaße. Ist also der Verlust der Finger Unfallfolge, ist nach Fingerwert zu bemessen und nicht nach Handwert oder gar Armwert.
- Die Invalidität von 70 % (Arm/Bein) ist die Obergrenze (Kappungsgrenze)
- Bemessen wird in Bruchteilen der vollen Funktion in Zehntel bzw. möglichst in Zwanzigstel.
- Mehrfachverletzungen im Bereich der gleichen Gliedmaße ergeben eine Gesamtfunktionsbeeinträchtigung und damit *eine* Invalidität
- BGH-Rechtsprechung (AUB 1999 bis AUB 2020) zu Unfallfolgen im Bereich des Schultergelenks, der jedoch nicht zu folgen ist: Grundsätzlich gehört das Schultergelenk nicht zum Arm, da es in der Gliedertaxe nicht aufgeführt ist. Zur Vermeidung von „Wertungswidersprüchen" bei Bemessung der Invalidität außerhalb der Gliedertaxe ist eine Verletzung im Bereich des Schultergelenks jedoch nach Armwert (Gliedertaxe) zu bemessen. Dieser Rechtsprechung, die zwar im Ergebnis richtig ist, kann in der Begründung nicht gefolgt werden, weil „Wertungswidersprüche" in Bezug auf die Bemessung außerhalb und in Bezug auf die Bemessung innerhalb der Gliedertaxe vereinbart sind.
- Das OLG Karlsruhe dehnt diese Rechtsprechung auf Unfallfolgen im Bereich der Halswirbelsäule aus. Dieser Rechtsprechung ist nicht zu folgen.
- Zur „Gelenkrechtsprechung" des BGH (AUB 88, 94, 99) darf verwiesen werden auf deren Darstellung und Diskussion in „Der Unfallmann" (Ludolph 2022).

## 16.3 Sonderfälle *innerhalb* der Gliedertaxe – Der (künstliche) Ersatz von Körperstrukturen

BGH, Urteil vom 27.04.1983 – IVa ZR 193/81:
    Der im Jahre 1915 geborene Kläger litt an erheblicher Kurzsichtigkeit, durch welche die Sehkraft für die Ferne beim rechten Auge auf 0,1 und beim linken Auge auf 0,05 der vollen Sehkraft herabgesetzt war. Diese Kurzsichtigkeit wurde durch eine Brille „vollständig ausgeglichen." „Am 15. Januar 1977 verletzte sich der Kläger bei einem Skiunfall das rechte Auge. Es kam zu einer Netzhautschädigung, die im Endergebnis unstreitig zu einer Beeinträchtigung der Sehkraft auf 18/20 für dieses Auge führte. Diese Beeinträchtigung war – im Gegensatz zu dem vor dem Unfall bestehenden Zustand – durch eine Brille nicht auszugleichen."

Diese Entscheidung des BGH betrifft zwar einen Fall, in dem die Vorinvalidität (Ziff. 2.1.2.2.3 AUB 2020) streitig war. Die Vorinvalidität ist jedoch nach den gleichen Regeln zu bemessen, wie die unfallbedingte Invalidität. Deshalb sind die Ausführungen von grundsätzlicher Bedeutung auch für die Bemessung der Invalidität. Folgenden Leitsatz hat der BGH den Urteilsgründen voran gestellt:

> *„Bei der Beurteilung der Gebrauchsfähigkeit eines Auges ist grundsätzlich von der durch eine Brille korrigierten Sehkraft auszugehen. Hiervon ist jedoch ein Abschlag für diejenige Minderung der Gebrauchsfähigkeit zu machen, die sich aus der Notwendigkeit des Tragens der Brille und den damit generell verbundenen Belastungen ergibt."*

Dieser sog. *Brillenausgleich* (Erschwernisausgleich) beträgt nach Gramberg-Danielsen et al. (1983):

- 3 % Invalidität bei Korrekturen bis + 10/– 13 dpt (bei torischen Gläsern im stärker brechenden Meridian)
- 5 % Invalidität bei Korrekturen über + 10/– 13 dpt (bei torischen Gläsern im stärker brechenden Meridian)

Abgesehen von der Bedeutung dieser Entscheidung des BGH für die Bemessung von Unfallfolgen auf augenärztlichem Gebiet sind die Urteilsgründe jedoch für alle die Fälle von Bedeutung, in denen körpereigene Funktionen durch den Einsatz anderer autologer Körperteile (-strukturen) oder durch die Einbringung von Fremdmaterial unterstützt werden bzw. erhalten bleiben. **Ebenso wie die Augen funktionsfähig bleiben und nur durch eine Brille unterstützt werden, gilt dies für den Ersatz durch körpereigene oder auch -fremde Strukturen, wenn die eigenen Funktionen dadurch erhalten werden bzw. wieder möglich werden.**

> Bei einem Unfallereignis (sog. Knalltrauma) am 12.03.2000 erlitt der Versicherte eine Hörschädigung rechts bei vorbestehender unfallfremder Innenohrschwerhörigkeit (Vorinvalidität, rechts. Die Bemessung der „Gesamt"-Funktionsbeeinträchtigung (Invalidität und Vorinvalidität) betrug 7/10. Davon entfielen auf die unfallbedingte Funktionsbeeinträchtigung 4/10. Es stellt sich die Frage, wie es zu bewerten ist, dass der Hörverlust rechts durch ein Hörgerät vollständig auszugleichen ist.

Bei einer Funktionsstörung des Gehörs kann der Hörverlust in einer Vielzahl von Fällen heutzutage durch Benutzung eines Hörgeräts ebenso ausgeglichen werden, wie dies bei einem Visusverlust mit Hilfe einer Brille oder Kontaktlinsen der Fall ist. Wie zum vorangestellten Fallbeispiel dargestellt, hat der BGH entschieden, dass bei der Bemessung des Invaliditätsgrades bei Sehhilfen von dem mittels einer Sehhilfe korrigierten Sehvermögen auszugehen sei. Er hat jedoch ausdrücklich betont, der Fall biete keinen Anlass darüber zu entscheiden, ob diese Grundsätze auch auf Fälle des teilweisen Verlustes des Gehörs und dessen etwa mögliche Korrektur durch Hörgeräte angewendet werden können. Die Aufgabe eines Hörgeräts ist jedoch einer Brille vergleichbar. Ohne die grundsätzliche Funktion des Gehörs nutzt ein Hörgerät nichts. Es wäre deshalb naheliegend, bei ausgleichsfähigem Hörverlust nur einen sog. Hörgeräteausgleich zu leisten. Die Praxis der Unfallversicherer berücksichtigt das Hörgerät bisher nicht. Es bleibt wie eine Exoprothese unberücksichtigt.

> Der Versicherte verlor unfallbedingt den linken Daumen im Grundgelenk. Da er auch beruflich auf die Greiffähigkeit der Hand angewiesen war, wurde 3 Monate nach dem Unfall eine operative teilweise Rekonstruktion des Daumens durchgeführt. Hierzu wurde der 1. Mittelhandknochen durchtrennt und mit Hilfe eines Distraktors (Fixateur externe) verlängert. Der so entstandene überlange 1. Mittelhandknochen erhielt die Funktion eines „Ersatzdaumens".
> Dem Versicherten wurde auf diese Weise ein Gegenüberstellen (Opposition) des verlängerten Mittelhandknochens mit den Langfingern 2 bis 4 möglich. Der Kleinfinger hingegen konnte nicht sicher erreicht werden.

Der Versicherte hat durch den Unfall den linken Daumen verloren. Dies entspricht einer Invalidität von 20 % der Versicherungssumme nach der Gliedertaxe (AUB 2020). Wie ist jedoch die funktionelle Teil-Rekonstruktion zu bemessen? Legt man diese der Bemessung zu Grunde, so entsprechen die unfallbedingten Funktionseinbußen einer Invalidität von ca. $^7/_{10}$ Daumenwert, sofern im Bereich der Mittelhand keine zusätzlichen Funktionseinbußen entstanden sind. Dann müsste nach Handwert bemessen werden.

Zwar sind Exo-Prothesen in der Privaten Unfallversicherung grundsätzlich unbeachtlich. Die Teil-Rekonstruktion der Daumenfunktion mit Hilfe des 1. Mittelhandknochens ist jedoch kein Körperersatzstück, keine Prothese, die vom Körper losgelöst ist und abgenommen werden kann. Vielmehr wird die unfallbedingte Funktionseinbuße reduziert und ein Ersatzdaumen teilrekonstruiert.

Orientiert man sich an der Rechtsprechung des BGH zu Sehhilfen – mit allem Vorbehalt, weil ein Ersatzdaumen und Sehhilfen nicht vergleichbar sind –, so stehen die funktionellen Gesichtspunkte im Vordergrund. Der erste Mittelhandknochen übernimmt eine Teilfunktion des Daumens. Der unfallbedingte Funktionsverlust entspricht – je nach funktionellem Endergebnis – ca. $^7/_{10}$ Daumenwert.

> Gleicher Fall wie zuvor: Die teilweise funktionelle Rekonstruktion des Daumens wurde jedoch nicht mit Hilfe des 1. Mittelhandknochens erreicht, sondern mit Hilfe einer Großzehe. Das optische Ergebnis war hervorragend. Die Greiffähigkeit war weitgehend wiederhergestellt. Die Beweglichkeit blieb jedoch eingeschränkt

Der Daumen wurde rekonstruiert mit Hilfe einer körpereigenen Struktur. Entnommen wurde eine Großzehe, die an anderer Stelle in den Körper integriert wurde. Der Verlust der Großzehe ist nach der Gliedertaxe (AUB 2020) mit 5 % zu bemessen. Der nach erfolgreicher handchirurgischer Intervention verbliebene Funktionsverlust im Bereich des „Daumens" ist mit ½ Daumenwert zu bemessen.

> Gleicher Fall wie zuvor: Implantiert wird jedoch ein fremder (allogener) Daumen.

Dieser Fall ist vergleichbar dem vom BGH entschiedenen Fall (Urteil vom 20.04.2005 – IV ZR 237/03, → Abschn. 12.1.3). wobei unterstellt wird, dass die Transplantation erfolgreich verlaufen ist. Auch hier kann argumentiert werden, dass der allogene Daumen so integriert ist, dass er die Funktion des unfallbedingt verlorenen Daumens übernimmt, auf nervale Reize reagiert und insgesamt die körpereigene Funktion unterstützt. Das funktionelle Ergebnis der erfolgreichen Transplantation ist der Bemessung zu Grunde zu legen.

> BGH, Urteil vom 28.02.1990 – IV ZR 36/89 (Kap. 12):
> Die 69-jährige Versicherte zog sich durch einen Sturz einen Oberschenkelhalsbruch zu, der operativ mit einem künstlichen Hüftgelenksersatz (Totalprothese) behandelt wurde. Im unfallchirurgischen Gutachten, das ein Jahr nach dem Unfall erstattet wurde, war zum Ablauf des 3. Unfalljahres eine Funktionsbeeinträchtigung des betroffenen Beins von $^2/_{10}$ prognostiziert worden.
> Der BGH zieht einen Vergleich zum sog. Brillenurteil (BGH, Urteil vom 27.04.1983 – IVa ZR 193/81):
> *„Beiden Fällen ist gemeinsam – und das fällt ins Gewicht -, dass es nicht (mehr) um Totalverlust oder um totale Gebrauchsunfähigkeit eines Gliedes oder Sinnesorganes geht. Deshalb ist nach einer gelungenen Gelenkimplantation die hierdurch wiederhergestellte Gebrauchsfähigkeit des unfallgeschädigten Gliedes zu ermitteln."*

Die unfallbedingte Invalidität richtet sich nach dem Befund zum Ende des 3. Unfalljahres und nach der auf der Grundlage dieses Befundes zu stellenden Prognose – in Abhängigkeit von der jeweils aktuellen Standzeit des künstlichen Gelenkersatzes.

**Abnehmbare Prothesen (Exoprothesen) und Orthesen sind demgegenüber in der Privaten Unfallversicherung irrelevant.**

## 16.3.1 Zusammenfassung: Sonderfälle *innerhalb* der Gliedertaxe – Der (künstliche) Ersatz von Körperstrukturen

- Körperersatzstücke (Prothesen) und exogene Hilfsmittel (Orthesen, Bruchbänder, Orthopädische Schuhe usw.) sind in der Privaten Unfallversicherung unbeachtlich. Nicht unter den Begriff der exogenen Hilfsmittel fallen jedoch die Brille und die Kontaktlinsen (BGH-Entscheidung), wobei die Berücksichtigung des Hörgeräts bisher offen ist.
- Bei der Beurteilung des unfallbedingten Funktionsverlustes eines Auges ist grundsätzlich von der durch eine Brille/Kontaktlinse korrigierten Sehkraft auszugehen. Hinzu kommt der sog. Brillenausgleich.
- Kann ein unfallbedingter Hörverlust durch ein Hörgerät ersetzt werden, ist ein Vergleich mit der Invalidität bei unfallbedingtem Funktionsverlust eines Auges naheliegend, wird jedoch bisher nicht praktiziert.
- Wird eine verlorene Gliedmaße durch eine andere Körperstruktur ersetzt, sind die aktuell verbliebenen Funktionseinbußen zu bemessen.
- Nach künstlichem Gelenkersatz richtet sich die unfallbedingte Invalidität nach dem Befund zum Ende des 3. Unfalljahres und nach der auf der Grundlage dieses Befundes zu stellenden Prognose.

## 16.4 Bemessung außerhalb der Gliedertaxe: Ziff. 2.1.2.2.2 AUB 2020

*„Für andere Körperteile oder Sinnesorgane richtet sich der Invaliditätsgrad danach, in welchem Umfang die normale körperliche oder geistige Leistungsfähigkeit insgesamt dauerhaft beeinträchtigt ist. Maßgeblich ist eine durchschnittliche Person gleichen Alters und Geschlechts. Die Bemessung erfolgt ausschließlich nach medizinischen Gesichtspunkten."*

### 16.4.1 „Wertungswiderspruch"

- *Die Bemessung innerhalb der Gliedertaxe (Ziff. 2.1.2.2.1 AUB 2020) contra die Bemessung außerhalb der Gliedertaxe (Ziff. 2.1.2.2.2 AUB 2020).*

OLG Karlsruhe, Urteil vom 20.12.2016 – 12 U 97/16:
  „Der Kläger hat erstinstanzlich behauptet, er habe sich aufgrund des Sturzes vom 03.12.2010 eine Ruptur der Rotatorenmanschette zugezogen. Infolgedessen sei eine dauerhafte Bewegungseinschränkung der rechten Schulter eingetreten, die zu einer Gesamt-

*invalidität von 30 % führe. Vor dem Sturz habe keine Vorschädigung vorgelegen, insbesondere habe er weder unter Schmerzen noch unter sonstigen Beeinträchtigungen gelitten."*

*"Zutreffend ist zunächst der rechtliche Ausgangspunkt des Landgerichts, dass Funktionseinschränkungen der Schulter hier nicht bezogen auf den Armwert bemessen werden können, sondern dass auf die Beeinträchtigung der körperlichen Leistungsfähigkeit insgesamt abzustellen ist. Findet das Schultergelenk in den Bestimmungen der Gliedertaxe über Verlust oder völlige Funktionsbeeinträchtigung eines Arms keine Erwähnung, ist der Invaliditätsgrad bei einer Gebrauchsminderung der Schulter nicht nach der Gliedertaxe, sondern nach den Regeln zur Invaliditätsbestimmung für andere Körperteile zu ermitteln. In Ziff. 2.1.2.2.1 AUB 2020 (Gliedertaxe) ist die Schulter nicht aufgeführt, so dass die differenzierten Gliedertaxen zum Arm keine Anwendung finden. Maßgebend ist deshalb gemäß Ziff. 2.1.2.2.2 AUB 2020, inwieweit die normale körperliche Leistungsfähigkeit unter ausschließlicher Berücksichtigung medizinischer Gesichtspunkte beeinträchtigt ist."*

***"Andererseits können nach allgemeiner Auffassung die in der Gliedertaxe getroffenen Wertungen auch nicht gänzlich unberücksichtigt bleiben. Sie sind bei der individuellen Bewertung – wenn und soweit möglich – im Wege einer Kontrollüberlegung mit zu berücksichtigen;*** *die Bemessung des Invaliditätsgrades hat sich auch außerhalb der Gliedertaxen an den vereinbarten Taxen zu orientieren und darf insbesondere nicht zu einem Wertungswiderspruch mit diesen führen."*

Abgesehen von zu kritisierenden sprachlichen Ungenauigkeiten sind diese Ausführungen, dass die Bemessung *außerhalb* der Gliedertaxe diese *„im Wege einer Kontrollüberlegung mit zu berücksichtigen"* habe, nicht richtig. Die Invalidität außerhalb der Gliedertaxe abstrahiert – ebenso wie die Invalidität innerhalb der Gliedertaxe – vom Beruf, von Freizeitaktivitäten, von besonderen Fertigkeiten/Neigungen. Denn Maßstab ist „eine Person gleichen Alters und gleichen Geschlechts". Der Bemessungsmaßstab ist aber nicht generell, d. h. für die meisten oder alle Fälle derselben Art zutreffend, wobei zwar auch typisiert wird, jedoch nach einem anderen und weniger durchgreifenden Maßstab. **Die Unfallfolgen werden – nachdem sie individuell ermittelt werden – bemessen, nicht nach vorgegebenen Taxen, wie bei der Gliedertaxe, sondern bezogen auf „eine Person gleichen Alters und gleichen Geschlechts". Allein schon deshalb ist der Rückgriff auf die Gliedertaxe, wenn außerhalb dieser Unfallfolgen zu bemessen sind, nicht zulässig.** Bemessungsvorgaben, die ohne Rücksicht auf Alter und Geschlecht bemessen werden, können nicht auf Unfallfolgen, die dies berücksichtigen, übertragen werden. Die in der Gliedertaxe vorgegebenen Taxen haben zudem nicht „ausschließlich" „medizinische Gesichtspunkte" als Maßstab. Die Taxen sind ein Angebot an die Versicherten, die mit dem Ausmaß der unfallbedingten Beeinträchtigung der Leistungsfähigkeit nicht korrelieren. So entspricht der Verlust eines Auges nicht dem Verlust von 50 % der körperlichen Leistungsfähigkeit. Das gleiche gilt für einen Invaliditätsgrad von 70 % bezogen auf ein Bein, insbesondere wenn altersbedingt die Aktivitäten eklatant nachgelassen haben. Es ist also nicht richtig, wenn wiederholt die Gliedertaxe als Argument für die Bemessung außerhalb der Gliedertaxe herangezogen wird.

Krasser formuliert der BGH (Beschluss vom 27.09.2017 – IV ZR 511/15):
*„Nach der hier maßgeblichen Fassung der Gliedertaxe in den Unfallversicherungsbedingungen können Beeinträchtigungen des Schultergürtels nicht mehr unmittelbar nach dem Armwert der Gliedertaxe eingestuft werden. Gleichwohl ist der Tatrichter nicht gehindert, bei einer Schädigung, die zwar im Halswirbelbereich ihren Sitz hat, sich unter anderem auf die Schulter, letztlich aber vorwiegend auf die Funktionsfähigkeit eines Armes auswirkt, im Rahmen der Invaliditätsbemessung für nicht in der Gliedertaxe aufgeführte*

> *Körperteile die Wertungen der Gliedertaxe in deren entsprechender Anwendung heranzuziehen, um Wertungswidersprüche zu den pauschalierten Invaliditätsgraden der Gliedertaxe zu vermeiden."*

Die Argumentation mit der Gliedertaxe bei Unfallfolgen außerhalb der Gliedertaxe ist nicht richtig, auch wenn man dem Ergebnis unter Gerechtigkeitsgesichtspunkten gerne folgt. Die Korrektur hätte unter dem Gesichtspunkt erfolgen müssen, dass Unfallfolgen im Bereich eines Schultergelenks sich ausschließlich im Bereich des Arms auswirken, ähnlich einer Hirnverletzung, die ausschließlich Unfallfolgen im Bereich einer Gliedmaße hinterlässt.

**Die Gliedertaxe ist ein Aliud, das für Bemessungen außerhalb derselben nicht als Argumentationshilfe herangezogen werden kann.**

### 16.4.2 „Normale körperliche oder geistige Leistungsfähigkeit": Ziff. 2.1.2.2.2 Satz 1 AUB 2020

- *Maßgebend ist die Auswirkung der Unfallfolgen auf die „normale körperliche oder geistige Leistungsfähigkeit".*

Der 25-jährige Versicherte zog sich bei einem Verkehrsunfall schwere Beckenbrüche zu, die eine erektile Dysfunktion, die Unfähigkeit, den Beischlaf auszuführen, zur Folge hatte.

Die AUB 88 ff. bezeichnen als Invalidität die Abweichung von der „normalen körperlichen Leistungsfähigkeit". Nach dieser Begriffsbestimmung begründet auch eine erektile Dysfunktion, die nicht das Arbeits- oder Erwerbsleben des Versicherten berührt, einen Invaliditätsanspruch. Für den organischen Anteil der erektilen Dysfunktion kann deshalb eine Invaliditätsleistung beansprucht werden, nicht jedoch für die psychischen Folgen (Ziff. 5.2.6 AUB 2020). Unter Berücksichtigung des Alters des Versicherten bemisst sich die Einbuße der normalen körperlichen Leistungsfähigkeit (Invalidität) auf ca. 5 %. **Als Orientierungspunkt nicht herangezogen werden können die MdE-Erfahrungswerte oder die Versorgungsmedizinischen Grundsätze, da diese nicht ausschließlich „medizinische Gesichtspunkte" berücksichtigen.**

OLG Hamm, Urteil vom 06.11.2002 – 20 U 35/02:
   Der Versicherte, Steinmetz von Beruf, erlitt – neben anderen innerhalb der Gliedertaxe zu regulierenden Verletzungen – bei einem Sturz aus 15 m Höhe einen Bruch des 3. Lendenwirbelkörpers, dessen Ausheilungszustand nach Meinung aller beteiligten Gutachter einer Invalidität von 10 % entsprach. Der Versicherte argumentierte, seine „normale" Leistungsfähigkeit habe vor dem Unfall deutlich höher gelegen als diejenige der Normalbevölkerung. Seine unfallbedingten Funktionseinbußen entsprächen also einer Invalidität von 30 %.
   Dazu das OLG: *„Anhaltspunkte dafür, daß unter „normaler Leistungsfähigkeit" nicht die eines (normalen) durchschnittlichen Versicherungsnehmers zu verstehen ist, sondern daß seine eigene individuelle Leistungsfähigkeit (im Beruf? im Sport? beim Musizieren? in sozialen Bereichen?) maßgebend sein könnte, findet der Leser nicht in den AUB. Die auszulegende Klausel ist im Zusammenhang mit der Ziff. 2.1.2.2.1 zu sehen, in der die Gliedertaxe festgeschrieben ist. Die Gliedertaxe setzt ersichtlich einen generellen Maßstab ohne*

> *Berücksichtigung individueller Besonderheiten bei einzelnen Versicherungsnehmern. Die Klausel regelt sodann die Entschädigung für die Beeinträchtigung von Körperteilen oder Sinnesorganen, die nicht in der Gliedertaxe erfaßt sind, wobei diese Erweiterung des Versicherungsschutzes über die von der Gliedertaxe erfaßten Körperteile hinaus bei verständiger Würdigung ebenfalls an einem generellen Maßstab entsprechend zu messen ist. Der Kontext der Klauseln verbietet, insoweit einen anderen, einen individuellen Maßstab für die normale körperliche oder geistige Leistungsfähigkeit anzuwenden."*

Die Berufung auf ein Übermaß an Leistungsfähigkeit ist also ausgeschlossen. Abzustellen ist auf eine „durchnittliche Person gleichen Alters und Geschlechts". Ist dagegen die Wirbelsäule anlagebedingt in ihrer Beweglichkeit eingeschränkt, kann dies nicht dazu führen, dass diese nicht unfallbedingte Funktionseinbuße reguliert wird. Es darf verwiesen werden auf den Abzug der Vorinvalidität Abschn. 16.1.4.

### 16.4.3 „Ausschließlich nach medizinischen Gesichtspunkte": Ziff. 2.1.2.2.2 Satz 3 AUB 2020

- *Die Bemessung der Invalidität außerhalb der Gliedertaxe hat zu erfolgen „ausschließlich nach medizinischen Gesichtspunkten".*

Der Versicherte, zum Unfallzeitpunkt 28 Jahre alt, stürzte mit seinem Moped 6 m in die Tiefe. Neben einer Schädel-Hirn-Verletzung mit Einblutungen in den Hirnschädel, Rippenbrüchen und einer Lungenprellung – Verletzungen, die insgesamt folgenlos zur Ausheilung kamen, erlitt er mehrere Wirbelbrüche – beginnend mit dem 11. Brustwirbelkörper und endend mit dem 5. Lendenwirbelkörper, eine Verletzung des hinteren Längsbandes in Höhe von L1/L2 und eine Einblutung in den Wirbelkanal – beginnend in Höhe des 9. Brustwirbels und endend in Höhe des 2. Kreuzbeinwirbels. Die Verletzungen im Bereich der Wirbelsäule wurden durch ein Stabsystem von Th8 bis S2 stabilisiert unter Einbeziehung der Kreuz-Darmbeingelenke.

Zum Zeitpunkt der gutachtlichen Untersuchung des Versicherten 2 Jahre nach dem Unfall fanden sich, neben reizlosen Narben und reizlos liegendem Metall, eine lotrecht aufgebaute, versteifte Wirbelsäule von Th8 bis S2 (8. Brustwirbel bis 2. Kreuzbeinwirbel), Falschgelenke im Bereich des 11. Brust- und des 2. und 5. Lendenwirbelkörpers, ein versteiftes Kreuz-Darmbeingelenk bds., ein Finger-Fußbodenabstand von 65 cm, ein Finger-Fußspitzenabstand im Langsitz von 30 cm, eine Seitneigung von Brust- und Lendenwirbelsäule von 10/0/10° und eine Drehbeweglichkeit von Brust- und Lendenwirbelsäule im Sitzen von 20/0/20°.

Zur Diskussion stand die Bemessung der langstreckigen Versteifung der Brust- und Lendenwirbelsäule (Th8 bis S2) sowie der Kreuz-Darmbeingelenke außerhalb der Gliedertaxe.

- Die bildgebend zur Darstellung kommende Ausbildung der 3 Falschgelenke wirkte sich infolge der Versteifung der Brust- und Lendenwirbelsäule (Th8 bis S2) funktionell nicht aus. Diese Unfallfolgen waren also zu vernachlässigen. Sie waren nicht invaliditätsrelevant und begründeten keinen „Zuschlag".
- Zu bedenken ist, dass verletzungsbedingt im Bereich des Achsenorgans auf unfallchirurgisch-orthopädischen Gebiet in der Regel höchstens eine Invalidität von 30 % erreicht wird. Dieser Konsens berücksichtigt die Einbuße der körper-

## 16.4 Bemessung außerhalb der Gliedertaxe: Ziff. 2.1.2.2.2 AUB 2020

lichen Leistungsfähigkeit – und zwar unter ausschließlich medizinischen Gesichtspunkten. Dem liegen folgende Überlegungen zu Grunde: Die geistige Leistungsfähigkeit ist vollständig erhalten. Die normale körperliche Leistungsfähigkeit ist nur in einem Teilbereich betroffen. Es kommt hinzu, dass für Unfallfolgen im Übrigen, also für alle Körperstrukturen, die nicht innerhalb der Gliedertaxe bemessen werden, unter Berücksichtigung der Kappungsgrenze (Ziff. 2.1.2.2.4 AUB 2020) von 100 % nur 70 % verbleiben.
- Bei der Bemessung von Unfallfolgen außerhalb der Gliedertaxe sind keine „Kontrollüberlegungen" in Bezug auf die Gliedertaxe anzustellen. Ein „Wertungswiderspruch" ist dem Bedingungswerk (AUB) immanent, da die Gliedertaxe ein klar beziffertes „großzügiges" Vertragsangebot an den Versicherten ist, das sich außerhalb der Gliedertaxe nicht fortsetzt.
- Unter Berücksichtigung der versteiften Kreuz-Darmbeingelenke beiderseits, die zu den Unfallfolgen im Bereich der Wirbelsäule hinzukamen, war die Bemessung der unfallbedingten Invalidität mit 35 % vertretbar.

> Orientierungspunkt für die Bemessung der Invalidität außerhalb der Gliedertaxe sind also nicht die Beeinträchtigungen der Arbeitsfähigkeit, der Fähigkeit zur Erzielung eines Erwerbs oder sonstige individuelle Fähigkeiten. Der Versicherte war von Beruf Steinmetz. Er war berufsunfähig. Das war/ist für die Bemessung der unfallbedingten Invalidität irrelevant. Als Hilfsmittel bzw. Orientierungspunkte stehen also *nicht* zur Verfügung die MdE-Erfahrungswerte der Gesetzlichen Unfallversicherung und die Versorgungsmedizinischen Grundsätze (Schwerbehindertenrecht und Soziales Entschädigungsrecht). Dort gelten Beurteilungsmaßstäbe, die über das Medizinische hinausgehen (beispielsweise „die Lage auf dem Allgemeinen Arbeitsmarkt"). Als Orientierungspunkt ungeeignet ist auch das sog. „Münchner Modell" (Haftpflichtrecht). Denn dieses hat als Bezugspunkt die konkrete Behinderung im Haushalt. Diese nach Sicherung der Unfallfolgen dann wertenden „Tabellen" bemessen diese nicht „ausschließlich nach medizinischen Gesichtspunkten". Orientierungspunkte können sein:
>
> - Die herrschende Meinung, die unter Berücksichtigung der Vielzahl unterschiedlicher Unfallfolgen außerhalb der Gliedertaxe nur sehr begrenzt die konkret zu bemessenden Unfallfolgen abbilden wird.
> - Vorgaben, die sich für Unfallfolgen außerhalb der Gliedertaxe in der Literatur finden, wobei diese auf ihre Aktualität und Schlüssigkeit zu überprüfen sind.
> - Überlegungen zur Bedeutung/Auswirkung der verletzten Struktur auf die normale körperliche oder geistige Leistungsfähigkeit im Verhältnis zur Gesamtheit der Strukturen außerhalb der Gliedertaxe, die insgesamt mit 100 % zu bemessen sind (Ziff. 2.1.2.2.4 AUB 2020), wobei jedoch zu berücksichtigen ist, dass diese 100 % eine Kappungsgrenze sind und keine Bemessungsgrenze, die auch gilt, wenn Unfallfolgen innerhalb der Gliedertaxe hinzukommen.

### 16.4.4 „insgesamt": Ziff. 2.1.2.2.2 Satz 1 AUB 2020

- *„Für andere Körperteile oder Sinnesorgane richtet sich der Invaliditätsgrad danach, in welchem Umfang die normale körperliche oder geistige Leistungsfähigkeit **insgesamt** dauerhaft beeinträchtigt ist."*

    Durch einen Verkehrsunfall erlitt der Versicherte einen Bruch des 1. bis 3. Lendenwirbels, Darmverletzungen (Gurtwirkung) und eine Schädel-Hirnverletzung. Es verblieben eine deutliche Bewegungseinschränkung und eine Minderbelastbarkeit im Bereich der Lendenwirbelsäule, eine große instabile Narbenplatte im Bereich der Bauchdecke und eine dadurch bedingte deutliche Minderbelastbarkeit sowie eine leichte Konzentrationsschwäche.

Zur Diskussion steht die Bemessung von Mehrfachverletzungen außerhalb der Gliedertaxe. Im Gegensatz zum Verfahren nach den § 7 I. (2) AUB 88, 94, wonach Verletzungen außerhalb der Gliedertaxe einzeln zu bemessen sind und dann zu addieren sind, kehren die AUB 99 ff., also auch die AUB 2020, zu einer Bemessung zurück, wie sie in den AUB 61 praktiziert wurde. Der Invaliditätsgrad bemisst sich danach, inwieweit „die normale körperliche oder geistige Leistungsfähigkeit *insgesamt* dauerhaft beeinträchtigt ist". Die Teilinvaliditätsgrade – soweit sie sich nicht aus der Gliedertaxe ergeben -, also die Beeinträchtigung der körperlichen und geistigen Leistungsfähigkeit außerhalb der Gliedertaxe, dürfen nicht addiert werden. Vielmehr ist die Beeinträchtigung, die sich im Ganzen ergibt – „insgesamt" –, vom ärztlichen Sachverständigen zu beurteilen. Wenn sich bei einer Addition der oben genannten Unfallfolgen – deutliche Bewegungseinschränkung und Minderbelastbarkeit im Bereich der Lendenwirbelsäule 30 %, Minderbelastbarkeit infolge der instabilen Narbenplatte 15 % und eine leichte Konzentrationsschwäche 10 % – eine Invalidität von 55 % ergibt, ist die Leistungsfähigkeit insgesamt jedoch nur um allenfalls 45 % beeinträchtigt. Denn die Minderbelastbarkeit infolge der Wirbelbrüche und infolge der instabilen Narbenbildung überlagern sich.

### 16.4.5 „Durchschnittliche Person gleichen Alters und Geschlechts": Ziff. 2.1.2.2.2 (1) Satz 2 AUB 2020

- *Maßstab ist die Leistungsfähigkeit eines durchschnittlichen Unversehrten gleichen Alters und Geschlechts.*

    Aufgegriffen werden darf nochmals der Fall der erektilen Dysfunktion. Diese Unfallfolge trifft einen 80-Jährigen und gleichzeitig seinen 20-jährigen Enkel

Für die Gruppe der 20-Jährigen ist die Potentia coeundi von Bedeutung. Die unfallbedingte Invalidität dürfte bei 5 % liegen. Für die Gruppe der 80-Jährigen ist diese Fähigkeit demgegenüber eher unbedeutend. Auch da mag es wenige Ausnahmen geben. Darauf kommt es jedoch nicht an, da abgestellt wird auf einen *„durchschnittlichen"* Versicherten „gleichen Alters".

### 16.4.6 Zusammenfassung: „Bemessung *außerhalb* der Gliedertaxe"

- Ein Rückgriff auf die Gliedertaxe ist zur Vermeidung von „Wertungswidersprüchen" bei der Bemessung von Unfallfolgen außerhalb der Gliedertaxe nicht zulässig. Zutreffend ist zwar das Ergebnis der Entscheidung der Instanzgerichte, dass Unfallfolgen im Bereich der Schulter zu Funktionseinbußen im Bereich des Arms führen und deshalb – im Ergebnis – innerhalb der Gliedertaxe zu bemessen und zu regulieren sind.
- Außerhalb der Gliedertaxe ist zu bemessen „unter ausschließlicher Berücksichtigung medizinischer Gesichtspunkte".
- Abzustellen ist auf die „normale körperliche oder geistige Leistungsfähigkeit", nicht z. B. auf die Erwerbsfähigkeit (MdE) oder den Grad der Behinderung (GdB).
- Zu bemessen ist bezogen auf die normale, also der Norm entsprechende Leistungsfähigkeit. Die besondere Beweglichkeit von sog. Schlangenmenschen findet in der PUV keine Berücksichtigung.
- Außerhalb der Gliedertaxe sind die Funktionseinbußen nach einzelnen Verletzungen nicht zu addieren. Zu bemessen ist die Einschränkung der Leistungsfähigkeit „*insgesamt*".
- Orientierungspunkt für die Bemessung der unfallbedingten Invalidität sind die „durchschnittlichen" Unversehrten „gleichen Alters und Geschlechts".

## 16.5 „Invaliditätsgrad bei Beeinträchtigung mehrerer Körperteile oder Sinnesorgane": Ziff. 2.1.2.2.4

*„Durch einen Unfall können mehrere Körperteile oder Sinnesorgane beeinträchtigt sein. Dann werden die Invaliditätsgrade, die nach den vorstehenden Bestimmungen ermittelt wurden, zusammengerechnet."*

Die Versicherte erlitt unfallbedingt einen Sprunggelenksverrenkungsbruch rechts, einen Handgelenksbruch rechts, einen Bruch des 4. und 5. Lendenwirbels und Darmverletzungen sowie einen Milzverlust.

Die Gliedertaxe hat Vorrang. Zu beginnen ist also mit der Bemessung der im Bereich der rechten Hand und des rechten Fußes/Beins verbliebenen Unfallfolgen – von einander getrennt. Diese sind dann zu addieren. Außerhalb der Gliedertaxe ist die Leistungseinbuße insgesamt, also die Leistungseinbuße, die infolge von Wirbelsäulen-, Darmverletzung und Milzverlust bedingt ist, zu bemessen. Zu bemessen ist eine Invalidität, also eine Leistungseinbuße. Beide Werte – innerhalb und außerhalb der Gliedertaxe – sind dann wiederum zu addieren. Auch hier gilt also, dass zwar Teilinvaliditätsgrade, die sich bei der Bemessung nach der Gliedertaxe ergeben, zu addieren sind, für alle anderen Unfallfolgen aber ein Gesamtinvaliditätsgrad zu bilden ist. Dem ärztlichen Gutachter sind vom Auftraggeber auf der Grundlage der jeweils geltenden Versicherungsbedingungen die Informationen darüber zu übermitteln, wie die Invalidität im Falle von Mehrfachverletzungen zu bemessen ist. In jedem Falle gilt, dass bei der Addition aller Teilinvaliditätsgrade für die Folgen *eines* Unfalls kein höherer Gesamtinvaliditätsgrad als 100 % angenommen werden kann. Deshalb ist beispielsweise auch im Fall einer vollständigen Querschnittlähmung mit Funktionseinbußen auf urologischem Fachgebiet und Funktionsunfähigkeit der unteren Gliedmaßen, also Teilinvaliditätsgraden von zweimal 70 % der Invaliditätsleistung nur in Bezug auf die unteren Gliedmaßen, ein Gesamtinvaliditätsgrad von 100 % zugrunde zu legen, sodass die Funktionseinbußen auf urologischem Fachgebiet nicht mehr invaliditätsrelevant sind.

### 16.5.1 Zusammenfassung: „Invaliditätsgrad bei Beeinträchtigung mehrerer Körperteile oder Sinnesorgane"

- Die Bemessung nach der Gliedertaxe hat Vorrang. Die Invaliditätsgrade für die einzelnen Gliedmaßen sind zu bemessen und zu addieren. Die unfallbedingte Leistungseinbuße außerhalb der Gliedertaxe ist insgesamt zu bemessen. Dieses Ergebnis ist dann mit den Werten nach der Gliedertaxe zu addieren.

## 16.6 Die Bemessung des Schmerzes

Die Schmerzkrankheit, Folge einer psychischen Reaktion, ist in der PUV vom Versicherungsschutz ausgeschlossen (Ziff. 5.2.6. AUB 2020). Zur Diskussion stehen also die Bemessung des mit jeder Verletzung verbundenen Schmerzes, der durch die Benennung der Unfallfolgen mitbenannt ist, und der ungewöhnliche Schmerz (Abschn. 16.6.1). Es stellt sich die Frage, ob und ggf. wann der Schmerz innerhalb oder außerhalb der Gliedertaxe zu bemessen ist.

> Die Versicherte, zum Unfallzeitpunkt 85 Jahre alt, erlitt durch einen Treppensturz einen geschlossenen vorderen und hinteren Beckenringbruch rechts, der zunächst mit einem äußeren Festhalter stabilisiert wurde. Wegen entzündlicher Veränderungen im Bereich eines Pins (Stifts), wurde dieser nach 14 Tagen wieder entfernt. Durchgeführt wurde eine konservative Weiterbehandlung. Die Verletzungen kamen nicht stabil zur Ausheilung. Es verblieben eine erhebliche Deformierung und Instabilität im Bereich des kleinen Beckens mit einer funktionellen Beinverkürzung rechts von 2 cm, eine schmerzbedingte Minderbelastbarkeit des rechten Beins und eine deutlich herabgesetzte statische und dynamische Belastbarkeit des Beckens. Zur gutachtlichen Untersuchung kurz vor Ablauf des 3. Unfalljahres stellte sich die Versicherte im Rollstuhl sitzend vor.

- Die Gliedertaxe hat Vorrang. Zu beginnen ist also mit den Funktionseinbußen innerhalb der Gliedertaxe. Die funktionelle Beinverkürzung rechts um 2 cm ist innerhalb der Gliedertaxe mit 1/20 Beinwert zu bemessen.
- Es fragt sich, ob darüber hinaus die – indirekt durch objektive Befunde (Muskelverschmächtigung, herabgesetzte Fußsohlenschwielen, herabgesetzter Kalksalzgehalt) gesicherte – deutliche Minderbelastbarkeit des rechten Beins, Folge der vom Beckenringbruch austrahlenden Schmerzen, innerhalb oder außerhalb der Gliedertaxe zu bemessen ist?

## 16.6 Die Bemessung des Schmerzes

- Ursächlich für die Minderbelastbarkeit des rechten Beins sind die durch die Deformierung und Instabilität des Beckens bedingten Beschwerden/Schmerzen. Diese strahlen in das rechte Bein aus. Diese sind grundsätzlich nicht *direkt* objektivierbar/messbar. Sie sind jedoch *indirekt* klinisch und bildgebend zu sichern. Ist ein Seitenvergleich wenig aussagekräftig, ist zurückzugreifen auf bildgebend zur Darstellung kommende Veränderungen und auf die daraus und aus den klinischen Befunden abgeleitete gesicherte ärztliche Erfahrung. Schmerzen sind in aller Regel durch die Benennung der objektivierbaren Unfallfolgen mitbenannt. Diese Überlegungen betreffen die Frage, wie Schmerzen gesichert werden können, jedoch nicht die Frage, ob die schmerzbedingte Minderbelastbarkeit des rechten Beins innerhalb oder außerhalb der Gliedertaxe zu bemessen ist.
- Orientiert man sich an zahlreichen anderen Fällen, so ist eine Ausstrahlung/Ausdehnung von Beschwerden auf andere unverletzte Körperteile keine seltene Folge. Führt ein mit einem deutlichen Achsenknick verheilter Lendenwirbelbruch zu Rückenbeschwerden, wodurch die Gehstrecke begrenzt ist, hat dieser Auswirkungen auch im Bereich der Beine. Dennoch liegt die eigentliche Funktionseinbuße im Bereich der Wirbelsäule. Diese ist zu bemessen. Die Beine sind bei Schmerzen im Bereich der Lendenwirbelsäule unfallbedingt nicht minderbelastbar. Sie nehmen nur, wie der Körper insgesamt, an der Funktionseinbuße infolge der Verletzung der Lendenwirbelsäule teil, weil diese den Bewegungsradius begrenzt. Zu bemessen sind also in diesem Fall Funktionseinbußen im Bereich der Lendenwirbelsäule. Führt der Schmerz jedoch zu einer strukturell nachweisbaren Minderbelastbarkeit einer Gliedmaße, die nicht mehr belastet/beansprucht werden kann, ist diese Minderbelastbarkeit nach der Gliedertaxe zu bemessen.
- Bei der 85-jährigen Versicherten ist gesichert – klinisch infolge Muskelminderung und Minderbeschwielung und bildgebend durch einen Kalksalzmangel – eine schmerzbedingte Minderbelastbarkeit des rechten Beins. Diese Funktionseinbuße ist innerhalb der Gliedertaxe zu bemessen. Gesichert sind Schmerzen im Bereich der mit Deformierung und Instabilität verheilten rechten Beckenhälfte. Diese Funktionseinbuße ist außerhalb der Gliedertaxe zu bemessen. Die Unfallfolgen sind wie folgt zu formulieren, wobei der objektivierbare Schmerz bei der Bemessung der Invalidität zu berücksichtigen ist: Beinverkürzung rechts um 2 cm, Minderbelastbarkeit des rechten Beins: Invalidität 2/20 Beinwert, Deformierung und Instabilität des Beckens rechts: Invalidität 20 %. Diese Invaliditätsgrade sind zu addieren (Ziff. 2.1.2.2.4 AUB 2020).

> Führen Schmerzen, deren Ursprung (z. B. Becken) außerhalb des betroffenen Körperteils (z. B. Bein) liegt, auch zu einer messbaren, objektivierbaren Minderbelastbarkeit/Minderbeanspruchbarkeit des betroffenen Körperteils (z. B. Bein), sind diese zu bemessen sowohl an ihrem Ursprung (z. B. Becken) als auch in Bezug auf das betroffene Körperteil (z. B. Bein). Lassen sich keine objektivierbaren Auswirkungen sichern, sind Schmerzen ausschließlich in Bezug auf ihren Ursprung zu bemessen.

### 16.6.1 Die Bemessung des ungewöhnlichen Schmerzes

Der Versicherte, 45 Jahre alt, erleidet unfallbedingt infolge einer nerval bedingten Verletzung einen völligen Funktionsverlust des rechten Arms, der – gesichert – mit anhaltenden Schmerzen im Bereich des rechten Arms verbunden ist.

Der Schmerz im Bereich des funktionslosen Arms fällt unter die Gruppe der ungewöhnlichen bzw. außergewöhnlichen Schmerzen, vergleichbar dem Phantomschmerz (intensiver Schmerz „in" einem amputierten Körperteil), Kausalgien (brennende Schmerzen, meist infolge von Nervenverletzungen) oder dem Schmerz infolge der Sudeck'schen Dystrophie (CRPS). Es ist eine Unfallfolge, die strukturell bedingt ist, aber über die strukturelle Veränderungen, den Funktionsverlust im Bereich des Arms (Invaliditätsgrad 70 %), hinausgeht und von daher durch die Benennung der fassbaren strukturellen Veränderungen nicht ausreichend zu erfassen ist. Ein Gliedmaßenverlust z. B. ist zwar erstaunlich häufig aber nicht regelhaft mit einem Phantomschmerz verbunden. Dennoch erfasst die Unfallfolge „Bein über der Mitte des Oberschenkels" (Invaliditätsgrad 70 %) diese besondere schmerzbedingte Funktionseinbuße nicht. Die strukturell bedingte Schmerzkrankheit, der Phantomschmerz, wird zwar über ihr morphologisches Substrat, die Amputation, gesichert. Sie wird aber nicht durch deren Benennung definiert. Diese reicht nicht aus. Diese strukturell bedingten Schmerzen sind deshalb als eigenständiger Folgeschaden zusätzlich zu den strukturellen Unfallfolgen (Amputation) aufzuführen. Die daraus resultierenden weiteren Funktionseinbußen sind zu sichern und zu benennen. Bedingen sie aber auf der Grundlage der AUB, der zwischen den Parteien des Versicherungsvertrages getroffenen Vereinbarung, einen über den Funktionsverlust hinausgehenden eigenständigen Anspruch auf Versicherungsleistungen? Es fragt sich, wie der „ungewöhnliche" Schmerz in der Privaten Unfallversicherung zu bemessen und zu regulieren ist (Ziff. 2.1.2.2.1 oder Ziff. 2.1.2.2.2 AUB 2020). Bleibt es bei einer Bemessung innerhalb der Gliedertaxe oder bekommt der Versicherte einen Zuschlag – außerhalb der Gliedertaxe?

- In der Privaten Unfallversicherung ist nach der Gliedertaxe in aller Regel der Arm-/Beinwert – diese beiden Werte werden nachfolgend beispielhaft anstelle der Gliedertaxe insgesamt diskutiert – mit 70 % der Versicherungssumme fest vereinbart (AUB Musterbedingungen). Bei Verlust oder vollständiger Funktionsunfähigkeit des Arms oder Beins hat der Versicherte kraft Vereinbarung einen Anspruch auf 70 % der Versicherungssumme (Ziff. 2.1.2.2.1 AUB 2020). Die Gliedertaxe ist eine Besonderheit der Privaten Unfallversicherung. Sie knüpft an den Gliedmaßenverlust an und nicht an eine dadurch bedingte Leistungsminderung. Es stellt sich – ausgehend von einem Gliedmaßenverlust verbunden mit „ungewöhnlichen" Schmerzen – die Frage, welche Leistung ist bei „ungewöhnlichen" Schmerzen vereinbart?
- Zwei Alternativen stehen, diese Schmerzen als gesichert unterstellt, zur Diskussion:
  1. Die zwischen den Parteien – Versicherer und Versicherungsnehmer – getroffene Vereinbarung wird dahingehend verstanden, dass 70 % der Höchstbetrag ist, der bei Verlust oder vollständiger Funktionsunfähigkeit des Arms verlangt werden kann, völlig unabhängig von irgendwelchen weiter erschwerenden Umständen. Unberücksichtigt bleibt also der Schmerz in dem funktionslosen Arm.

2. Die über den Verlust des Arms hinausgehenden Schmerzen unterliegen nicht der Gliedertaxe. Sie werden außerhalb von dieser bemessen (so die aktuelle „Leitlinie Schmerzbegutachtung"). Der Versicherte erhält also 70 % der Versicherungssumme (Gliedertaxe) und nochmals z. B. 10 % (außerhalb der Gliedertaxe) für die Schmerzen.

Die zweite Lösung scheint auf den ersten Blick zu überzeugen. Sie erscheint gerecht. Entspricht sie aber der getroffenen Vereinbarung und dem System der AUB, insbesondere dem abstrakten und generellen Maßstab der Gliedertaxe?

- Die Gliedertaxe abstrahiert von den konkreten Auswirkungen der Unfallfolgen. Es spielt also keine Rolle, ob der Verlust des rechten Beins deshalb besonders schwer wiegt, weil das linke Bein bereits fehlt oder weil keine Beinprothese getragen werden kann. Es wird auch nicht danach gefragt, ob der Versicherte überhaupt in der Lage war, das rechte Bein einzusetzen, weil er infolge einer schweren Herzkrankheit völlig unabhängig vom Unfall an den Rollstuhl gebunden ist. Vereinbart sind bei Unfallfolgen innerhalb der Gliedertaxe bestimmten Summen für bestimmte Gliedmaßenverluste, abstrahierend von deren Auswirkungen und der dadurch bedingten Leistungseinbuße.
- Nach der „Gliedertaxe" (Ziff. 2.1.2.2.1 AUB) gelten „ausschließlich die hier genannten Invaliditätsgrade". Es heißt dann weiter unter Ziff. 2.1.2.2.2 Bemessung außerhalb der Gliedertaxe: „Für andere Körperteile oder Sinnesorgane richtet sich der Invaliditätsgrad, danach ...". Der strukturell bedingte „ungewöhnliche" Schmerz, wie er sich im oben genannten Beispielsfall ergibt, betrifft keinen „anderen Köperteil", ggfs. welchen? Ausgangspunkt ist der Arm, sei es, dass es sich wie im Beispielsfall um einen unerklärlichen Nervenschmerz handelt oder um einen Phantomschmerz nach Verlust des Arms.
- Dagegen wird eingewandt, der Schmerz führe zu Funktionseinbußen außerhalb der Gliedertaxe. Es müsse deshalb neben den 1/1 für den Armverlust/Beinverlust (Gliedertaxe) die Bemessung der Schmerzen außerhalb der Gliedertaxe erfolgen. Dem ist zu entgegnen: Auch ein Bein- oder Armverlust ohne ungewöhnlichen Schmerz führt zu Funktionseinbußen außerhalb der Gliedmaße, ohne dass daraus ein weiterer Invaliditätsgrad resultiert. Belastet ist vor allem die Wirbelsäule. Ein Zuschlag für diese konkreten Auswirkungen von Unfallfolgen ist jedoch gerade nicht vereinbart.

> **Der nachfolgende Satz der „Leitlinie Schmerzbegutachtung": „Schmerzen, die über die Sinnesorgane und Gliedmaßen hinaus den „ganzen" Menschen beeinträchtigen (z. B. Phantomschmerzen, CRPS), können zu einer zusätzlichen, dann in % zu bewertenden „Beeinträchtigung der körperlichen und geistigen Leistungsfähigkeit" (BdL) führen" vernachlässigt den abstrakten und generellen Maßstab der Gliedertaxe.**

Die „Leitlinie Schmerz begutachtung" ist also äußerst kritisch zu hinterfragen, insbesondere, wenn es dann weiter heißt: „Der „Zuschlag" auf die ... Invalidität-Werte wird im Regelfall ... bzgl. der Gliedertaxe 2–4/20 nicht übersteigen. Im Einzelfall kann ein solches Schmerzsyndrom in der Gesamtbewertung jedoch auch deutlich höhere ... Invaliditäts-Werte bedingen. Eine derartige Höherbewertung bedarf jeweils einer dezidierten Begründung. Im Bereich der Privaten Unfallversicherung kann im begründeten Einzelfall zusätzlich eine in % zu bemessende Beeinträchtigung der körperlichen oder geistigen Leistungsfähigkeit (BdL) außerhalb der Gliedertaxe begründet sein."

- Einmal darf gefragt werden, wie „2–4/20" – wovon – der Invalidität für den funktionslosen Arm hinzugerechnet werden sollen.
- Zum anderen widerspricht das Ausweichen auf die Bemessung außerhalb der Gliedertaxe deren abstrakten Charakter und der Vereinbarung der Parteien, die dies zum Inhalt hat.

> Ungewöhnliche Schmerzen, die von Körperteilen ausgehen, die in der Gliedertaxe aufgeführt sind, sind ausschließlich innerhalb der Gliedertaxe zu bemessen.

Der Versicherte hat das linke Bein bis zur Mitte des Unterschenkels verloren. Gesichert ist ein Phantomschmerz.

Mit dem vorherigen Merksatz ist dieser Fall bereits gelöst. Wird durch einen aufgetretenen Phantomschmerz die Funktion des Arms/Beins über dessen Teilverlust hinaus beeinträchtigt, kann dies dazu führen, dass der Funktionsverlust – der gesichert/objektiviert sein muss – infolge der Phantomschmerzen bis zu 1/1 Arm-/Beinwert ansteigt. Entscheidend ist also der schmerzbedingte Funktionsverlust, der zu objektivieren und zu bemessen ist. Über 1/1 Arm-/Beinwert, was vereinbarungsgemäß (AUB Musterbedingungen) 70 % der Versicherungsleistung entspricht, kann jedoch die Leistung nicht hinausgehen. Dies ist Folge der insoweit eindeutigen Vereinbarung der Parteien des Versicherungsvertrags, des abstrakten und generellen Maßstabs der Gliedertaxe.

### 16.6.2 Zusammenfassung: Die Bemessung des Schmerzes

- Nicht durch die Benennung der Unfallfolgen gesicherte Schmerzen, die ihrerseits objektiviert sind, werden, soweit sie zu einer Minderbelastung einer Gliedmaße führen, entsprechend der Gliedertaxe bemessen, ansonsten außerhalb der Gliedertaxe, wenn der Ursprung der Schmerzen außerhalb der Gliedertaxe liegt.
- Die Gliedertaxe ist auch dann verbindlich vereinbart, wenn ungewöhnliche Schmerzen, ausgehend von einer Gliedmaßenverletzung zur Diskussion stehen. Dies folgt aus deren abstraktem und generellem Maßstab.

### Literatur

Gramberg-Danielsen B, Thomann KD (1983) Die Bewertung der Brille in der privaten Unfallversicherung. Der Augenarzt, S. 407 ff.
Ludolph, E (2022) Der Unfallmann. 14. Aufl. Springer, Heidelberg.

# „Minderung bei Vorinvalidität": Ziff. 2.1.2.2.3 AUB 2020

> *„Eine Vorinvalidität besteht, wenn betroffene Körperteile oder Sinnesorgane schon vor dem Unfall dauerhaft beeinträchtigt waren. Sie wird nach Ziffer 2.1.2.2.1 und Ziffer 2.1.2.2.2 bemessen.*
> *Der Invaliditätsgrad mindert sich um die se Vorinvalidität."*

Die Private Unfallversicherung gewährt Invaliditätsleistungen für Folgen eines während der Vertragsdauer eingetretenen Unfalls, nicht jedoch für dauernde Funktionsbeeinträchtigungen, die bereits zuvor bestanden, die sog. Vorinvalidität – sei es, dass sie Folgen eines früheren Unfalls sind, sei es, dass sie anlage-/krankheitsbedingt sind. Ab den AUB 99 ist insofern eine – zwar für den ärztlichen Gutachter nicht relevante – Änderung eingetreten, als bei Vorinvalidität nicht mehr die Leistung, sondern der Invaliditätsgrad gekürzt wird. Dies hat Bedeutung für die Fälle der sog. progressiven Invaliditätsstaffeln. Zu bemessen ist zunächst die „Gesamt"-Invalidität, d. h. die Gesamtheit der unfallfremd vorbestehenden (Vorinvalidität) und der unfallbedingten Funktionseinbußen (unfallbedingte Invalidität). Steht die Bemessung nach der Gliedertaxe zur Diskussion, ist der entsprechende Invaliditätsgrad (Gliedertaxe) zu ermitteln. Die Vorinvalidität – jedoch nur bezogen auf die verletzte Gliedmaße – ist abzuziehen, beides zum Ende des 3. Unfalljahres voraussichtlich auf Dauer. Steht die Bemessung außerhalb der Gliedertaxe zur Diskussion, ist zu bemessen, inwieweit die normale körperliche oder geistige Leistungsfähigkeit der versicherten Person insgesamt beeinträchtigt ist. Die Vorinvalidität, auch bezogen auf die normale körperliche oder geistige Leistungsfähigkeit, ist davon in Abzug zu bringen. Die Sicherung der Vorinvalidität scheitert häufig an Beweisschwierigkeiten. Im Vollbeweis zu beweisen hat diese der Versicherer (§ 286 ZPO). Er hat dazu folgende Erkenntnisquellen:

- Angaben der versicherten Person (Obliegenheit, Ziff. 7.2 AUB 2020; bei Nichtbeachtung Ziff. 8 AUB 2020)
- Vorerkrankungsverzeichnis

- Auskünfte der Therapeuten
- Bildgebende Aufnahmen

> **Die Vorinvalidität ist nach den gleichen Grundsätzen zu sichern und zu bemessen wie die unfallbedingte Invalidität** (Verweis auf Ziff. 2.1.2.2.1 und Ziff. 2.1.2.2.2 AUB 2020 in Ziff. 2.1.2.2.3 AUB 2020).

## 17.1 Die Vorinvalidität bei Unfallfolgen innerhalb der Gliedertaxe

Der 70-jährige Versicherte erlitt am 19.12.2021 unfallbedingt einen geschlossenen Hüftpfannenbruch links, der konservativ behandelt wurde.

Unfallfremd bestand beim Versicherten eine Parkinson'sche Erkrankung, die seit 2010 manifest war. Durch diese Erkrankung bestanden zum Unfallzeitpunkt – nach den Angaben des behandelnden Arztes – nur geringe Funktionseinbußen im Bereich der Beine, also auch des linken Beins, die jedoch nicht näher konkretisiert wurden.

Zum Ende des 3. Unfalljahres bestanden eine nur unwesentliche Muskelminderung des linken Beins, eine seitengleiche Einschränkung der Hüftbeugung (90°) und Bewegungseinschränkungen in allen anderen Freiheitsgraden des linken Hüftgelenkes von 10° im Seitenvergleich. Massiv seitengleich eingeschränkt war die Beweglichkeit aller anderen Gelenke beider Beine (Kniegelenk: Streckung/Beugung 0/0/70° bds.; oberes Sprunggelenk: Fußrückenwärts/fußsohlenwärts 0/0/25° bds.; unteres Sprunggelenk 1/3 bds.; Zehengelenke 2/3 bds.). Das Gangbild des Versicherten zeigte das typische Bild einer Parkinson'schen Erkrankung. Es war kleinschrittig-tippelnd. Der Versicherte ging vornübergeneigt mit leicht gebeugten Kniegelenken. Der Muskeltonus war im Bereich der Beine und des Rumpfes deutlich erhöht. Das Gangbild war – bedingt durch die Parkinson'sche Erkrankung – unsicher.

Zur Diskussion steht die unfallbedingte Funktionsbeeinträchtigung zum Ende des 3. Unfalljahres. Diese ist nach der Gliedertaxe zu bemessen. Auszugehen ist also von einem Beinwert von 70 %.

- Die Parkinson'sche Erkrankung ist eine Vorinvalidität. Diese ist nach den gleichen Grundsätzen zu bemessen wie die unfallbedingte Invalidität (Verweis auf Ziff. 2.1.2.2.1 in Ziff. 2.1.2.2.3 AUB 2020). Während sich die unfallbedingte Invalidität während des Bemessungszeitraums von drei Jahren verbessert, verschlechtert sich die Parkinson'sche Erkrankung – in der Regel – während des gleichen Zeitraums.
- Abzustellen ist also auf die Vorinvalidität zum Ende des 3. Unfalljahres. Das ist der Zeitpunkt, zu dem unfallbedingte Invalidität und Vorinvalidität zu bemessen sind. Es muss der Befund zugrunde gelegt werden, der zum Stichtag besteht und zwar für die unfallbedingte Invalidität, für die Vorinvalidität und für die Prognose.
- Zu bemessen ist zunächst die „Gesamt"-Invalidität mit z. B. $^5/_{10}$ Beinwert.

## 17.1 Die Vorinvalidität bei Unfallfolgen innerhalb der Gliedertaxe

- Abzuziehen ist die Vorinvalidität mit z. B. $^4/_{10}$ Beinwert. Abzuziehen ist nur die Vorinvalidität, die sich im Bereich der unfallbedingt betroffenen Gliedmaße befindet. Nicht zu berücksichtigen ist die Invalidität außerhalb der Gliedertaxe. Dies ergibt sich aus dem Verweis der Ziff. 2.1.2.2.3 auf die Ziff. 2.1.2.2.1 AUB 2020. Dass sich außerhalb der betroffenen Gliedmaße die Parkinson'sche Erkrankung weiter verschlechtert, ist für die unfallbedingte Invalidität irrelevant.
- Die Differenz von $^1/_{10}$ ($^5/_{10}$ minus $^4/_{10}$) ist die unfallbedingte Invalidität. Die Funktion des linken Beins hat sich unfallbedingt um $^1/_{10}$ verschlechtert, wobei Bezugspunkt der Beinwert von 70 % ist. Zu leisten wären also von der Versicherung 7 % der Versicherungssumme.

Der Versicherte erlitt unfallbedingt einen geschlossenen Sprunggelenksverrenkungsbruch rechts, der primär operativ stabilisiert wurde. Zum Unfallzeitpunkt war der Versicherte an einem bösartigen Tumor im Bereich der Wirbelsäule erkrankt, der im weiteren Verlauf – 1 Jahr nach dem Unfall – in seinen Auswirkungen auf das rechte Bein übergriff und zu dessen Lähmung führte.

Dazu darf auf den Text der AUB verwiesen werden. Eine Vorinvalidität ist nur dann zu berücksichtigen, wenn die „betroffenen Körperteile oder Sinnesorgane schon *vor* dem Unfall dauerhaft beeinträchtigt waren." Ein irgendwie geartetes Risiko, dass sich vorbestehende Veränderungen auf die unfallbedingt betroffene Gliedmaße auswirken könnten, reicht also nicht. Sie müssen sich „vor dem Unfall" bereits ausgewirkt haben, also vor dem Unfall manifest gewesen sein. Der Tumor ist in Bezug auf die unfallbedingte Invalidität irrelevant, ein nicht zu berücksichtigender „Nachschaden", ein Rechtsbegriff der Gesetzlichen Unfallversicherung, deshalb besser: „nachfolgende Beeinträchtigung".

> Die fehlende Relevanz der dem Unfall nachfolgenden Funktionsbeeinträchtigung als Vorinvalidität heißt nicht, dass die Auswirkungen des Tumors auf das rechte Bein bei der Bemessung der unfallbedingten Invalidität zum Ende des 3. Unfalljahres mitbemessen werden. Der Tumor ist eine unfallunabhängige Erkrankung, deren Folgen von den Unfallfolgen abzugrenzen sind.

- Am 13.08.2021 geriet der 62-jährige Versicherte während der Arbeit als Leiter eines Werkstoffhofes mit seinem rechten Bein unter das Vorderrad eines Lkw (Überrollverletzung). Bei primärer subtotaler Amputation musste das rechte Bein in der Mitte des Oberschenkels amputiert werden. Bei reizlosen Stumpfverhältnissen erhielt der Versicherte eine Oberschenkelprothese.
- Im Jahre 2017, im Alter von 58 Jahren, war beim Versicherten der prothetische Ersatz des rechten Hüftgelenks durchgeführt worden. Nach der hausärztlichen Verlaufsdokumentation gab der Versicherte von Seiten des künstlichen Hüftgelenks anhaltende Beschwerden an, wenngleich die bildgebenden Befunde keine Auffälligkeiten zeigten. Die Beweglichkeit im rechten Hüftgelenk war lediglich endgradig konzentrisch eingeschränkt. Die Beinlänge und die Fußsohlenbeschwielen waren – vor dem Unfallereignis am 13.08.2021 – seitengleich.

- Wegen Beschwerden im Bereich des rechten Kniegelenks stand der Versicherte seit Jahren vor dem Unfall am 13.08.2021 in orthopädischer Behandlung. Klinisch und bildgebend waren arthrotische Veränderungen gesichert. Der Gelenkspalt des inneren Kniehauptkompartiments war weitgehend aufgehoben, die Gelenkspaltweite zwischen Kniescheibe und Oberschenkel war auf die Hälfte herabgesetzt, die unter dem Gelenkknorpel gelegenen knöchernen Strukturen waren verdichtet und es fanden sich knöcherne Randanbauten. Wiederholt wurde ein Reizerguss gesichert. Kurz vor dem Unfall am 13.08.2021 bestanden im Kniegelenk ein Streckdefizit von 5° und ein Beugedefizit von 10°.
- Bedingungsgemäß (AUB 2020) war vereinbart ein Invaliditätsgrad von 60 % bei Verlust des Beins bis zur Mitte des Oberschenkels (Ziff. 2.1.2.2.1 AUB 2020).

Es geht um die Frage, in welcher Höhe beim Versicherten eine Vorinvalidität nach Ziff. 2.1.2.2.3 AUB 2020 zu bemessen ist. Die Bemessung der Vorinvalidität hat nach den gleichen Kriterien zu erfolgen wie die Bemessung der unfallbedingten Invalidität (Ziff. 2.1.1.1 AUB 2020), wobei die Beweislast zwar eine andere ist. Der Versicherte hat die unfallbedingte Invalidität zu beweisen, der Versicherer die Vorinvalidität – und zwar jeweils im Vollbeweis (§ 286 ZPO). Die weitere Entwicklung sowohl der Vorinvalidität als auch der unfallbedingten Invalidität über das 3. Unfalljahr hinaus, die Prognose also, ist jeweils nach „freier Überzeugung" (§ 287 ZPO) – übersetzt für den ärztlichen Gutachter: „mit hinreichender Wahrscheinlichkeit" – zu berücksichtigen. Die Vorinvalidität bezogen auf das künstliche rechte Hüftgelenk und das arthrotisch veränderte rechte Kniegelenk ist – unter Berücksichtigung des „Prothesenzuschlags" – mit $^4/_{20}$ (14 %) Beinwert (Beinwert 70 %) zu bemessen. Um diesen Wert ist die nach dem Unfall vom 13.08.2021 verbliebene Invalidität (60 % Beinwert) gemindert. Letztlich wäre von der Versicherung im vorgestellten Fall eine *Invalidität* von 46 % der vereinbarten Versicherungssumme zu leisten (60 % Invalidität minus 14 %).

- Der Versicherte, zum Unfallzeitpunkt 62 Jahre alt, erlitt 2021 unfallbedingt einen geschlossenen Schulterblattbruch rechts mit Beteiligung der Schulterpfanne und eine knöcherne Verletzung der rechten Schulterhöhe (Acromion) – jeweils ohne Verschiebungen. Durchgeführt wurde eine konservative Behandlung. Der Verlauf war störungsfrei. Die Verletzungen kamen in anatomischer Stellung zur Ausheilung.
- Unfallfremd bestanden – bildgebend gesichert – ausgeprägte umformende Veränderungen des rechten Oberarmkopfes mit einer aufgehobenen Rundung des Kopfes und mit einem vollständig aufgebrauchten Gelenkknorpel. Daneben fanden sich ausgeprägte knöcherne Randanbauten, umformende Veränderungen im Bereich des Schultereckgelenks, eine sog. Schulterenge und vorzeitige Texturstörungen des faserknorpeligen Schulterpfannenrandes und der Rotatorenmanschette. Ursächlich für die massiven unfallfremden Veränderungen waren stattgehabte rezidivierende Schulterverrenkungen rechts nach einer erstmaligen unfallbedingten Schulterverrenkung im Alter von 17 Jahren mit nachfolgenden mehrfachen operativen Behandlungen. Bildgebende Aufnahmen aus der Vergangenheit oder eine anderweitige Dokumentation über die Befunde/Behandlungen in der Vergangenheit (Operationsberichte, fachradiologische Befundungen, Berichte über durchgeführte Rehabilitationsmaßnahmen) lagen nicht vor und konnten nicht beigezogen werden.
- Der Versicherte klagte nach dem Unfall im Jahr 2021 anhaltend über Beschwerden im Bereich des rechten Schultergelenks. Nach seinen Angaben war er trotz der ausgeprägten vorbestehenden Veränderungen zuvor beschwerdefrei. Er habe das rechte

Schultergelenk frei bewegen können. Im Vorerkrankungsverzeichnis, das allerdings nur für die letzten 10 Jahre vorlag, fanden sich keine Eintragungen über Krankheitszeiten wegen der rechten Schulter. Weitere Informationen – z. B. von Seiten des Hausarztes, lagen nicht vor.
- Das rechte Schultergelenk des Versicherten wurde Anfang 2022 prothetisch ersetzt.

Vereinbart waren die AUB 88. Zu entscheiden war die Frage, ob der prothetische Ersatz des rechten Schultergelenks unfallbedingt indiziert war. **Der Unfall aus dem Jahr 2021 war der Anlass für den prothetischen Gelenkersatz. War er aber auch die Ursache?**

- Für einen Unfallzusammenhang sprechen das nach dem Unfall im Jahr 2021 anhaltend geklagte Beschwerdebild und die nach dem Unfall vorgeführten Bewegungseinschränkungen. Ob trotz der schwersten vorbestehenden Veränderungen der Versicherte vor dem Unfall beschwerdefrei war und die rechte Schulter keine Funktionseinbußen aufwies, konnte nicht abschließend geklärt (gesichert) werden. Angesichts der bildgebend zur Darstellung kommenden Befunde war und ist dies allerdings nicht naheliegend. **Eine Vorinvalidität, die der Versicherer im Vollbeweis zu sichern hat, entscheidet sich nicht an den bildgebend zur Darstellung kommenden Befunden, sondern an den Funktionseinbußen.** Diese ließen sich zum Unfallzeitpunkt (2021) nicht sichern (Vollbeweis). Damit entfiel eine Vorinvalidität.
- Geht man von den Angaben des Versicherten aus, ist der zeitliche Zusammenhang zwischen Unfall, Beschwerden, Bewegungseinschränkungen und prothetischem Ersatz des rechten Schultergelenks gegeben. Gegen einen ursächlichen Zusammenhang sprechen die ab 2021 dokumentierten bildgebend zur Darstellung kommenden Befunde. Der Schulterpfannenbruch rechts (Unfall 2021) war in anatomischer Stellung zur Ausheilung gekommen. Es fehlten bildgebend jegliche Veränderungen als Reaktion auf die stattgehabte Verletzung. Der ursprüngliche Verletzungsbereich stand zudem mit dem prothetisch ersetzten Schultergelenk nur teilweise in einem örtlichen Zusammenhang.
- Dass nach einem Unfall unfallfremde Veränderungen (Krankheiten/Gebrechen) zu Beschwerden führen bzw. dass Beschwerden empfunden werden, erklärt sich einmal durch die Ruhigstellung. Es fehlt die tägliche Übung, wobei dieser Bewegungsverlust bei entsprechender Motivation zwar aufholbar sein sollte. Zum anderen kommt hinzu, dass das **Kausalitätsbedürfnis** des Menschen den Unfall als Urheber aller Beschwerden empfindet. Post hoc, heißt zwar nicht in vergleichbaren Fällen ergo propter hoc, wird aber subjektiv so interpretiert.
- Akzeptiert man den Kausalzusammenhang, geht man also davon aus, dass der Unfall im Jahre 2021 jedenfalls im Sinne des letzten Tropfens den Ausschlag für den prothetischen Ersatz des rechten Schultergelenks Anfang 2022 gegeben hat – **in der Privaten Unfallversicherung ist auch der letzte Tropfen versichert** –, stellt sich die weitere Frage, ob sich eine Invalidität, bedingt durch den Schulterpfannenbruch, voraussichtlich auf Dauer begründen lässt. **Haben also während des 3-Jahreszeitraums die ausgeprägten unfallfremden Veränderungen die Unfallfolgen, d. h. die unfallbedingten Beschwerden, „über-**

holt", sodass diese das Beschwerdebild bestimmten und zum prothetischen Ersatz des rechten Schultergelenks bis zum Stichtag (Ende des 3. Unfalljahres) geführt haben?
- Ehe diese Frage bejaht oder verneint wird, stellt sich zunächst die Vorfrage, **wer was beweisen muss**. Der Versicherte hat die Invalidität zu beweisen. Zweifel daran, ob der Bruch der Schulterpfanne zusammen mit den weiteren Unfallfolgen ursächlich für den prothetischen Ersatz des rechten Schultergelenks war, gehen also zu Lasten des Versicherten. Der Versicherer hat die Vorinvalidität zu beweisen, die jedoch nicht zur Diskussion stand.

Vorliegend wurden die unfallbedingten Funktionseinbußen durch die unfallfremden nach dem Unfall ausgetauscht. Der Ursachenbeitrag der Unfallfolgen entfällt. Eine unfallbedingte Invalidität entfällt. In der Gesetzlichen Unfallversicherung spricht man von einem **Austausch der "Wesensgrundlage".** Die Unfallfolgen können in sehr seltenen Fällen von allein anlagebedingten Veränderungen, die keine Vorinvalidität sind und die auch die Voraussetzung der Mitwirkung an den Unfallfolgen (Ziff. 3 AUB 2020) nicht erfüllen, ersetzt werden, sodass sich ein Ursachenbeitrag unfallbedingter Veränderungen nicht mehr begründen lässt.

Der zum Unfallzeitpunkt 63-jährige Versicherte fiel im Februar 2017 bei Glatteis auf die linke Seite. Er erlitt einen geschlossenen hüftgelenknahen Oberschenkelbruch links im Bereich des Prothesenschafts (künstliches Hüftgelenk), also eine periprothetische Fraktur. Nach einem Autounfall war beim Versicherten im Jahr 2001 der totalprothetische Ersatz des linken Hüftgelenks durchgeführt worden. Die unfallunabhängige Prothese wurde im Rahmen der unfallbedingten Behandlung 2017 ausgetauscht. Der Bruchbereich wurde mittels Drahtcerclagen stabilisiert. Er kam in anatomischer Stellung mit einer Beinverkürzung (1,5 cm) zur Ausheilung. Der Versicherte war ab Mitte April 2017 wieder arbeitsfähig. Unfallbedingt waren verblieben:

- eine Beinverkürzung links von 1,5 cm
- ein Teil der Muskelminderung des linken Beins von im Schnitt 1 cm
- eine leichte konzentrische Bewegungseinschränkung im linken Hüftgelenk
- ein Teil der Narben an der Außenseite des linken Hüftgelenks sowie
- noch liegendes Metall (Drahtcerclagen) im Bereich des hüftgelenknahen Oberschenkelanteils links

Vom Gutachter bemessen wurde die *unfallbedingte Funktionsbeeinträchtigung* des linken Beins nach dem Unfall im Februar 2017 mit 6/20 zum Ablauf des 3. Unfalljahres und voraussichtlich auf Dauer. Es fehlte jedoch jede Überlegung zur Bedeutung der *Vorinvalidität* (künstlicher Ersatz des linken Hüftgelenks 2001) – insbesondere in Bezug auf die unfallbedingte Invalidität *voraussichtlich auf Dauer.*

Der Versicherte war zum Zeitpunkt des prothetischen Ersatzes des linken Hüftgelenks im Jahre 2001 47 Jahre alt. Unterstellt man im Sinne des Versicherten, dass Funktionseinbußen vor Auswechselung der Hüftprothese im Februar 2017 nicht bestanden (bildgebend zeigte die Prothese keine Lockerung, klinische Befunde lagen nicht vor), dann betrug die Vorinvalidität durch den sog. Basiswert 3/20 Beinwert.

## 17.1 Die Vorinvalidität bei Unfallfolgen innerhalb der Gliedertaxe

Mit hinreichender Wahrscheinlichkeit wird im weiteren Verlauf die Vorinvalidität die unfallbedingte Invalidität (Unfall im Februar 2017) überholen, sodass unter Berücksichtigung der Tatsache, dass der schicksalsmäßig zu erwartende Prothesenwechsel unfallbedingt vorgezogen wurde, allenfalls eine geringe unfallbedingte Invalidität (Beinverkürzung und vorgezogener Prothesenwechsel) zu diskutieren ist – in einer Größenordnung von z. B. 1/20 Beinwert.

Der 73-jährige Versicherte stieg am 17.07.2021 auf eine Leiter und stürzte aus etwa 3 m Höhe ab. Er erlitt einen geschlossenen Oberarmkopfbruch rechts. Durchgeführt wurde der prothetische Ersatz des rechten Schultergelenks. Unfallbedingt verblieben:

- Eine deutliche konzentrische Bewegungseinschränkung im rechten Schultergelenk
- eine Muskelminderung im Bereich des rechten Armes
- verminderte Schwielen im Bereich der rechten Hohlhand, eine herabgesetzte grobe Kraft des rechten Armes, eine reizlose Narbe im Bereich des rechten Schultergelenkes
- der prothetische Ersatz des rechten Schultergelenkes

Unfallfremd, vorbestehend, litt/leidet der Versicherte an einer Parkinson'schen Erkrankung. In der Zeit vom 08.03.2021 bis 17.03.2021 stand der Versicherte deswegen in stationärer Behandlung. Folgende vorbestehende Funktionseinbußen ergaben sich aus einem Arztbericht vom 04.04.2021:

- Bewegungsarmut/Bewegungshemmung im Bereich der Gliedmaßen und des Rumpfes
- Steifheit/Starre der Muskulatur
- Intentionszittern

In einem Neurologischen Gutachten vom 19.03.2021 wurden zwar eine monotone Sprache und eine Steifheit und Starre der Muskulatur beschrieben. Infolge einer hervorragenden medikamentösen Behandlung waren die Symptome jedoch insgesamt relativ diskret ausgebildet.

Der Bemessung der Vorinvalidität zu Grunde gelegt wurden im Bereich des rechten Arms die im Neurologischen Gutachten befundeten, durch die Medikamente erreichten, diskreten, zum Ende des 3. Unfalljahres gegenwärtigen Funktionseinbußen – bedingt durch die Parkinson'sche Erkrankung. Die Tatsache, dass der Versicherte regelmäßig Medikamente einnimmt, um die Symptome der Parkinson'schen Erkrankung zu dämpfen, wurde – die Vorinvalidität mindernd – berücksichtigt. Die Funktionseinbußen – bedingt durch die Parkinson'sche Erkrankung, die Vorinvalidität also, – zum Ende des 3. Unfalljahres wurden bemessen unter Berücksichtigung der medikamentös bedingten Dämpfung der Symptome im Bereich des rechten Arms. Ein Zuschlag für die verbliebene Unsicherheit, dass die Einnahme der Medikamente vergessen wird, oder für die Einnahme der Medikamente als solche, erfolgte nicht.

- Unstrittig ist, dass es unerheblich ist, ob die Parkinson'sche Erkrankung eine Mitursache für den Sturz des Versicherten am 17.07.2021 war, was naheliegend ist, wenn man die Auswirkungen der Erkrankung berücksichtigt. **Ziffer 3 AUB 2020 – dies darf wiederholt werden – sieht eine Kürzung der Invaliditätsleistung wegen einer Mitwirkung unfallfremder Erkrankungen am Unfallereignis nicht vor.** Nachdem eine Mitwirkung an den Unfallfolgen nicht zur Diskussion steht – die Parkinson'sche Erkrankung hat diese nicht verschlimmert –, ist allein die Vorinvalidität zu bemessen.

- Es stellt sich die Frage, ob die Vorinvalidität nach dem Befund zu beurteilen ist, wie er sich unter Berücksichtigung der – hervorragenden – medikamentösen Einstellung zum Ende des 3. Unfalljahres ergibt, oder ob der Befund zugrunde zu legen ist, wie er sich ohne medikamentöse Behandlung der Parkinson'schen Erkrankung ergeben würde. **Die Vorinvalidität ist nach den gleichen Kriterien zu berücksichtigen, wie die unfallbedingte Invalidität** (Ziffer 2.1.2.2.3 AUB 2020).
- Abnehmbare Prothesen, sog. Exoprothesen, sind weder bei der Beurteilung der Invalidität noch der Vorinvalidität zu berücksichtigen. Prothesen ersetzen Gliedmaßen. **Medikamente ersetzen dagegen die körpereigenen Fähigkeiten nicht. Sie fördern sie. Zum Einsatz kommt die körpereigene Leistungskraft, unterstützt durch Medikamente.** Deshalb sind Prothesen mit dem Einsatz von Medikamenten nicht vergleichbar. Medikamente sind eher vergleichbar dem Einsatz einer Brille, die die eigene Sehkraft des Auges unterstützt, sie aber nicht ersetzt.
- Zu bemessen sind also die durch die Parkinson'sche Erkrankung bedingten Funktionsbeeinträchtigungen, wie sie sich unter Berücksichtigung der durchgeführten Medikation auswirken und die Tatsache, dass diese Medikation regelmäßig eingenommen werden muss. Dies ist jedoch – anders als der Zwang, eine Brille oder Kontaktlinsen tragen zu müssen – zu vernachlässigen, da die Medikamenteneinnahme völlig problemlos ist. Die Vorinvalidität ist deshalb geringer als die Auswirkungen der Parkinson'schen Erkrankung in unbehandeltem Zustand.
- Die Invalidität des rechten Arms zum Ende des 3. Unfalljahres ist im vorliegenden Fallbeispiel mit 6/10 Armwert zu bemessen, die Vorinvalidität mit 3/10 Armwert. Die Folgen des Unfallereignisses am 17.07.2021 ergeben also – bezogen auf den rechten Arm – eine Invalidität von 3/10 Armwert.
- **Nicht richtig ist es, wenn vorliegend statt der Vorinvalidität (Ziff. 2.1.2.2.3 AUB 2020) die *Mitwirkung* (Ziff. 3 AUB 2020) unfallfremder Krankheiten an den Folgen der unfallbedingten Gesundheitsschädigung diskutiert würde. Die Parkinson'sche Erkrankung verläuft unabhängig von den Unfallfolgen.** Diese beeinflussen die Parkinson'sche Erkrankung nicht und die Parkinson'sche Erkrankung beeinflusst die Entwicklung der unfallbedingt verbliebene Bewegungseinschränkung nicht. Beide Funktionseinbußen, die unfallbedingte und die unfallfremde, führen zu der Gesamtfunktionseinbuße. Das ist dennoch kein Fall der Mitwirkung, da die Parkinson'sche Erkrankung nicht an der unfallbedingten Gesundheitsschädigung oder deren Folgen beteiligt ist. Die Gesamtheit der Funktionseinbußen im Bereich des rechten Arms beruht teilweise auf der Parkinson'schen Erkrankung, teilweise auf den Unfallfolgen. Diese sind voneinander abzugrenzen – wenngleich schwierig und infolge der begrenzten Erkenntnismöglichkeiten nur mit gewissen Unsicherheiten. Es darf auf typische Fälle der Mitwirkung unfallfremder Krankheiten verwiesen werden: Wenn Zuckerkrankheit und Gefäßveränderungen (Arteriosklerose) die primäre Abheilung einer Schnittwunde verhindern infolge eine Infektion, die chronisch wird und die knöchernen Strukturen einbezieht, sodass der Fuß schließlich amputiert werden muss, haben die Schnittwunde und die vorbestehenden Gefäßveränderungen an den Unfallfolgen zum Ende des 3. Unfalljahres mitgewirkt. Sie wirken zusammen, sodass es letztlich zum Verlust des Fußes kommt. Erst durch

## 17.1 Die Vorinvalidität bei Unfallfolgen innerhalb der Gliedertaxe

deren Zusammenwirken ist diese Komplikation erklärt. Das ist jedoch im Fall einer Parkinson'schen Erkrankung und eines Hüftpfannenbruchs nicht der Fall. Parkinson'sche Erkrankung und Hüftpfannenbruch entwickeln sich unabhängig voneinander fort. Beide, Erkrankung und Unfallfolgen, führen aufgrund unterschiedlicher Ursachen – die Parkinson'sche Erkrankung infolge des Absterbens von Zellen im Mittelhirn, was zu den vier Hauptsymptomen Muskelstarre, Muskelzittern, verlangsamte Bewegungen und Haltungsinstabilität führt, der Hüftpfannenbruch z. B. infolge einer im Bereich der Hüftpfanne verbliebenen Stufe – zu Funktionseinbußen im Bereich des Beins. Das ist kein Fall der Mitwirkung. Denn die Parkinson'sche Erkrankung verstärkt zwar die Symptome, jedoch nicht die unfallbedingten Veränderungen und umgekehrt.

Der zum Unfallzeitpunkt 41-jährige Versicherte, ein begeisterter Motorradfahrer, verunglückte mit seiner Maschine. Er erlitt einen geschlossenen Oberschenkelhalsbruch rechts. Das rechte Hüftgelenk wurde totalprothetisch ersetzt. Im Alter von 25 Jahren hatte der Versicherte – ebenfalls als Motorradfahrer – einen Mehretagenbruch des rechten Unterschenkels erlitten, der mit Ausnahme einer Beinverkürzung von 3 cm folgenlos zur Ausheilung gekommen war. Diese Beinverkürzung (Vorinvalidität), die mit 2/20 Beinwert zu bemessen war, entfiel durch den unfallbedingten (neuer Unfall) totalprothetischen Ersatz des rechten Hüftgelenks im Alter von 41 Jahren. Die vorbestehende Beinverkürzung wurde bis auf 1 cm totalprothetisch ausgeglichen.

Es stellt sich die Frage, ob und wie die Vorinvalidität zu bemessen ist, wenn die Beinverkürzung, die die Vorinvalidität begründete, im Rahmen der durchgeführten unfallbedingten Therapie entfällt. **Zwei Argumente sprechen dafür, dass es im konkreten Fall bei einem Abzug der Vorinvalidität von 2/20 Beinwert verbleibt. Einmal ist die Verkürzung des Unterschenkels als Folge des 1. Unfalls, die ursächlich für die Vorinvalidität und deren Bemessung mit 2/20 Beinwert war, nicht entfallen. Sie wirkt sich nur deshalb nicht mehr aus, weil durch die Implantation des künstlichen Hüftgelenks das Bein um 2 cm verlängert wurde. Zum anderen stellen die Bedingungen (AUB) ab auf** *„vor dem Unfall"* **bestehende Funktionsbeeinträchtigungen. Erforderlich ist also nicht, dass sich Vorinvalidität und unfallbedingte Invalidität in irgendeiner Weise überlagern – im Gegensatz zur Gesetzlichen Unfallversicherung.**

- Die Funktion des rechten Beins war zum Zeitpunkt des 2. Unfalls um 2/20 gemindert. Diese Vorinvalidität ist zum Abzug zu bringen – völlig unabhängig vom weiteren Verlauf.

    Vorbestehend ist eine unfallbedingte Verkürzung von 2 cm im Bereich des rechten Oberschenkels. Durch die Implantation des künstlichen Hüftgelenks rechts kommt es zu einem Wegfall der Oberschenkelverkürzung.

Auch in diesem abgewandelten Fall ist die Vorinvalidität in Abzug zu bringen, obwohl sie infolge der unfallbedingten Behandlung nicht mehr vorhanden ist.

Der 36 Jahre alte Versicherte hatte im Alter von 16 Jahren einen geschlossenen Oberschenkelschaftbruch links erlitten, der mit einer Achsabweichung im X-Sinn von 15° und einer dadurch bedingten funktionellen Beinverkürzung knöchern fest zur Ausheilung kam.

Die Achsabweichung wurde wegen Kniebeschwerden am 15.10.2021 operativ korrigiert. Der Korrekturbereich im linken Oberschenkel wurde mittels Platte und Schrauben stabilisiert. Am 16.12.2021 – der Versicherte durfte zu diesem Zeitpunkt das linke Bein teilbelasten – rutschte er auf dem Gang zur Toilette aus und stürzte auf den linken Oberschenkel. Es kam zu einer Refraktur mit Metallbruch. Der Verletzungsbereich wurde erneut operativ stabilisiert. Bei der gutachtlichen Untersuchung des Versicherten am 15.03.2024 zur Abklärung einer verbliebenen Invalidität des Unfalls am 16.12.2020 fanden sich keine verbliebenen Funktionsbeeinträchtigungen des linken Beins.

Vorinvalidität ist die „dauerhafte" Funktionseinbuße „vor dem Unfall". Diese war am 16.12.2021 gegeben. Einmal kann man sich auf den Standpunkt stellen, dass die Funktionseinbuße, die signifikante Minderbelastbarkeit des linken Beins, am 16.12.2021 nicht „dauerhaft" war. Denn auch nach dem Unfall vom 16.12.2021 kam es zur vollkommenen knöchernen Stabilisierung des Verletzungsbereichs. Zum anderen unterliegt die Vorinvalidität den gleichen Regeln wie die unfallbedingte Invalidität. Die weitere Entwicklung der Vorinvalidität, wenn diese noch nicht abgeschlossen ist, ist also erheblich. Vorliegend war die Vorinvalidität vollkommen zur Ausheilung gekommen. Sie wirkte sich auf den Invaliditätsgrad nicht mehr aus.

Nicht berücksichtigt werden darf – daran ist zu erinnern – die Mitwirkung der Gang- und Standunsicherheit am Eintritt des Unfallereignisses am 16.12.2021, also am Sturz. Denn das sehen die AUB nicht vor.

OLG Düsseldorf, Urteil vom 30.01.2009 – I-4 U 43/08:
Der zwischen den Parteien abgeschlossene Versicherungsvertrag sah Leistungen erst ab einer unfallbedingten Invalidität von 50 % vor. Der Versicherte hatte unfallbedingt ein Auge verloren, was grundsätzlich einer Invalidität von 50 % entspricht (Gliedertaxe). Die Sehkraft dieses Auges war zwar vor dem Unfall bereits gemindert. Der Kläger hielt dies für unbeachtlich, da die volle Sehkraft durch „die Möglichkeit eines refraktiv-chirurgischen Eingriffs mittels Laser" herzustellen gewesen sei.

Dass eine Vorinvalidität gegeben war, liegt auf der Hand. Es fragt sich, ob die Tatsache, dass diese durch einen operativen Eingriff möglicherweise zu beheben war, beachtlich ist. Die Vorinvalidität ist nach den gleichen Maßstäben zu beurteilen, wie die unfallbedingte Invalidität. Es gehört nicht zu den Obliegenheiten (Ziff. 7 AUB 2020) eines Versicherten, sich einem operativen Eingriff zu unterziehen. Dann ist diese Möglichkeit auch im Rahmen der Vorinvalidität nicht zu berücksichtigen.

Der Versicherte, stark übergewichtig, so dass Bewegungseinschränkungen im Bereich der Beine (Kniegelenke: Beugung 110°) resultieren und sein allgemeiner Bewegungsradius insgesamt durch das Übergewicht und durch Herz-Kreislaufbeschwerden bedingt, stark eingeschränkt war, erleidet unfallbedingt einen Schienbeinkopfbruch rechts. Es verbleibt eine Bewegungseinschränkung im Bereich des rechten Kniegelenks: Beugung bis 90°. Die Einschränkung des allgemeinen Bewegungsradius hat unfallbedingt nicht zugenommen.

Die unfallfremde Bewegungseinschränkung im Bereich des rechten Kniegelenks – Beugung um 20° gegenüber der Norm eingeschränkt – ist eine Vorinvalidität. Sind aber die unfallremde Einschränkung des allgemeinen Bewegungsradius durch das Übergewicht und die Herz-Kreislaufbeschwerden ebenfalls als Vorinvalidität zu berücksichtigen? Diese Frage ist bei Unfallfolgen innerhalb der Gliedertaxe, die von einem generell abstrakten Maßstab ausgeht, zu verneinen. Auszugehen ist vom Beinwert. Unfallfremde Funktionseinbußen außerhalb des unfallbedingt betroffenen Beins bleiben außer Betracht.

### 17.1.1 Zusammenfassung: Die Vorinvalidität bei Unfallfolgen innerhalb der Gliedertaxe

- Die Vorinvalidität ist bezogen auf das Ende des 3. Unfalljahres zu bemessen. Sie ist nur insoweit von Relevanz, als sie die unfallbedingt verletzte Gliedmaße betrifft.
- Als Vorinvalidität zu berücksichtigen sind nur die unfallfremden Funktionseinbußen, die zum Zeitpunkt des Unfalls im Bereich der betroffenen Gliedmaße bereits manifest sind.
- Die Bemessung der Vorinvalidität hat nach den gleichen Grundsätzen zu erfolgen, wie die Bemessung der unfallbedingten Invalidität.
- Der Versicherte hat die unfallbedingte Invalidität zu beweisen, der Versicherer die Vorinvalidität. Bildgebende Veränderungen allein bedingen keine Vorinvalidität. Die diesen zu Grunde liegenden Gesundheitsschädigungen können jedoch bis zum 3. Unfalljahr den unfallbedingten Ursachenbeitrag völlig verdrängen bzw. die Vorinvalidität kann die Unfallfolgen überholen.
- Die Einnahme von Medikamenten kann die Vorinvalidität und die unfallbedingte Invalidität mindern. Sie stärken die körpereigenen Funktionen. Das ist – vergleichbar einer Brille – zu berücksichtigen.
- Der Wegfall der Vorinvalidität im Rahmen der Behandlung von Unfallfolgen ist unbeachtlich. Entscheidend sind die „vor dem Unfall" vermeintlich auf Dauer bestehenden Funktionseinbußen.
- Die Möglichkeit, die Vorinvalidität durch einen operativen Eingriff zu beheben, ist, wenn diese Möglichkeit nicht wahrgenommen wird, für deren Bemessung ebenso unbeachtlich, wie dies unbeachtlich ist im Rahmen der Bemessung der unfall-bedingten Invalidität.

## 17.2 Die Vorinvalidität bei Unfallfolgen außerhalb der Gliedertaxe

Durch ein Unfallereignis am 18.04.2008 erlitt der Versicherte einen geschlossenen, stabilen Stauchungsbruch des 1. Lendenwirbelkörpers. Durchgeführt wurde eine konservative Behandlung. Der Verlauf war störungsfrei. Unfallbedingt verblieb ein mit einer keilförmigen Deformierung fest verheilter Stauchungsbruch des 1. Lendenwirbelkörpers mit einer dadurch herabgesetzten statischen und dynamischen Belastbarkeit der oberen Lendenwirbelsäule und einer etwas eingeschränkten segmentalen Beweglichkeit im ehemaligen Verletzungsbereich.

Unfallfremd und vorbestehend war die operative Versteifung der Segmente L3 bis S1 mit noch liegendem Metall (innerer Festhalter).

> Zu bemessen ist zunächst **die „Gesamt"-Invalidität**, d. h. die unfallfremd vorbestehenden und die unfallbedingten Funktionseinbußen. Zu bemessen ist also, inwieweit „die normale körperliche Leistungsfähigkeit" des Versicherten insgesamt beeinträchtigt ist (Ziff. 2.1.2.2.2 AUB 2020). **Die Vorinvalidität, die nach den gleichen Kriterien zu bemessen ist wie die unfallbedingte Invalidität (Ziff. 2.1.2.2.3 AUB 2020), ist dann in Abzug zu bringen.**

Die unfallbedingten und – insbesondere – die erheblichen unfallfremden Veränderungen im Bereich der Lendenwirbelsäule führen dazu, dass dem Versicherten das Heben und Tragen von mittelschweren und schweren Lasten, relevante Bewegungsausschläge der Lendenwirbelsäule und Tätigkeiten, die mit einer Haltungskonstanz sowie Zwangshaltungen im Bereich der Lendenwirbelsäule verbunden sind, nicht mehr möglich sind. Diese Funktionen stehen ihm entweder nicht mehr zur Verfügung (Beweglichkeit) oder sie sind ihm nicht zumutbar, weil es dann zu signifikanten Beschwerden kommt (Heben von Lasten, Haltungskonstanz). Im vorliegenden Fall ist die „Gesamt"-Invalidität, also die Vorinvalidität und die unfallbedingte Invalidität, mit insgesamt 20 % zu bemessen. Der weitaus größte Anteil dieser Funktionseinbußen war vorabestehend. Aufgrund der schweren vorzeitigen Veränderungen im Bereich der Lendenwirbelsäule, die zur operativen Versteifung der Segmente L3 bis S1 geführt hatten, war es dem Versicherten unfallfremd bereits nicht mehr zumutbar, schwere bis mittelschwere Lasten zu heben und zu tragen oder Tätigkeiten in Haltungskonstanz der Lendenwirbelsäule über einen längeren Zeitraum auszuüben. Auch die Beweglichkeit der Lendenwirbelsäule war erheblich eingeschränkt, wobei diese unfallbedingt weiter eingeschränkt wurde, wenngleich es fraglich ist, inwieweit es dem Versicherten zumutbar war, die ihm noch möglichen Bewegungsausschläge der Lendenwirbelsäule vor dem Unfall am 18.04.2008 abzurufen. Die reinen Unfallfolgen wirkten sich also nur unwesentlich auf die „normale körperliche" Leistungsfähigkeit des Versicherten aus. Die „Gesamt"-Invalidität von 20 % ist also um die Vorinvalidität zu kürzen, die mit 15 % als Untergrenze zu bemessen ist. Die unfallbedingten Funktionseinbußen sind allenfalls noch mit 5 % zu bemessen.

*Die versicherte Person stürzt von einer Leiter und zieht sich dabei einen geschlossenen Stauchungsbruch des 1. Lendenwirbelkörpers zu mit einer Höhenminderung der Wirbelkörpervorderkante um 2/3. Die am Unfalltag angefertigten Röntgen-Aufnahmen ergaben eine erhebliche Drehverbiegung der Lendenwirbelsäule (Skoliose) mit schweren knöchernen Reaktionen. Vorbeschwerden/Vorerkrankungen/Vorbehandlungen können nicht gesichert werden.*

Zu entscheiden ist, ob von der „Gesamtinvalidität" in Höhe 15 % eine – vom Versicherer zu beweisende (§ 286 ZPO) – Vorinvalidität abzuziehen ist. Die Frage nach

## 17.2 Die Vorinvalidität bei Unfallfolgen außerhalb der Gliedertaxe

einer Vorinvalidität verneint der Versicherte. Als Vorbefunde stehen nur die am Unfalltag angefertigten Röntgen-Aufnahmen zur Verfügung.

- Bildgebend gesicherte Wirbelsäulenveränderungen können – je nach Ausprägung – eine mehr oder weniger deutliche Einschränkung der Funktion der Wirbelsäule zur Folge haben, auch wenn sie nicht mit Beschwerden verbunden sind und dem Versicherten nicht bewusst sind. Lässt der bildgebende Befund den *sicheren* Schluss auf vorbestehende Funktionseinbußen zu, ist eine Vorinvalidität gesichert und damit ein Abzug von der „Gesamtinvalidität" gerechtfertigt.

Im Beispielsfall ist die Vorinvalidität – Bewegungseinschränkung und Minderbelastbarkeit der Wirbelsäule -, wie sie bildgebend gesichert ist, mit 10 % zu bemessen. In dieser Höhe ist ein Abzug von der Gesamtinvalidität zu machen, sodass die Einschränkung der Leistungsfähigkeit infolge des Wirbelbruchs mit 5 % zu bemessen ist.

> Der 21-jährige Versicherte wurde am 12.11.2002 in eine Schlägerei verwickelt. Er erlitt eine gedeckte Hodenverletzung rechts, die zu einem dauernden Funktionsverlust des rechten Hodens führte. Unfallfremd hatte der Versicherte infolge einer frühkindlichen Überbeweglichkeit des linken Hodens und einer dadurch indizierten operativen Fixierung einen Funktionsverlust des linken Hodens erlitten. Der Versicherte ist also durch den unfallbedingten Funktionsverlust des rechten Hodens nicht mehr zeugungsfähig (Impotentia generandi) bei ansonsten ungestörter Sexualität und intakter Hormonproduktion.

> Ob sich eine *Vorinvalidität* begründen lässt, hängt bei vorbestehendem Verlust eines paarigen Organs davon ab, ob das verbleibende Organ vollkommen die Funktion des nicht mehr funktionsfähigen oder nicht mehr vorhandenen paarigen Organs übernommen hatte. War dies der Fall, dann ist eine Vorinvalidität nicht zu begründen.

Versicherungsrechtlich vergleichbar ist der Funktionsverlust eines Hodens nach vorbestehendem Verlust des anderen Hodens dem Verlust der Niere bei „Einnierigkeit". Zwar sinkt die Zeugungsfähigkeit eines Versicherten nach Verlust eines Hodens um 50 % der Samenfäden (Spermien). Dieser Funktionsverlust ist aber nicht messbar, solange der zweite Hoden funktionstüchtig ist, da eine Vielzahl von Samenfäden nicht zur Befruchtung gelangt. Eine Vorinvalidität lässt sich deswegen nicht begründen.

> Zu begründen ist aber die *Mitwirkung* einer Krankheit (Funktionsverlust des linken Hodens) an den Unfall*folgen* – und zwar (geschätzt) zu 50 % (Ziff. 3 AUB 2020).

Der 62-jährige Versicherte, dessen Blutgerinnung durch die Einnahme von Marcumar wegen in der Vergangenheit abgelaufener Thrombosen zum Zeitpunkt des Unfalls einen Quickwert von 18 % (Normalwert 70–125 %) aufwies, erlitt unfallbedingt eine Brustkorbprellung rechts ohne äußere Verletzungszeichen. Nachfolgend kam es durch die medikamentös herabgesetzte Blutgerinnung zu einer massiven Einblutung in den Rippenfellraum.

Die medikamentöse Herabsetzung der Blutgerinnung ist ein Problem, das signifikant mit einer alternden Bevölkerung verbunden ist und das unter Berücksichtigung der fortschreitenden Behandlungsmöglichkeiten bei Herzerkrankungen weiter zunehmen wird. Bezogen auf die Private Unfallversicherung stellen sich in diesem Zusammenhang Fragen der Obliegenheitsverletzung (Ziff. 13.1. AUB 2020), der Anzeigepflicht, der Vorinvalidität (Ziff. 2.1.2.2.3 AUB 2020) und der Mitwirkung (Ziff. 3 AUB 2020). Erörtert werden soll in diesem Zusammenhang nur die Frage der Vorinvalidität. Die Notwendigkeit, auf Dauer Marcumar einnehmen zu müssen, und das dadurch erhöhte Blutungsrisiko erfüllt die Voraussetzungen einer Vorinvalidität. Marcumar gehört zur Gruppe der Cumarine. Es ist ein indirektes Antikoagulanz, also ein Medikament, das die Blutgerinnung beeinflusst. Es handelt sich um eine Medikation mit eigenständigen ganz erheblichen Risiken – ähnlich dem Risiko von Knochennekrosen bei einer Dauertherapie mit Kortikoidpräparaten. „Den Teufel mit dem Beelzebub austreiben", dem entspricht die Einnahme von Marcumar. Es greift, anders als Heparin, nicht unmittelbar in die Blutgerinnung ein, hemmt aber die Bildung der für die Gerinnung notwendigen Faktoren. Jeder kleinste Anstoß, jede feste Berührung führt zu blauen Flecken. Jede kleinste offene Verletzung hat eine länger dauernde Blutung zur Folge. Das Risiko bei geschlossenen Verletzungen zeigt der Beispielsfall. Dass es sich bei der herabgesetzten Blutgerinnung um eine Vorinvalidität handelt, wird dem Versicherten schon dadurch kenntlich gemacht, dass er unter ständiger ärztlicher Kontrolle stehen muss und dass er einen Ausweis über die Antikoagulanztherapie bei sich tragen muss. Die Blutgerinnung, die unter 20 % (Quickwert) liegen muss, um wirksam zu sein, muss ständig überwacht werden. Der unter Marcumar stehende Versicherte muss Tätigkeiten vermeiden, die mit einem Verletzungsrisiko verbunden sind. Vor notwendigen Injektionen oder Operationen ist das Medikament abzusetzen bzw. ist ein Gegenmittel zu verabreichen. Die Einnahme von Marcumar ist also mit gegenwärtigen Funktionseinbußen verbunden und erfüllt damit die Voraussetzungen der Vorinvalidität. Zur Bemessung der Vorinvalidität gibt es keine Vorgaben. Die „Versorgungsmedizinischen Grundsätze" sehen unter Nr. 26.16 einen GdB von 10 für die Behandlung mit „Antikoagulanzien" vor. Diesem Wert (10 %) entspricht auch die Einschätzung der MdE in der Gesetzlichen Unfallversicherung. In der Privaten Unfallversicherung fehlen entsprechende Richtwerte. In den Auswirkungen sind diese ähnlich einer Leberzirrhose, auch wenn die Ursachen und Risiken nicht annähernd vergleichbar sind. Vorgeschlagen wird, die Vorinvalidität mit 5 % anzusetzen, wobei der entscheidende Faktor die später noch zu erörternde Mitwirkung (Ziff. 3 AUB 2020) ist.

## 17.2.1 Zusammenfassung: Die Vorinvalidität bei Unfallfolgen außerhalb der Gliedertaxe

- Zu bemessen ist die „Gesamt"-Invalidität, also Vorinvalidität und unfallbedingte Invalidität. Von der „Gesamt"-Invalidität ist die Vorinvalidität in Abzug zu bringen, wobei Vorinvalidität und unfallbedingte Invalidität nach den gleichen Regeln zu bemessen sind.
- Eine Vorinvalidität kann auch aufgrund ausschließlich bildgebender Aufnahmen gesichert werden, wobei jedoch vor dem Unfall vorliegende Funktionseinbußen sicher sein müssen.
- Eine Vorinvalidität ist trotz Fehlens eines paarigen Organs (Einnierigkeit, Fehlens eines Hodens) dann nicht gegeben, wenn das unfallbedingt verletzte (Rest-)Organ die volle Leistungsfähigkeit des fehlenden Organs zuvor übernommen hatte.
- Die Einnahme von blutgerinnungshemmenden Medikamenten (Marcumar) bedingt eine Vorinvalidität.

## 17.3 Typische Fehler bei der Bemessung der Vorinvalidität

Erstaunlich oft lassen sich ärztliche Gutachter fehlleiten, wenn mehrere Unfälle zur Diskussion stehen. Deshalb zu dieser Frage ein eigenständiges Kapitel.

> Der Versicherte, 25 Jahre alt, erlitt am 02.03.2022 einen geschlossenen Oberschenkelschaftbruch rechts, der operativ stabilisiert wurde. Am 03.02.2024 erlitt er beim Fußballspiel einen Unterschenkelschaftbruch rechts, der ebenfalls operativ stabilisiert wurde.
> Am 15.08.2024 wurde der Versicherte gutachtlich untersucht. Der Gutachtenauftrag bezog sich auf den Unfall vom 02.03.2022, den Oberschenkelschaftbruch. *Der Gutachter argumentierte: „Da beide Frakturen das rechte Bein betrafen und es zu einer Vereinfachung führen würde, habe ich beide Unfälle heute begutachtet, da ich sowieso den Probanden untersuchen musste und das Röntgen ebenfalls stattfand. Ebenfalls waren die Beschwerden nicht eindeutig zu trennen." Der Gutchter fasste beide Unfälle zusammen und bemaß die Invalidität auf insgesamt 3/20 Beinwert.*

Das klingt gut, ist aber falsch. Das wohlgemeinte Zusammenfassen mehrerer Unfälle – innerhalb der Gliedertaxe die gleiche Gliedmaße betreffend oder außerhalb der Gliedertaxe z. B. die Wirbelsäule und den Hirnschädel betreffend – ist nicht selten. Das Argument der Arbeitsvereinfachung und der nicht eindeutig zu trennenden Beschwerden ist aber nicht ausreichend, um die Invalidität nach beiden Unfällen in einen Topf zu werfen. Dies widerspricht der zwischen den Parteien getroffenen Vereinbarung. Die Bemessung der Invalidität folgt festen Regeln, die nicht dadurch entfallen, dass mehrere Unfälle zur Regulierung anstehen. Beide Unfälle sind getrennt voneinander zu bemessen. Der Versicherte trägt die Beweislast für die unfallbedingte Invalidität. Für die Vorinvalidität trägt sie der Versicherer. Der erste Unfall (02.03.2022) begründet gegenüber dem zweiten Unfall (03.02.2024) eine Vorinvalidität, die zu berücksichtigen ist. Die Bemessung hat also beispielhaft wie folgt zu erfolgen:

- Erster Unfall (02.03.2022), Oberschenkelschaftbruch rechts; Invaliditätseintrittsfrist 02.08.2023: 2/20 Beinwert.
- Zweiter Unfall (03.02.2024) Unterschenkelschaftbruch rechts: 3/20 Beinwert, abzüglich Vorinvalidität.
- Die Vorinvalidität kann der Bemessung der unfallbedingten Invalidität nach dem ersten Unfall entsprechen. Diese kann sich aber auch bis zum 2. Unfall geändert haben. Sie kann sich zudem weiter ändern und zwar bis zu dem Zeitpunkt, zu dem die Invalidität nach dem 2. Unfall zu bemessen ist, das ist die Invaliditätseintrittsfrist nach dem 2. Unfall. Denn die Vorinvalidität folgt den gleichen Grundsätzen wie die unfallbedingte Invalidität.

Die 60-jährige, an einer Parkinson'schen Erkrankung leidende Versicherte stürzte, durch ihre Gangunsicherheit bedingt, am 22.01.2021 mit der Folge eines geschlossenen Oberarmschaftbruchs rechts. Dieser wurde konservativ behandelt. Ab 15.03.2021 war die Funktion des rechten Arms insoweit wiederhergestellt, als die Versicherte ihn im Rahmen der täglichen Hausarbeit belasten konnte. Am 15.08.2021 stürzte sie erneut. Ohne fassbare äußere Verletzungszeichen kam es erneut zu einem Bruch des rechten Oberarms.
*Der Gutachter vernachlässigte den Sturz am 15.08.2021 mit dem Argument, dass dieser „nicht geeignet war, einen Bruch eines gesunden Oberarms hervorzurufen". Bemessen wurde die Invalidität bezogen auf den ersten Unfall.*

Eine solche Verfahrensweise ist zwar praktisch. Sie mag auch auf das gleiche Ergebnis hinauslaufen, als wenn die Invalidität nach jedem Unfall einzeln bemessen wird. Sie ist aber dennoch nicht richtig. Dem Gutachter ist zwar darin zu folgen, dass die entscheidende Ursache für den Oberarmbruch rechts am 15.08.2021 der am 22.01.2021 erlittene konservativ behandelte Oberarmbruch war Dieser war offensichtlich noch nicht ausreichend stabil verheilt. Falsch ist aber das Argument, dass nur der „gesunde" Knochen versichert sei. Die Private Unfallversicherung folgt – im Gegensatz zur Gesetzlichen Unfallversicherung, für die die Relevanztheorie gilt – der Kausalitätstheorie der Adäquanz (BGH, Urteil vom 19.10.2016 – IV ZR 521/13). Auszugrenzen sind die Kausalverläufe, die ganz unwahrscheinlich sind. Rechtlich relevant sind Ursachen, die generell geeignet sind, den Erfolg herbei zu führen. Dass ein nicht vollständig stabil verheilter Knochenbruch bei einem weiteren Unfallereignis erneut bricht, fällt deshalb unter den Versicherungsschutz. Zu bemessen ist also die Invalidität nach dem Unfall vom 22.01.2021 und nach dem Unfall vom 15.08.2021. Abzuziehen ist von der Invalidität nach dem Unfall vom 15.08.2021 die Vorinvalidität, Folge des Unfalls vom 22.01.2021. Zu bemessen ist zudem die Mitwirkung (→ Kap. 18) der Folgen des Unfalls vom 22.01.2022 an der ErstGesundheitsschädigung des Unfalls vom 15.08.2021 und ihren Folgen. Die Parkinson'sche Erkrankung ist, soweit sie sich auf den rechten Arm auswirkte, möglicherweise ebenfalls als Vorinvalidität zu berücksichtigen. Die Gangunsicherheit als solche ist jedoch unbeachtlich, da die Private Unfallversicherung keine Mitwirkung am Unfallereignis kennt. Eine Mitwirkung an den Unfallfolgen ist demgegenüber auszuschließen, da es sich um ein eigenständiges, von den knöchernen Verletzungen unabhängiges, Krankheitsbild handelt.

## 17.3 Typische Fehler bei der Bemessung der Vorinvalidität

Der 16-jährige Versicherte erlitt am 13.04.2016 infolge eines Fehltritts beim Boxen eine Zusammenhangstrennung des vorderen Kreuzbandes, eine Zerrung des Innenbandes und eine Zusammenhangstrennung im Bereich des Innenmeniskus links. Am 27.07.2016 wurde das vordere Kreuzband durch einen Teil der Kniescheibensehne bandplastisch ersetzt. Am 03.10.2020 kam es durch einen Fehltritt beim Fußballspiel zu einer Zusammenhangstrennung des ersetzten vorderen Kreuzbandes links. Dieses wurde am 17.03.2021 durch einen Teil der Quadrizepssehne bandplastisch ersetzt. Die Funktionsbeeinträchtigung im Bereich des linken Beins als Folge des Unfalls vom 13.04.2016 wurde durch Gutachten vom 01.03.2018 mit 3/20 Beinwert bemessen. Befundet wurden im Bereich des linken Beins:

- Eine seitengleich ausgeprägte Muskulatur
- ein seitengleicher Kalksalzgehalt
- eine vordere Instabilität (vordere Schublade von 0.5 cm), wobei nicht überprüft wurde ob diese muskulär kompensierbar war
- eine Streckhemmung von 5°
- eine Beugehemmung von 25°
- Narben im Bereich des Kniegelenks

Die Funktionsbeeinträchtigung im Bereich des linken Beins als Folge des Unfalls vom 03.10.2020 wurde durch Gutachten vom 02.12.2022 auf 3/10 Beinwert bemessen, die Vorinvalidität auf 1/10 Beinwert und die Mitwirkung von Krankheiten und Gebrechen auf 10 %. Befundet wurden:

- Eine Muskelminderung links von im Schnitt 1 cm
- ein regelrechter Kalksalzgehalt
- seitengleiche Fußsohlenschwielen
- ein fester Bandapparat (Fehlen einer Instabilität)
- eine freie Beweglichkeit
- ein Teil der Narben im Bereich des Kniegelenks
- ein regelhaftes Stand- und Gangbild

Die Befunde am 02.12.2022 waren also annähernd regelhaft, jedenfalls deutlich besser als am 01.03.2018.

Verblieben war als Folge beider Unfälle, dass das vordere Kreuzband bandplastisch ersetzt war, eine Tatsache, die mit dem Zukunftsrisiko verbunden ist, dass dieser künstliche Bandersatz versagt. Dieses Risiko ist jedoch nur *möglich*. Es ist zum Ende des 3. Unfalljahrs nicht wahrscheinlich und ist deshalb nach dem Unfall vom 03.10.2020 zu vernachlässigen. Im Übrigen hatte der Behandlungserfolg nach dem Unfall vom 03.10.2020 die Folgen des Unfalls vom 13.04.2016 annähernd vollkommen kompensiert. Die Bemessung der Unfallfolgen nach dem Unfall vom 03.10.2020 ist wie folgt:

- Unfallbedingte Invalidität (maximal) 1/20 Beinwert
- Vorinvalidität 3/20 Beinwert
- Mitwirkung des bandplastischen Ersatzes des vorderen Kreuzbandes am 27.07.2016 50 %

Es verbleibt also nach dem Unfall vom 03.10.2020 allenfalls eine Kulanzleistung.

Die Versicherte, zum Zeitpunkt der gutachtlichen Untersuchung am 02.07.2020 61 Jahre alt, erlitt im Alter von 44 Jahren, im Jahr 2003, einen Sprunggelenksverrenkunsbruch links. Die dadurch bedingte Invalidität wurde im Gutachten vom 16.08.2006 mit 3/10 Beinwert bemessen. Am 24.03.2019 erlitt sie einen verschobenen Kniescheibenquerbruch links, der operativ stabilisiert wurde. Der Verlauf war kompliziert. Röntgen-Aufnahmen des linken Kniegelenks in 2 Ebenen – angefertigt am 10.09.2019 – brachten eine „Dehiszenz der Fragmente" zur Darstellung. Bei funktionell guter Streckung wurde eine Fortsetzung der konservativen Behandlung mittels Genutrain-Bandage durchgeführt. Am 31.10.2019 erlitt die Versicherte einen verschobenen Oberschenkelbruch links, der operativ stabilisiert wurde, der nach den Feststellungen im Gutachten vom 07.07.2020 zum Zeitpunkt der gutachtlichen Untersuchung 02.07.2020 knöchern noch nicht vollkommen durchbaut war.

- Der Auftrag an den ärztlichen Gutachter war die Bemessung der Invalidität durch den Unfall vom **24.03.2019**.

*Im Gutachten vom 07.07.2020 fand sich dazu folgende Begründung: „An der Minderung der Gebrauchsfähigkeit des linken Beins sind sowohl der Unterschenkelbruch aus dem Jahr 2003 als auch der Oberschenkelbruch aus dem Jahr 2019 und der Kniescheibenbruch, der zu begutachten ist, vom 24.03.2019 beteiligt. Falls der Unfall vom 24.03.2019 (Kniescheibenbruch) ein gesundes Bein getroffen hätte, wäre die Invalidität des linken Beins mit 1/20 einzuschätzen. Aus den Unterlagen geht hervor, dass aufgrund des Unfalls aus dem Jahre 2003 die Invalidität auf 3/10 eingeschätzt war. Da der Unfall sich am 24.03.2019 ereignet hat und im Oktober 2019 ein erneuter Unfall am linken Bein zu einem kniegelenknahem Oberschenkelbruch geführt hat, wäre vor Ablauf des 3. Unfalljahres eine Einschätzung der Gesamtinvalidität aufgrund der beiden Unfälle am linken Bein wie folgt zu empfehlen: Vor dem Unfall: 3/10; zur Zeit: 7/20 (subsumierende Bewertung); auf Dauer: Nicht absehbar."*

**Dieses Gutachten erfordert folgende kritische Anmerkungen:**

- *Unfallbedingte Invalidität*: Die Private Unfallversicherung kennt keine „subsumierende Bewertung" und keine „Gesamtinvalidität", wobei unterstellt wird, dass unter diesen Begriffen die zusammenfassende Bewertung von zwei oder drei Unfällen verstanden wird. Jeder Unfall ist getrennt zu bemessen, wobei der vorangegangene Unfall dahingehend zu überprüfen ist, ob er eine Vorinvalidität zum nachfolgenden ist. Ist er eine Vorinvalidität, ist zunächst die Invalidität unter Einschluss der Folgen aller Unfälle nach dem zweiten bzw. dritten Unfall, zu bemessen. Die Vorinvalidität ist jeweils in Abzug zu bringen. Irrelevant sind Unfallfolgen bezogen auf ein „gesundes Bein".
- *Vorinvalidität*: Diese entspricht nicht zwingend der Bemessung aus dem Jahr 2006. Denn Vorinvalidität ist der Befund, wie er vor dem Unfall am 24.03.2019, auf den sich der Gutachtenauftrag bezog, bestanden hat. Die Vorinvalidität am 24.03.2019 kann der Invalidität im Jahr 2006 entsprechen, muss es aber nicht.

Der 59-jährige, stark übergewichtige Versicherte (Körperlänge 168 cm, Körpergewicht 103 kg) trug am 01.03.2022 „ein sehr schweres Paket", als er stolperte. Sofort setzten „starke Rückenschmerzen" ein. Eine am 02.03.2022 durchgeführte computertomographische Untersuchung der Lendenwirbelsäule brachte eine „osteoporotische Sinterungs-/Berstungsfraktur des LWK 2 mit Keilwirbeldeformität bzw. Frakturausstrahlung in die Hinterfläche mit flachbogiger Protrusion ohne Spinalkanalstenose" zur Darstellung. Am 04.03.2022

## 17.3 Typische Fehler bei der Bemessung der Vorinvalidität

wurde eine kernspintomographische Untersuchung durchgeführt. Der 2. Lendenwirbelkörper kam um 50 % höhengemindert zur Darstellung. Die am 15.03.2022 durchgeführte Messung der Knochendichte (Osteodensitometrie) ergab einen T-Wert von −3,0 am 1. Lendenwirbelkörper, eine Osteoporose, die nachfolgend medikamentös behandelt wurde. In Bezug auf den Bruch des 2. Lendenwirbelkörpers wurde eine konservative Behandlung durchgeführt. Verordnet wurde das Tragen eines Korsetts.

„Ende 2022", das genaue Datum ist nicht benannt, stürzte der Versicherte. Am 15.02.2023 wurde eine kernspintomographische Untersuchung der Brustwirbelsäule durchgeführt, die eine „Kompressionsfraktur des 4. BWK" zur Darstellung brachte, die dem Sturz „Ende 2022" zugeordnet wurde. Der Versicherte hatte 9 Jahre zuvor einen Herzinfarkt erlitten. Er litt unter Bluthochdruck und einem leichten Asthma. Über eine dadurch gegebene Beeinträchtigung der Leistungsfähigkeit zum Zeitpunkt der beiden Unfälle fehlten Informationen. Dieser Frage wurde nicht nachgegangen. Mit nahezu gleicher Begründung wie im ersten Beispielfall dieses Kapitels auf Seite 215 – Beschwerden nicht eindeutig zu trennen, Vorliegen klinischer und bildgebender Befunde am Untersuchungstag – wurden beide Unfälle gleichzeitig beurteilt, obwohl sich der Auftrag nur auf den Unfall vom 01.03.2022, den ersten Unfall also, bezog.

Folgende Kritikpunkte sind gegeben:

- Die klinische Untersuchung berücksichtigte nicht die durch das Übergewicht gegebenen Bewegungseinschränkungen. Der Ausgangspunkt für die Bemessung der unfallbedingten Invalidität war also unzureichend ermittelt.
- Bemessen wurde die unfallbedingte Invalidität zwar getrennt für jeden Unfall. Berücksichtigt wurde in Bezug auf den ersten Unfall die Mitwirkung der verminderten Knochendichte, also alles soweit zutreffend.
- Nicht berücksichtigt und in Abzug gebracht wurde jedoch die Vorinvalidität. Diese ergibt sich einmal für beide Unfälle aufgrund der Vorgeschichte. Der durch Herzinfarkt und Bluthochdruck naheliegend gegebenen Leistungsminderung hätte bei Unfallfolgen außerhalb der Gliedertaxe nachgegangen werden müssen.
- Nicht berücksichtigt und in Abzug gebrachte wurden die Auswirkungen der Vorinvalidität durch Bruch des 2. Lendenwirbelkörpers in Bezug auf den Bruch des 4. Brustwirbelkörpers.

### 17.3.1 Zusammenfassung: Typische Fehler bei der Bemessung der Vorinvalidität

- Unfallfolgen, die gleiche Gliedmaße aber verschiedene Unfälle betreffend, sind getrennt zu beurteilen. Die Folgen des 1. Unfalls können zum 2. Unfall eine Vorinvalidität begründen, deren Höhe sich jedoch nicht nach der in der Vergangenheit erfolgten Bemessung, sondern nach den Befunden zum Bemessungszeitpunkt des neuen Unfalls richtet.
- Die Private Unfallversicherung folgt der Adäquanztheorie nicht der Relevanztheorie. Folgen eines 2. Unfalls, die gleiche Gliedmaße betreffend, sind auch dann isoliert zu bemessen, wenn diese wesentlich durch den 1. Unfall mitbedingt sind.
- Außerhalb der Gliedertaxe bestimmt sich die Vorinvalidität sowohl aufgrund von Leistungseinbußen durch Vorerkrankungen als auch durch Folgen vorangegangener Unfälle, vorausgesetzt diese betreffen nicht die Gliedertaxe.

# „Was passiert, wenn Unfallfolgen mit Krankheiten oder Gebrechen zusammentreffen?": Ziff. 3 AUB 2020

**18**

**Ziff. 3.1:** „*Wir leisten ausschließlich für Unfallfolgen.*
*Dies sind Gesundheitsschädigungen und ihre Folgen, die durch das Unfallereignis verursacht wurden. Wir leisten nicht für Krankheiten oder Gebrechen.*
**Ziff. 3.2:** *Treffen Unfallfolgen mit Krankheiten oder Gebrechen zusammen, gilt Folgendes*:
**Ziff. 3.2.1:** *Entsprechend dem Umfang, in dem Krankheiten oder Gebrechen an der Gesundheitsschädigung oder ihren Folgen mitgewirkt haben (Mitwirkungsanteil), mindert sich*

- *bei den Leistungsarten Invaliditätsleistung und Unfallrente der Prozentsatz des Invaliditätsgrads*
- *bei der Todesfallleistung und, soweit nicht etwas anderes bestimmt ist, bei den anderen Leistungsarten die Leistung selbst.*

**Ziff. 3.2.2:** *Beträgt der Mitwirkungsanteil weniger als 25 %, nehmen wir keine Minderung vor.*"

Ebensowenig wie für vorbestehende Beeinträchtigungen im Sinne einer Vorinvalidität ist der Unfallversicherer für die Mitwirkung unfallfremder Krankheiten oder Gebrechen an der unfallbedingten Erst gesundheitsschädigung und/oder deren Folgen leistungspflichtig. Im Gegensatz zur Vorinvalidität ist es nicht erforderlich, dass der Mitwirkungsanteil von Krankheiten oder Gebrechen zu abgrenzbaren messbaren gegenwärtigen Funktionseinbußen führt. Das ist nicht der Maßstab zur Bemessung/Schätzung der Mitwirkung. Der Mitwirkungsanteil von Krankheiten oder Gebrechen ist ein Kausalitätsproblem. Er ist gegenüber den die Invalidität mitverursachenden Folgen des Unfallereignisses abzugrenzen. Die Beweislast dafür, dass die Mitwirkung überhaupt beachtlich ist – ab 25 % –, und für deren Ausmaß liegt beim Unfallversicherer („Partialkausalität"). Ab den AUB 99 ist – entsprechend der Vorinvalidität – nicht mehr die Leistung, sondern der Prozentsatz des Invaliditätsgrades entsprechend der Mitwirkung von Krankheiten oder Gebrechen zu kürzen (kein gutachtliches Problem).

## 18.1 Die Mitwirkung von „Krankheiten oder Gebrechen"

### 18.1.1 „an der Gesundheitsschädigung":

- Zusammenhangstrennung des Meniskus bei vorzeitigen Texturstörungen oder Chondrokalzinose
- Zusammenhangstrennung der Achillessehne bei vorzeitigen Texturstörungen
- Knochenbruch bei Minderbelastbarkeit des Knochens infolge einliegenden Metalls, Kalksalzminderung, vorbestehender Knochenzyste, Knochentumor oder Osteoporose
- Verletzungsanfälligkeit – z. B. Verrenkungsneigung bei vorbestehenden, zwar bis zum Unfall klinisch stummen, Veränderungen (z. B. Kniescheibendysplasie)

### 18.1.2 „oder ihren *Folgen*"

- Unterschenkelamputation nach geringfügiger offener Zehenverletzung bei massiver Zuckerkrankheit (Diabetes mellitus)
- Schwere Einblutungen nach leichter Prellung infolge einer anlagebedingten Hämophilie (Bluterkrankheit) oder einer medikamentös herabgesetzten Blutgerinnung
- Chronische Infektion nach unfallbedingter Gesundheitsschädigung infolge Abwehrschwäche aufgrund von Milzverlust, langjähriger Kortisontherapie, Chemotherapie oder einer Autoimmunerkrankung
- Knochenbruch infolge Minderbelastbarkeit des Knochens durch Osteoporose oder Tumor (z. B. eine Zyste)
- Tod des Versicherten nach leichter Brustkorbprellung bei schwerster Herzinsuffizienz

### 18.1.3 Höhe der Mitwirkung

Bei der Schätzung der Höhe der Mitwirkung wird in der Praxis ausgegangen von einem

- geringgradigen Mitwirkungsfaktor: 25 bis 30 %
- mittelgradigen Mitwirkungsfaktor: 50 %
- hochgradigen Mitwirkungsfaktor: 75 bis 90 %

„Feinere" Abstufungen täuschen eine Genauigkeit der Schätzung vor, die naturgemäß nicht möglich ist. Bei der Annahme eines Mitwirkungsfaktors von mehr als 90 % muss sich der Gutachter die Frage stellen, ob das Unfallereignis überhaupt mitursächlich war oder ob die Krankheit bzw. das Gebrechen alleinige Ursache der Gesundheitsschädigung bzw. deren Folgen ist. Zu der Frage, in welchem Ausmaß eine Krankheit oder ein Gebrechen „an der Gesundheitsschädigung oder ihren Folgen", mitgewirkt hat, führt das OLG Düsseldorf (Urteil vom 18.01.1994 – 4 U 248/92) aus:

> *„In der Abwägung der beiden im Rechtssinne gleichwertigen Ursachen ist deshalb die Schwere des Unfalls einerseits und die Schwere des Vorschadens" – die Diktion ist falsch, die Unfallversicherung ist keine Schadensversicherung – „andererseits einzubeziehen. Reicht angesichts der Vorerkrankung eine geringe Unfallbeteiligung aus, so entfällt auf die Krankheit der überwiegende Anteil."*

### 18.1.4 „Krankheiten"

Was die AUB unter einer Krankheit verstehen, dazu der BGH (Urteil vom 19.10.2016 – IV ZR 521/14):

> *„Dabei ist zugrunde zu legen, dass eine Krankheit „...." dann vorliegt, wenn ein regelwidriger Körperzustand besteht, der ärztlicher Behandlung bedarf."*

Krankheit ist ein regelwidriger, objektiv vorhandener, d. h. vom Arzt feststellbarer Befund (Veränderung). Dabei kommt es nicht darauf an, ob der Versicherte Kenntnis von seiner Krankheit hat oder sich krank fühlt. Ebensowenig spielt es eine Rolle, ob die Krankheit zu erkennbaren Funktionseinbußen geführt hat oder ob sie zum Zeitpunkt des Unfallereignisses überhaupt schon manifest war. Ausschlaggebend für eine Leistungskürzung ist allein, ob eine Krankheit mit einem Anteil von mindestens 25 % an der durch das Unfallereignis hervorgerufenen Gesundheitsschädigung und/oder deren Folgen mitgewirkt hat.

> Die Versicherte leidet an einer schweren Osteoporose (Kalksalzminderung), die gesichert ist durch Röntgen-Aufnahmen, Knochendichtemessung (Osteodensitometrie, quantitavie Osteosonografie) und medikamentös behandelt wird. Die Versicherte besteigt eine Leiter, kommt ins Strauchein, springt aus ca. 1 m Höhe ab und erleidet einen Wirbelbruch.

Dies ist ein Fall der Mitwirkung einer Krankheit an der Erst-Gesundheitsschädigung. Der Mitwirkungsfaktor ist – in Abhängigkeit vom Ausmaß der Kalksalzminderung und der Sturzhöhe – auf bis zu 80 % zu schätzen.

### 18.1.5 „Gebrechen"

Was die AUB unter einem Gebrechen verstehen, dazu der BGH (Urteil vom 19.10.2016 – IV ZR 521/14):

> *„Unter einem Gebrechen ist ein dauernder abnormer Gesundheitszustand zu verstehen, der eine einwandfreie Ausübung normaler Körperfunktionen (teilweise) nicht mehr zulässt."*

> Die 15-jährige Versicherte, an einer Nussallergie leidend, verstarb an einem anaphylaktischen Schock, nachdem sie nusshaltige Schokolade gegessen hatte. Dies hatte zu einer heftigen allergischen Reaktion, zu einer starken Schwellung im Bereich der Atemwege und nachfolgend zu einem tödlichen Kreislaufzusammenbruch geführt (BGH, Urteil vom 23.10.2013 – IV ZR 98/12).

- Das **Instanzgericht**, das OLG München (Urteil vom 01.03.2012– 14 U 2523/11), hatte die Frage, ob eine Allergie ein Gebrechen ist, verneint.

  *„Alleine die allergische Reaktionsbereitschaft stellt keine Krankheit dar. Krankmachende Symptome treten nach der Sensibilisierung erst bei neuerlichem Kontakt mit dem für die individuelle Person relevanten Allergen auf. Solange der allergene Stoff vermieden wird, kann der allergische Versicherte also problemlos und uneingeschränkt ohne ärztliche Behandlung leben."*

- **Demgegenüber der BGH:**

  *„Allerdings wird eine lediglich erhöhte Empfänglichkeit für Krankheiten infolge individueller Körperdisposition solange nicht als Gebrechen bewertet, wie sie noch als innerhalb der medizinischen Norm liegend angesehen werden kann. Die Nahrungsmittel- und insbesondere Nussallergie des verunglückten Kindes lag aufgrund ihrer außergewöhnlichen individuellen Ausprägung in jedem Falle außerhalb jeder medizinischen Norm. Nach den Feststellungen des Berufungsgerichts litt das Kind an einer Veränderung des Immunsystems, in deren Folge bereits geringste Mengen an sich unschädlicher und verträglicher Nahrungsbestandteile, vor allem Nüsse, zu einer letztlich tödlichen anaphylaktischen Reaktion führen konnten und bei dem Unfallereignis auch führten. Nicht nur die Schwere der drohenden Symptome, sondern auch die besonders leichte Auslösbarkeit allergischer Reaktionen, etwa – wie das Berufungsgericht festgestellt hat – durch bloßen Hautkontakt mit geringsten Nussbestandteilen belegen, dass die Allergie des versicherten Kindes ungewöhnlich gefährlich war und deshalb unter keinen Umständen als noch innerhalb der medizinischen Norm liegend angesehen werden kann."*

  Aufgegriffen werden darf der Fall des 21-jährigen Versicherten, bei dem eine „Vorinvalidität außerhalb der Gliedertaxe" verneint wurde, der am 12.11.2002 in eine Schlägerei verwickelt wurde und eine Hodenverletzung rechts mit einem Funktionsverlust des rechten Hodens erlitt. Unfallfremd hatte der Versicherte infolge einer frühkindlichen Überbeweglichkeit des linken Hodens und einer dadurch indizierten operativen Fixierung einen Funktionsverlust des linken Hodens erlitten.

Der am 12.11.2002 vorbestehende funktionelle Hodenverlust war ein Gebrechen. Denn der linke Hoden konnte keine Samenfäden produzieren. Der Mitwirkungsfaktor des einseitigen Hodenverlustes an dem Verlust der Zeugungsfähigkeit des Versicherten ist auf 50 % zu schätzen. Ähnlich ist der Nierenverlust bei anlagebedingtem Vorhandensein nur einer Niere zu beurteilen.

## 18.2 Mitwirkung am *Eintritt* der „Gesundheitsschädigung"

Aufgegriffen werden darf der Fall des 36 Jahre alten Versicherten (→ Abschn. 17.1), der im Alter von 16 Jahren einen geschlossenen Oberschenkelschaftbruch links erlitten hatte, der mit einer Achsabweichung zur Ausheilung kam, die am 15.10.2021 operativ korrigiert wurde. Am 16.12.2021 – der Versicherte durfte zu diesem Zeitpunkt das linke Bein teilbelasten – rutschte er auf dem Gang zur Toilette aus und stürzte auf den linken Oberschenkel. Es kam zu einer Refraktur mit Metallbruch. Der Verletzungsbereich wurde erneut operativ stabilisiert.

Der Eintritt der unfallbedingten Gesundheitsschädigung war der 16.12.2021, das Datum also, an dem sich der Versicherte die „Refraktur" zugezogen hat. Es kommt darauf an, ob an der Entstehung dieser „Refraktur" eine Krankheit mitgewirkt hat. Dies ist zu bejahen. Das linke Bein war infolge der operativen Behandlung am 15.10.2021 deutlich minderbelastbar. Der Mitwirkungsanteil ist auf mindestens 30 % zu schätzen. Nicht zu belegen ist demgegenüber eine Mitwirkung an den „Folgen der Gesundheitsschädigung", also am Ausheilungsergebnis, der unfallbedingt verbliebenen Invalidität. Zwar spricht die ärztliche Erfahrung dafür, dass das Ausheilungsergebnis durch eine Refraktur verschlechtert wird, dass also das Funktionsdefizit deshalb größer wird, weil bereits zuvor Erkrankungen an gleicher Stelle vorlagen. Konkrete Anhaltspunkte für diese Annahme gibt es jedoch nicht. Beweisbelastet ist der Versicherer, der nicht in der Lage sein wird, diesen Beweis zu erbringen.

## 18.3 Mitwirkung an den *Folgen* der Gesundheitsschädigung

> Der Versicherte hatte sich durch den Tritt in eine Glasscherbe eine geringfügige offene Großzehenverletzung zugezogen. Aufgrund eines schlecht eingestellten Diabetes mellitus kam es zu einer Infektion, die chronisch wurde und auf den Knochen übergriff, so dass die Amputation der Großzehe erforderlich wurde.

Für die Zehenamputation war zwar auch die stattgehabte offene Verletzung mitursächlich. Die Infektion mit der Notwendigkeit der Zehenamputation war jedoch weit überwiegend der schlecht eingestellten Zuckerkrankheit (Diabetes mellitus) anzulasten. Durch die insulinpflichtige Zuckererkrankung bestanden im Bereich der unteren Gliedmaßen Gefäßveränderungen mit dadurch bedingten Durchblutungsstörungen, die Ernährungs- und Nervenversorgungsstörungen zur Folge hatten. Die stoffwechselbedingte diabetische Gefäßerkrankung (Makro- und insbesondere Mikroangiopathie) war überwiegend ursächlich für die Komplikation mit der Amputation der Großzehe. Unter Berücksichtigung der für die Stoffwechselerkrankung (Diabetes mellitus) typischen Komplikation und der Geringfügigkeit der Verletzung (Gesundheitsschädigung) wird der Mitwirkungsanteil der Krankheit, um den die Leistung aus dem Unfallversicherungsvertrag zu kürzen ist, eher hoch anzusetzen sein, mindestens mit 75 %.

> Der 58-jährige Versicherte, dessen Blutgerinnung durch die Einnahme von Marcumar wegen in der Vergangenheit abgelaufener Thrombosen zum Zeitpunkt des Unfalls einen Quickwert von 18 % (Normalwert 70–125 %) aufwies, erlitt unfallbedingt eine leichte Oberschenkelprellung rechts. Durch die herabgesetzte Blutgerinnung mitbedingt kam es zu einer massiven Einblutung in das rechte Kniegelenk.

Die medikamentös herabgesetzte Blutgerinnung ist nicht nur eine Vorinvalidität. Sie ist vor allem eine Krankheit. Die Mitwirkung der herabgesetzten Blutgerinnung (Krankheit) an den Unfallfolgen ist auf mindestens 50 % zu schätzen. Das rechte Kniegelenk war zunächst von der stattgehabten Prellung nicht direkt betroffen. Erst durch die massive Blutung wurde es in die Unfallfolgen einbezogen. Beide Ursachen (Oberschenkelprellung und Herabsetzung der Blutgerinnung) sind zumindest gleichwertig, wenn nicht gar der Blutungsneigung die überragende Bedeutung für die Unfallfolgen zukommt.

## 18.4 Mitwirkung am *Eintritt* der Gesundheitsschädigung *und ihren Folgen*

Der Versicherte erlitt am 27.01.2020 – zu diesem Zeitpunkt 46 Jahre alt – einen offenen Unterschenkelschaftbruch links. Der Versicherte machte dazu folgende Angaben: „Ich habe beim russischen Volkstanz Kasatschok das im Kniegelenk gebeugte Bein mit der Fußspitze aufgeschlagen und dabei ist mir der Unterschenkel gebrochen." Die noch am gleichen Tag angefertigten Röntgen-Aufnahme des linken Unterschenkels in 2 Ebenen ergaben einen Schienbeinschaftquerbruch im mittleren Drittel und einen kurzen Schrägbruch des Wadenbeins am Übergang vom kniegelenknahen zum mittleren Schaftdrittel mit Verschiebung und Achsabweichung.

Die Knochenstrukturen des Schienbeins waren – vorbestehend – einschließlich der Markhöhle nahezu vollständig sklerosiert (verhärtet) im Sinne eines hochgradig durchblutungsgestörten Markknochens. Die Durchblutungsstörung des Schienbeins war Folge einer nach einem Knochenbruch vor 30 Jahren entstandenen Knocheninfektion (Osteomyelitis), die dann zur Ruhe kam. Vor 9 Jahren, 2011, war es letztmalig zu einem Rezidiv gekommen. Dies war auch der Zeitpunkt, zu dem von der nahezu vollständigen Sklerosierung der Markhöhle auszugehen war. Erforderlich wurde 2011 ein operativer Eingriff mit Einlage einer Antibiotikakette. Danach war das linke Bein nach Angaben des Versicherten voll belastbar. Der am 27.01.2020 manifeste Bruch wurde durch einen äußeren Festhalter stabilisiert. Es kam jedoch zu einem erneuten Rezidiv der Knocheninfektion. Der linke Unterschenkel musste nach 1 ½ Jahren wegen einer akuten Sepsis amputiert werden.

Den Unfallzusammenhang zwischen der Belastung (äußeres Ereignis) des linken Beins am 27.01.2020 und dem Unterschenkelschaftbruch links akzeptiert, stellt sich die Frage nach einer Vorinvalidität infolge der bildgebend zur Darstellung kommenden schweren Sklerosierung. Eine Vorinvalidität wird der Versicherer, der insoweit beweisbelastet ist, jedoch unter Berücksichtigung der vollen Belastbarkeit des linken Beins während eines Zeitraums von 9 Jahren und der lange Jahre ausgeübten anspruchsvollen Sportart (Kasatschok-Tanz) vor dem 27.01.2020 nicht beweisen können (§ 286 ZPO). Es fehlen vorbestehende Funktionseinbußen. Es bleibt die Frage nach der Mitwirkung einer unfallfremden Krankheit an dem Unterschenkelschaftbruch am 27.01.2020 und seinen Folgen, der nachfolgenden Amputation des Unterschenkels. Ursächlich für den Unterschenkelschaftbruch am 27.01.2007 war neben dem Unfallereignis die Durchblutungsstörung des Knochens und die daraus resultierende herabgesetzte Festigkeit und „Elastizität" des linken Schienbeins. Den unfallfremden Ursachen kam der wesentliche Ursachenbeitrag für die Entstehung des Unterschenkelbruchs zu. Das Unfallereignis war der berühmte „Tropfen, der das Fass zum Überlaufen" gebracht hat. Denn der lasttragende Schienbeinknochen war zum Unfallzeitpunkt bereits langstreckig avital, spröde und bruchanfällig. Dieser unfallfremde Ursachenanteil („Umfang, in dem Krankheiten oder Gebrechen an der Gesundheitsschädigung mitgewirkt haben") ist auf 80 % zu schätzen. Die sich anschließende Behandlungskette mit der letztlich notwendigen Amputation des

## 18.4 Mitwirkung am *Eintritt* der Gesundheitsschädigung *und ihren Folgen* 227

Unterschenkels als Abschluss nach 1½-jährigem Erhaltungsversuch war – neben dem Knochenbruch durch zwei Faktoren wesentlich bedingt. Zum einen durch die schweren Durchblutungsstörungen des Knochens, zum anderen durch die wieder aufflammende, bis zu diesem Zeitpunkt klinisch zur Ruhe gekommene, vorbestehende chronische Osteomyelitis, die durch den Knochenbruch und die dadurch notwendige operative Stabilisierung wieder aktiviert wurde. Diese Mitwirkung „an den Folgen" der Gesundheitsschädigung ist auf mindestens 60 % zu schätzen, sodass sich als Ergebnis folgende Bemessung der unfallbedingten Invalidität ergibt:

- Unfallfolge: Verlust linken Beins bis unterhalb des Knies 50 %
- Abzüglich *Mitwirkungsfaktor* (80 %) an der „Erst"-Gesundheitsschädigung (80 % von 50 %) 10 %
- Abzüglich *Mitwirkungsfaktor* (60 %) an deren „Folgen" (60 % von 10 %) 4 %

Ursächlich für diese drastische Leistungskürzung auf 4 % der Versicherungssumme sind die krankheitsbedingten Faktoren, die sowohl die primäre Gesundheitsschädigung als auch deren Folgen maßgeblich negativ beeinflusst haben.

> Die 55-jährige Versicherte erlitt am 10.10.2021 eine gedeckte Schulterverrenkung rechts, als sie in ihrer Wohnung über eine Türschwelle stolperte und mit der rechten Schulter gegen einen Türstock stieß. Die Schulterverrenkung wurde primär geschlossen eingerenkt (reponiert). Der weitere konservative Behandlungsverlauf war störungsfrei.
> Auf den am 11.10.2006, also einen Tag nach dem Unfall, angefertigten kernspintomographischen Aufnahmen kamen neben frischen Verletzungszeichen unfallfremde, vorbestehende Veränderungen im Bereich der Rotatorenmanschette in Form einer Zusammenhangstrennung der Sehne des Ober- und Untergrätenmuskels (Supra- und Infraspinatussehne) mit Verschmächtigung (Atrophie) des Ober- und Untergrätenmuskels und Fetteinlagerungen in die Zwischenräume der atrophierten Muskulatur, vorzeitige Texturstörungen der Sehne des Unterschulterblattmuskels (M. subscapularis), ein Hochstand des Oberarmkopfes sowie umformende Veränderungen des Schultergelenkes zur Darstellung. Zu bemessen war die unfallbedingte Invalidität auf Dauer.
> Im Bereich der rechten Schulter fanden sich zum Ende des 3. Unfalljahres folgende Befunde:
> 
> - eine weitgehende konzentrische Bewegungseinschränkung des rechten Schultergelenks
> - eine Muskelverschmächtigung im Bereich des rechten Arms
> - eine sensible Restschädigung des rechten Achselnervs mit umschriebenen Gefühlsstörungen im Schulterbereich
> 
> Die Funktionsbeeinträchtigung des rechten Arms war zum Ende des 3. Unfalljahres und auf Dauer mit 4/10 zu bemessen.

Eine *Vorinvalidität* ließ sich nicht sichern. Es lagen keine Informationen vor, dass im Bereich des rechten Schultergelenks bereits vor dem Unfall am 10.10.2021 Funktionseinbußen manifest waren. Die vorbestehenden vorzeitigen Texturstörungen zeigten dies auch nicht zwangsläufig an. Zu bemessen war aber die *Mitwirkung* unfallfremder Veränderungen (Krankheiten) an der unfallbedingten Erstgesundheitsschädigung und an deren Folgen. Die *Mitwirkung* unfallfremder Krankheiten an der durch das zur Diskussion stehende Unfallereignis hervorgerufenen unfallbedingten *Erstgesundheitsschädigung* (gedeckte Schulterverrenkung) war mit 30 % zu bemessen. Die Stabilität des Schultergelenks war durch den Verlust der Sehnen der Ober- und Untergrätenmuskel herabgesetzt mit der Folge einer Teilverrenkungsstellung, eines sog. Hochstandes, des Oberarmkopfes in der Schulterpfanne. Der Oberarmkopf war durch die Sehnen der Rotatorenmanschette – die Sehnen der Ober- und Untergrätenmuskel sind ein wesentlicher Teil der Rotatorenmanschette – nicht mehr ausreichend in seiner anatomischen Lage im Schultergelenk fixiert. Durch den Verlust der beiden Sehnen war das Schultergelenk einer äußeren Krafteinwirkung gegenüber weniger widerstandsfähig mit der Gefahr einer Verrenkung, die sich am 10.10.2021 manifestierte. An den *Folgen der unfallbedingten Erstgesundheitsschädigung* haben die schweren unfallfremden vorzeitigen Texturstörungen in einer Größenordnung von 50 % mitgewirkt. Durch die schweren, kernspintomografisch gesicherten, unfallfremden Veränderungen (Krankheit) kam es zu einem schlechten funktionellen Ergebnis, da die bereits vorgeschädigten Strukturen die rein unfallbedingten Funktionseinbußen nicht kompensieren bzw. positiv beeinflussen konnten. Dadurch, dass der Oberarmkopf vollständig seine anatomische Lage in der Schulterpfanne verlassen hatte, waren weitere Bänder/Sehnen verletzt worden, die den Oberarmkopf fixierten. Die Verletzung dieser weiteren Strukturen führte im Zusammenhang mit dem Fehlen der Sehnen der Ober- und Untergrätenmuskel, die aufgrund des Alters des Versicherten und der verschleißbedingten Ursache der Veränderungen nicht mehr rekonstruiert werden konnten, zum Ausmaß der verbliebenen Funktionseinbußen. Es fragt sich, wie die Mitwirkung *insgesamt* zu bemessen ist. In der Mehrzahl der Fälle handelt es sich entweder um die eine oder um die andere Form der Mitwirkung. Im vorliegenden Fallbeispiel haben jedoch die beschriebenen krankhaften Veränderungen sowohl am Eintritt der Gesundheitsschädigung als auch am funktionellen Endzustand mitgewirkt. Deshalb ist der Invaliditätsgrad des Arms von 4/10 (Endzustand) zweifach zu kürzen, nämlich einmal um 30 % und ein zweites Mal um 50 %. Auf der Grundlage eines „Armwertes" von 70 % nach der Gliedertaxe (Musterbedingungen) ergibt sich folgende Invaliditätsleistung:

- Verlust oder Funktionsunfähigkeit eines Arms 70 %
- davon 4/10 = 28 %
- abzügl. 30 % wegen Mitwirkung am Eintritt der Gesundheitsschädigung 19,6 %
- abzügl. 50 % wegen Mitwirkung am funktionellen Endzustand 9,8 %

Die Invaliditätsleistung beträgt also 9,8 % der Versicherungssumme.

## 18.5 Mitwirkung *altersentsprechender Veränderungen*

> Altersentsprechende Veränderungen sind weder eine Krankheit noch ein Gebrechen. Eine Leistungskürzung mit der Begründung einer Mitwirkung (Ziff. 3 AUB 2020) erfolgt nicht.

## 18.5 Mitwirkung *altersentsprechender Veränderungen*

Die Abgrenzung von altersentsprechenden Veränderungen gegenüber vorzeitigen Veränderungen (Texturstörungen/Arthrosen/„Degeneration") ist ein häufiger Diskussionspunkt. Ein über die altersentsprechenden Veränderungen hinausgehender „Verschleiß" stellt stets eine Krankheit/Gebrechen im Sinne der AUB dar. Die nicht selten anzutreffende Formulierung „altersbedingte Degeneration" ist deshalb widersprüchlich und muss vom ärztlichen Gutachter vermieden werden.

OLG Celle, Urteil vom 20.08.2009 – 8 U 10/09:
Der über 60-jährige Versicherte – auf das Alter des Versicherten kann nur insofern rückgeschlossen werden, als es im Urteil heißt: „Im Alter von 60 bis 70 Jahren seien die Sehnen in diesem Bereich abgerieben und ausgedünnt" – fiel „zuerst auf die Schulter" und „habe dann instinktiv noch die Hand zu Hilfe genommen, um sich abzustützen." Der Versicherte suchte 2 Tage später den Arzt auf. Nach der Anfertigung von Röntgen-Aufnahmen, die „zwar keine frischen knöchernen Verletzungen, jedoch deutliche Verschleißerscheinungen des Schultereckgelenks mit knöchernen Kantenanbauten und einem Knochensporn am außenseitigen Schlüsselbeinende in Richtung Rotatorenmanschette" und „einen deutlichen Hochstand des Oberarmkopfes gegenüber der Schulterpfanne mit deutlicher Verschmälerung des subakromialen Raumes" zur Darstellung brachten, verordnete der Arzt „Physiotherapie" und „Medikamente". Am 4. Tag nach dem Sturz erfolgte eine sonographische Untersuchung, die befundet wurde: „Rotatorenmanschette mäßige Kaliberschwankung, anscheinend intakt, Gelenkerguss, Bizepssehne intakt." Die Behandlung wurde nach 2 Monaten abgeschlossen. Etwa 6 Monate nach dem Sturz, nachdem sich nach Angaben des Versicherten die „Beschwerden ständig steigerten", suchte der Versicherte erneut einen Arzt auf. Angefertigt wurde eine kernspintomographische Untersuchung, die eine „komplette Ruptur der Supra- und Infraspinatussehne", der Sehne des Ober- und Untergrätenmuskels, ergab sowie einen „Knochensporn am außenseitigen Schlüsselbeinende". Zeichen einer stattgehabten Verletzung kamen nicht zur Darstellung.

Der Beispielsfall betrifft strukturelle Veränderungen, die wiederholt Gegenstand von Rechtsstreitigkeiten sind (z. B.: BGH, Urteil vom 22.01.2020 – IV ZR 125/18; aus jüngster Zeit: LG Münster, Urteil vom 16.02.2023 – 115 O 81/22). Das OLG Celle bejahte die Kausalität zwischen dem Sturz und der Zusammenhangstrennung im Bereich der Rotatorenmanschette. Das ist der eigentliche Fehlgriff des Urteils. Richtig ist, dass die Rotatorenmanschette mit zunehmendem Alter vermehrt Veränderungen unterliegt. Dazu liegen zwar unterschiedliche Statistiken vor, die aber alle darin übereinstimmen, dass ab dem 50. Lebensjahr mit zunehmenden Veränderungen (Texturstörungen) der Rotatorenmanschette zu rechnen ist, die ab dem 80. Lebensjahr annähernd jeden betreffen. Die Gründe liegen in einer anlagebedingten mangelhaften (schlechten) Durchblutung verbunden mit der mechanischen Belastung. Die Rotatorenmanschette durchläuft den engen Raum unter dem knöchern-bindegewebigen Schulterdach und unterliegt dort einer Art Hobelmechanismus. Veränderungen der Rotatorenmanschette müssen aber nicht mit Funktionseinbußen oder Beschwerden verbunden sein. Auch ausgeprägte Veränderungen der Rotatorenmanschette verlaufen in den meisten Fällen klinisch stumm, weil diese Sehnen funktionell von eher geringer Bedeutung sind. Die Sehnen der Rotatorenmanschette haben vor allem eine gelenksichernde Funktion. Sie zentrieren den Oberarmkopf in der Schulterpfanne. Kommt also nativröntgenologisch nach einem Sturz ein Oberarmkopfhochstand zur Darstellung, ist dies ein sicheres Zeichen für einen vorbestehenden Rotatorenmanschettenschaden. Denn das Höhertreten des Oberarmkopfes aufgrund der Veränderungen der Rotatorenmanschette benötigt einen längeren Zeitraum und tritt nicht ad hoc auf. Die Sehnen der Rotatorenmanschette haben – nachgeordnet vor allem dem vorangig beteiligten Deltamuskel – aber auch eine Bewegungsfunktion. Der Obergrätenmuskel (M. supraspinatus) ist an der Seitwärtshebung des Arms beteiligt, der Untergrätenmuskel (M. infraspinatus) und der kleine Rundmuskel (M. teres minor) an der Außendrehung des Arms, der Unterschulterblattmuskel (M. subscapularus) an der Innendrehung. Steht also eine Bewegung/Belastung zur Diskussion, an der der veränderte Muskel nicht beteiligt war, kann auch die ihm zugeordnete Sehne nicht gefährdet gewesen sein.

- Ausgehend vom Urteil des OLG ist bereits der **zeitliche Zusammenhang** zwischen Unfallereignis und Funktionseinbußen nicht gegeben. Denn eine Verletzung der Rotatorenmanschette führt sofort zu deutlichen Funktionseinbußen (drop arm) und Beschwerden, sodass der Arzt sofort aufgesucht wird.
- Eine Verletzung (Gesundheitsschädigung) durch *direkte* Krafteinwirkung – fiel „zuerst auf die Schulter" – ist mangels **äußerer Verletzungszeichen** auszuschließen. Es ist auszuschließen, dass nachgelagerte Strukturen durch eine äußere Krafteinwirkung verletzt werden, wenn vorgelagerte Strukturen (Haut/Ungerhaut) keine Zeichen einer stattgehabten direkten Krafteinwirkung zeigen.
- Eine Verletzung durch *indirekte* Krafteinwirkung, durch das Abstützen mit der Hand, war deshalb **fernliegend, weil die Muskeln, deren Sehnen in ihrem Zusammenhang getrennt waren** – Sehnen des Ober- und Untergrätenmuskels –, **unterschiedliche Bewegungsfunktionen haben.** Das Abstützen mit der Hand erklärt keine Gefährdung/Verletzung beider Sehnen. Die Kausalität des Sturzes für die Veränderungen der Rotatorenmanschette war also zu verneinen.
- Die kernspintomografische Untersuchung ist aufgrund des zeitlichen Abstands zu dem zur Diskussion stehenden Sturz – nach ca. 6 Monaten – im vorliegenden Fall kein Unterscheidungskriterium. Kommen kernspintomografisch bis zu 3 Monate nach einem Ereignis keinerlei Ödeme (Wassereinlagerungen) zur Darstellung, kann eine Krafteinwirkung auf die Schulter und damit eine Verletzung der Schulter ausgeschlossen werden.

In Einzelfällen kommt es jedoch trotz fehlender Verletzungszeichen zu anhaltenden Beschwerden, sei es nach einem Sturz auf die Schulter, auf die ausgestreckten Hand oder dem Anheben einer Last. Es stellt sich die Frage, ob dann dem Ereignis, das die Beschwerden auslöst hat, die entscheidende Rolle zugewiesen werden kann.

> Ist ein Ereignis, das keinerlei Verletzungszeichen verursacht, ein Unfallereignis? Hier scheiden sich die Geister. Die Frage ist zu verneinen. Die unfallbedingte strukturelle Gesundheitsschädigung ist zwingende Voraussetzung für die Invalidität. Diese muss gesichert werden. Erklären lassen sich derartige – nicht seltene – Verläufe durch eine durch den Sturz bedingte physiologische Bewegung und durch das Kausalitätsbefürfnis des Menschen – nicht jedoch durch ein Unfallereignis.

## 18.5 Mitwirkung *altersentsprechender Veränderungen*

Das OLG Celle löste den Fall über die „altersentsprechende" „Vorschädigung", von der auch im benannten Urteil des BGH die Rede ist, die es mit 80 % beziffert hat, die jedoch irrelevant sei. Das Wort „Vorschädigung" zeigt einen Schaden an. Die Private Unfallversicherung ist keine Schadenversicherung. Offensichtlich nicht gemeint ist eine Vorinvalidität. Denn diese verlangt vorbestehende Funktionseinbußen, die nicht gesichert wurden und naheliegend auch nicht vorlagen. Gemeint ist die Mitwirkung von „Krankheiten oder Gebrechen an der Gesundheitsschädigung oder ihren Folgen", der Mitwirkungsanteil (Ziff. 3 AUB 2020).

> Zitiert werden darf der BGH: *„Eine Krankheit in diesem Sinne liegt vor, wenn ein regelwidriger Körperzustand besteht, der ärztlicher Behandlung bedarf, während unter einem Gebrechen ein dauernder abnormer Gesundheitszustand zu verstehen ist, der eine einwandfreie Ausübung normaler Körperfunktionen (teilweise) nicht mehr zulässt. Demgegenüber sind Zustände, die noch im Rahmen der medizinischen Norm liegen, selbst dann keine Gebrechen, wenn sie eine gewisse Disposition für Gesundheitsstörungen bedeuten."*

Liegen Veränderungen der Rotatorenmanschette eines 60- bis 70-Jährigen noch „im Rahmen der medizinischen Norm" und sind sie „eine gewisse Disposotion für Gesundheitsstörungen"? Die Fragen dürften unter Berücksichtigung der statistischen Erkenntnisse zu bejahen sein. Dennoch müssen anhaltende Beschwerden und Funktionseinbußen nach einem Sturz nicht durch den Sturz verursacht sein. **Die Frage, ob anhaltende Beschwerden durch Veränderungen der Rotatorenmanschette nach einem Sturz ohne jedes Verletzungszeichen dennoch dem Sturz zugerechnet werden können, entscheidet sich bei der Beantwortung der Kausalität. Die Diskussion der Mitwirkung von Gebrechen führt in die Irre.**

> **Hinweis**
> Mit der These, dass eine „Vorschädigung mit 80 %" altersentsprechend sei, steht nicht in Übereinstimmung, dass Läsionen der Rotatorenmanschette im September 2021 zu einer „Wie"-Berufskrankheit wurden. Sie werden bei der nächsten Änderung der Berufskrankheitsverordnung zu einer Listen-Berufskrankheit. Unterstellt wird, dass sie durch „besondere Einwirkungen" verursacht werden, also keine Volkskrankheit sind.
> § 9 (1) Satz 2 SGB VII
> „Die Bundesregierung wird ermächtigt, in der Rechtsverordnung solche Krankheiten als Berufskrankheiten zu bezeichnen, die nach den Erkenntnissen der medizinischen Wissenschaft durch besondere Einwirkungen verursacht sind, denen bestimmte Personengruppen durch ihre versicherte Tätigkeit in erheblich höherem Grade als die übrige Bevölkerung ausgesetzt sind."

## 18.6 Zusammenfassung: „Was passiert, wenn Unfallfolgen mit Krankheiten oder Gebrechen zusammentreffen?"

- **Krankheit**: Mitwirkung einer Osteoporose an einem unfallbedingten Wirbelbruch: Mitwirkung bis zu 80 %.
- **Gebrechen**: Mitwirkung einer Allergie an den Unfallfolgen, die über eine „Empfänglichkeit für Krankheiten" hinaus geht und außerhalb „der medizinischen Norm" liegt.
- **Gebrechen**: Mitwirkung des vorbestehenden Funktionsverlusts eines Hodens (oder einer Niere) bei unfallbedingtem Funktionsverlust des paarigen Organs: Mitwirkungsfaktor 50 %.
- **Mitwirkung am Eintritt der Gesundheitsschädigung**: Unfallbedingte Refraktur bei Teilbelastbarkeit des betroffenen Beins: Mitwirkungsfaktor 30 %.
- **Mitwirkung an den Folgen der Gesundheitsschädigung**: Schnittverletzung bei Diabetes mellitus: Mitwirkungsfaktor bis zu 80 %.
- **Mitwirkung an den Folgen der Gesundheitsschädigung**: Oberschenkelprellung, Einblutung in das Kniegelenk infolge medikamentös herabgesetzter Blutgerinnung: Mitwirkungsfaktor bis zu 80 %.
- **Mitwirkung am Eintritt der Gesundheitsschädigung und ihren Folgen**: Minderbelastbarkeit des Beins infolge nach Vorunfall abgelaufener Osteomyelitis, unfallbedingter Knochenbruch, Aufflackern der Osteomyelitis, Verlust des Beins im Unterschenkel. Leistungskürzung infolge der krankheitsbedingten Faktoren bis auf 4 % der Versicherungssumme.
- **Mitwirkung am Eintritt der Gesundheitsschädigung und ihren Folgen**: Schulterverrenkung bei einer 55-Jährigen bei schweren vorzeitigen Veränderungen im Bereich des Schultergelenks.
- **Mitwirkung „altersbedingter" Veränderungen**: Liegt der Mitwirkungsfaktor unfallfremder „altersbedingter" Veränderungen bei 80 % stellt sich – in Abhängigkeit vom dem Schadensbild – die ernsthafte Frage nach dem Unfallzusammenhang.

# „Was ist nicht versichert?": Ziff. 5 AUB 2020

Zu den in Ziff. 5 AUB 2020 enthaltenen Ausschlüssen vom Versicherungsschutz werden nur die Ziffern diskutiert, die von besonderer Bedeutung für Unfallchirurgen/Orthopäden sind.

## 19.1 „Ausgeschlossene Unfälle": Ziff. 5.1 AUB 2020

*„Kein Versicherungsschutz besteht für folgende Unfälle:*
*5.1.1 Unfälle der versicherten Person durch Bewusstseinsstörungen sowie durch Schlaganfälle, epileptische Anfälle oder andere Krampfanfälle, die den ganzen Körper der versicherten Person ergreifen.*

*Eine Bewusstseinsstörung liegt vor, wenn die versicherte Person in ihrer Aufnahme- und Reaktionsfähigkeit so beeinträchtigt ist, dass sie den Anforderungen der konkreten Gefahrenlage nicht mehr gewachsen ist.*

*Ursachen für die Bewusstseinsstörung können sein:*

- *eine gesundheitliche Beeinträchtigung,*
- *die Einnahme von Medikamenten,*
- *Alkoholkonsum,*
- *Konsum von Drogen oder sonstigen Mitteln, die das Bewusstsein beeinträchtigen.*

*Ausnahme:*
*Die Bewusstseinsstörung oder der Anfall wurde durch ein Unfallereignis nach Ziffer 1.3 verursacht, für das nach diesem Vertrag Versicherungsschutz besteht. In diesen Fällen gilt der Ausschluss nicht."*

Vom Versicherungsschutz ausgeschlossen sind Risiken, die über das normale Unfallrisiko hinausgehen, weil die versicherte Person auf Grund eines vorbestehenden Zustands sie entweder nicht erkennt oder nicht in der Lage ist, richtig zu reagieren.

- Ein Rückgriff bei der Auslegung der Ziff. 5 AUB 2020 auf ähnlich lautende Bestimmungen des Bürgerlichen Gesetzbuchs ist nicht möglich, da die Zielrichtung

eine völlig andere ist. Während sich das BGB mit zivilrechtlicher Verantwortlichkeit befasst, geht es in Ziff. 5 AUB darum, ein objektiv gesteigertes Unfallrisiko – unabhängig von einem irgendwie gearteten Verschulden oder der Verantwortung für einen Zustand/Verhalten – vom Versicherungsschutz auszuschließen.
- Die Beweislast – Vollbeweis § 286 ZPO – für das Vorliegen eines Ausschlusstatbestandes trägt die Versicherung. Das gleiche gilt für den Kausalzusammenhang des entsprechenden Risikos mit dem Unfall. Hier kommen der Versicherung jedoch Beweiserleichterungen (Anscheinsbeweis) zu Hilfe. Will die versicherte Person diesen Anscheinsbeweis durch mögliche andere Ursachenzusammenhänge entkräften, trägt sie wiederum die Beweislast.

Von den in Ziff. 5.1.1 aufgeführten Ausschlusstatbeständen werden nur zwei erörtert, da in Bezug auf „die Einnahme von Medikamenten" und den „Konsum von Drogen oder sonstigen Mitteln, die das Bewusstsein beeinträchtigen" spezielle Kenntnisse zu deren Auswirkungen erforderlich sind, die im Rahmen dieses Buches nicht vermittelt werden können.

### 19.1.1 „Bewusstseinsstörung" infolge „gesundheitlicher Beeinträchtigung"

Der Versicherte, Kläger, geriet mit seinem Fahrzeug auf die Gegenfahrbahn und kollidierte mit zwei entgegenkommenden Fahrzeugen. Der Kläger erlitt bei dem Verkehrsunfall einen offenen Ellenbogenverrenkungsbruch links mit Zertrümmerung des Ellenhakens (Olecranon), eine Kopfplatzwunde und Prellungen. Seit dem Unfall ist die Beweglichkeit seines linken Ellenbogens eingeschränkt. Der Versicherer verweigerte Versicherungsleistungen. „Eine Bewusstseinsstörung habe beim Kläger vorgelegen und zu dem Unfall geführt. Denn der vom Kläger als „schwarz vor Augen werden" beschriebene Zustand sei krankhafter Natur gewesen."
Dazu der BGH, Urteil vom 17.05.2000 – IV ZR 113/99:
*„Der – auch dem verständigen Versicherungsnehmer erkennbare – Sinn der Ausschlussklausel liegt darin, vom Versicherungsschutz solche Unfälle auszunehmen, die sich als Folge einer schon vor dem Unfall vorhandenen – gefahrerhöhenden – gesundheitlichen Beeinträchtigung beim Versicherten darstellen. Dabei muss diese Beeinträchtigung so beschaffen sein, dass sie eine den Unfall vermeidende Reaktion des Versicherten nicht zulässt".*
*„Eine Bewusstseinsstörung im Sinne der Klausel setzt danach nicht den Eintritt völliger Bewusstlosigkeit voraus, es genügen vielmehr solche gesundheitlichen Beeinträchtigungen der Aufnahme- und Reaktionsfähigkeit des Versicherten, die die gebotene und erforderliche Reaktion auf die vorhandene Gefahrenlage nicht mehr zulassen, die also den Versicherten außerstande setzen, den Sicherheitsanforderungen seiner Umwelt zu genügen." „Eine solche Störung liegt mithin dann vor, wenn die dem Versicherten bei normaler Verfassung innewohnende Fähigkeit, Sinneseindrücke schnell und genau zu erfassen, sie geistig zu verarbeiten und auf sie angemessen zu reagieren, ernstlich beeinträchtigt ist".* Der Rechtsstreit wurde an das Instanzgericht zurückverwiesen zur Überprüfung der Bewusstseinsstörung und deren Kausalität für den Unfall.

Unter einer Bewusstseinsstörung ist eine Störung einer der Vitalfunktionen, der Hirnfunktion, zu verstehen. Wenn ein „schwarz vor Augen werden" dazu führt, dass das Fahrzeug dadurch nicht mehr beherrscht wird und in den Gegenverkehr gerät, kann – im Vollbeweis (§ 286 ZPO) – von einer „Bewusstseinsstörung", auch wenn sie kurz war, ausgegangen werden. In der Mehrzahl der Fälle ist ursächlich eine Minderdurchblutung des Hirns infolge von Herz-Kreislauferkrankungen. Für den Kausalzusammenhang mit dem Unfall (§ 286 ZPO), den ebenfalls die Versicherung zu beweisen hat, spricht dann der erste Anschein. **Als Krankheiten, die zu Bewusstseinsstörungen führen können, kommen in erster Linie Herz-Kreislaufstörungen in Betracht, sog. Synkopen, wobei es für die Beweisführung – die Beweislast liegt beim Versicherer – nicht ausreicht, dass eine Krankheitsdisposition besteht. Der Bewusstseinsverlust muss also konkret bewiesen werden. Es reicht also nicht aus, dass ein Krankheitsbild aufgezeigt wird, das mit Synkopen verbunden sein kann.**

> OLG Hamm, Urteil vom 14.05.2008 – 20 U 148/07:
> „In der Nacht auf den 11.07.2005 ging der Kläger nach dem Genuss von etwas Alkohol gegen 1.00 Uhr zu Bett. Das Schlafzimmer des Klägers liegt im 1. Stockwerk des Hauses und wird von ihm allein benutzt. Das Fenster des Schlafzimmers war geöffnet. Es hat eine Brüstungshöhe von 82,5 cm. Im Verlauf der Nacht stürzte der Kläger aus dem Schlafzimmer."

Nochmals zur Verteilung der Darlegungs- und Beweislast: Die Beweislast für den Ausschlusstatbestand, die Bewusstseinsstörung, liegt bei der Versicherung. Der Versicherte hat aber insofern mitzuwirken, als er Gründe darzulegen hat (sekundäre Darlegungslast), warum er – bei vollem Bewusstsein und Reaktionsvermögen – aus dem Fenster gestürzt ist. Ist er z. B. auf einen Hocker gestiegen, um eine Mücke zu töten und ist dann unglücklich zu Fall gekommen.

> *„Macht der Versicherungsnehmer keine näheren Angaben und bleibt als plausible Erklärung für den Unfall nur eine Geistes- oder Bewusstseinsstörung, so ist diese als Unfallursache anzusehen."*

Typische Symptome einer Bewusstseinsstörung sind Wegfall bzw. deutliche Verlangsamung des Reaktionsvermögens, eine Störung der Tiefenwahrnehmung, wenn die Verarbeitung der Sinneseindrücke im Gehirn nicht richtig von statten geht, Gleichgewichtsstörungen, Herabsetzung des Koordinationsvermögens, Wegfall normaler Hemmungen. Zu den pathologischen Zuständen, die eine Bewusstseinsstörung im Sinne der Versicherungsbedingungen verursachen können, zählt auch der *Somnabulismus*, das Schlafwandeln (LG Paderborn, Urteil vom 10.09.1992 – 5 S 165/92), das auch im o. g. Beispielsfall (OLG Hamm) zur Diskussion stand.

## 19.1.2 Übermüdung/Sekundenschlaf

> OLG Zweibrücken, Urteil vom 25.06.2015 – 1 U 107/12:
> Dem Urteil lag folgender Sachverhalt zugrunde: „Der Fahrer fiel mir das 1. Mal auf …, da er extrem langsam und nie geradeaus fuhr. Die Straße verläuft gerade, doch der Fahrer fuhr immer entweder Richtung Mittel- bzw. Randstreifen und musste ständig korrigieren. Es ging auch über die Linien hinaus. Auf der … bog er auf die Schnellstraße Richtung … ab. Ein Stopp-Schild überfuhr er einfach und geriet auf einer vierspurigen Straße komplett in den Gegenverkehr, was knapp an einem Unfall vorbeiging. Dann fuhr er unbeirrt weiter und ich

> dachte, er hätte sich gefangen. Nach ca. 2 km verriss er jedoch wieder das Lenkrad und krachte seitlich in die linke Fahrbahnbegrenzung (Leitplanke Mittelleitplanke d. vierspurigen Straße). Ohne zu bremsen fuhr er weiter. Nach weiteren 300 m beschleunigte das Fahrzeug und fuhr ungebremst die Böschung rechts hinab. Dabei überschlug sich das Fahrzeug."

Vorliegend ging das OLG Zweibrücken als Ursache des Unfalls von einer Übermüdung, von einem wiederholt auftretenden Sekundenschlaf, unterbrochen durch Phasen der Wachheit, aus. **Die Übermüdung zählt jedoch nicht zu den Bewusstseinsstörungen,** obwohl, wie vorstehend sehr plastisch geschildert, eine Teilnahme am Straßenverkehr hoch problematisch ist. Die Übermüdung ist jedoch nicht mit einer Störung der Hirnfunktion verbunden oder mit einer sonstigen Beeinträchtigung der Vitalfunktion. Die Übermüdung ist ein physiologischer Zustand.

*"Zutreffend hat die Erstrichterin ausgeführt, dass eine Bewusstseinsstörung im Sinne dieser Bestimmung vorliegt, wenn gesundheitliche Beeinträchtigungen der Aufnahme- und Reaktionsfähigkeit des Versicherten dessen gebotene und erforderliche Reaktion auf die vorhandene Gefahrenlage nicht mehr zulassen. Die Klausel erfasst indes nur krankhafte oder unnatürliche Beeinträchtigungen der Sinnestätigkeit des Versicherten, nicht dagegen solche, die z. B. auf natürlicher Übermüdung beruhen."*

### 19.1.3 Bewusstseinsstörung durch „Alkoholkonsum"

Feste Grenzwerte, ab deren Vorliegen eine Bewusstseinsstörung durch Alkoholkonsum unwiderlegbar unterstellt wird, sind:

- 1,1 ‰ für Autofahrer (BGH, Urteil vom 25.09.2002 – IV ZR 212/01)
- 1,6 ‰ für Radfahrer (OLG Karlsruhe, Urteil vom 28.07.1997 – 2 Ss 89/97)
- 2,0 ‰ für Fußgänger (OLG Hamm, Urteil vom 20.09.2017 – 20 U 122/17)

Unterhalb dieser Werte kommt es darauf an, ob das Fehlverhalten der versicherten Person auf eine alkoholbedingte Bewusstseinsstörung rückschließen lässt.

> OLG Köln, Urteil vom 28.09.2012 – 20 U 107/12:
> Die verunfallte Klägerin überquerte bei Dunkelheit eine Straße, obwohl sich, was die Klägerin nicht erkannte, ein Auto in kurzer Entfernung nahte, das die Klägerin erfasste. Die Klägerin hatte nach dem Unfall eine Blutalkoholkonzentration von 1,92 ‰. Sie berief sich auf einen Sturztrunk unmittelbar vor dem Unfall, so dass zum Unfallzeitpunkt ihr Blutalkoholgehalt deutlich niedriger gelegen habe, also deutlich unter dem Grenzwert von 2,0 ‰ für Fußgänger. Sie bestritt außerdem einen Ursachenzusammenhang zwischen alkoholbedingter Bewusstseinsstörung und Unfall. Die Lichtverhältnisse seien außerordentlich schlecht gewesen, so dass die Entfernung des Autos nicht zu erkennen gewesen sei. *Das OLG Köln ging von einer alkoholbedingten Bewusstseinsstörung aus „im Hinblick auf zugrunde zulegende Blutalkoholkonzentration und unter Berücksichtigung des zum Unfall führenden groben Fehlverhaltens der Klägerin". „Verteidigt sich der Versicherungsnehmer gegen eine Ablehnung der Leistungspflicht wegen alkoholbedingter Bewusstseinsstörung mit der Behauptung, der festgestellte Blutalkoholwert beruhe auf einem Nachtrunk, so ist er dafür beweispflichtig. Dies folgt aus dem allgemeinen Grundsatz, dass derjenige, der trotz festgestellter absoluter Fahruntüchtigkeit das Vorliegen eines Leistungsausschlusses bestreitet, dies auch zu beweisen hat." Zur Unfallkausalität führte das OLG aus: „Zwar mag*

*es sein, dass es angesichts von Dunkelheit und Nässe auch für einen nüchternen Verkehrsteilnehmer schwierig gewesen wäre, die Entfernung und Geschwindigkeit des herannahenden Fahrzeugs richtig einzuschätzen. Ein nüchterner Verkehrsteilnehmer hätte aber, wenn ihm diese Einschätzung Schwierigkeiten bereitet hätte, von einem Überqueren der Fahrbahn abgesehen."*

### 19.1.4 Zusammenfassung: „Ausgeschlossene Unfälle", „Bewusstseinsstörung"

- Bewusstseinsstörung infolge „schwarz vor Augen werden": Die Beweislast für eine Bewusstseinsstörung trifft den Versicherer. Es reicht nicht der Beweis einer entsprechenden Krankheitsdisposition. Der Versicherer hat auch deren Unfallzusammenhang zu beweisen.
- Den Versicherungsnehmer trifft jedoch die sekundäre Darlegungslast. Er muss also mögliche Gründe aufzeigen, warum – ohne Bewusstseinstörung – es zu dem Unfall gekommen ist.
- Übermüdung ist keine Bewusstseinsstörung.
- Bewusstseinsstörung durch Alkoholkonsum: Ab bestimmten – unterschiedlichen – Promillegrenzen für Autofahrer, Radfahrer und Fußgänger wird eine Bewusstseinsstörung unwiderleglich unterstellt. Zu beweisen ist dann deren Unfallzusammenhang. Ist der entsprechende Grenzwert nicht erreicht, ist entscheidend der Unfallhergang. Beruft sich der Versicherte auf einen Nachtrunk oder Sturztrunk, bestreitet er also die absolute Fahruntüchtigkeit aufgrund individueller Besonderheiten, trägt er dafür die Beweislast.

## 19.2 „Ausgeschlossene Gesundheitsschäden": Ziff. 5.2 AUB 2020

*„Kein Versicherungsschutz besteht außerdem für folgende Gesundheitsschäden:*
*5.2.1 Schäden an Bandscheiben sowie Blutungen aus inneren Organen und Gehirnblutungen.*
*Ausnahme:*

- *Ein Unfallereignis nach Ziff. 1.3 hat diese Gesundheitsschäden überwiegend (das heißt zu mehr als 50 %) verursacht, und*
- *für dieses Unfallereignis besteht Versicherungsschutz nach diesem Vertrag."*

### 19.2.1 „Schäden an Bandscheiben"

Die Abgrenzung von unfallbedingten gegenüber allein anlagebedingten Bandscheibenschäden ist mit Hilfe einer ereignisnah durchgeführten kernspintomografischer Untersuchung sicher möglich. Fehlen jegliche Begleitverletzungen und Ödeme, lässt sich eine Verursachung durch Krafteinwirkung nicht begründen. Die „Trias von adäquatem Trauma, vorheriger Beschwerdefreiheit und sofortigem Einsetzen der Beschwerden nach dem Ereignis" (BGH, Urteil vom 28.01.2009 – IV ZR 6/08), die über lange Jahre die Begutachtung geprägt hat, ist deutlich veraltet. Der Unfallzusammenhang von „Schäden an Bandscheiben" ist unproblematisch. Die Beweislast (§ 286 ZPO) für einen Bandscheibenschaden als Ursache liegt beim Versicherer. Er hat den Ausschlusstatbestand zu beweisen. Der Versicherungsnehmer hat die Tatsachen zu beweisen, die zum Wiedereinschluss des Bandscheibenschadens führen, also den Ursachenbeitrag eines Unfallereignisses für den Bandscheibenschaden zu mehr als 50 %.

> LG Nürnberg-Fürth, Urteil vom 22.10.2021 – 8 O 98/19:
> „Am 16.01.2017 stürzte der Kläger in seinem Wohnanwesen auf der Treppe und wurde durch einen Notarzt in das Klinikum … eingewiesen. Dort wurden mehrere Untersuchungen mittels Magnetresonanztomografie (MRT) durchgeführt, bei denen insbesondere ausgestoßenes Bandscheibengewebe (Sequester) mit Abdrängung der Nervenwurzel am fünften Lendenwirbelkörper (L5) festgestellt wurde. Dieser Zustand wurde operativ versorgt"

Die Klage auf Leistungen aus der Privaten Unfallversicherung wurde abgewiesen mit der Begründung, dass „auch im Falle einer Auslösung der Symptome durch das Sturzereignis dieses zwar als mitursächlich für die Beschwerden anzusehen wäre, jedoch von seiner Bedeutung gegenüber den erheblichen degenerativen Veränderungen in den Hintergrund treten würde. Es wäre jedenfalls nicht zu mehr als 50 % für den Eintritt der Symptome verantwortlich, mithin nicht als überwiegende Ursache der Beschwerden anzusehen. Die aus den Bandscheibenschäden resultierenden Beeinträchtigungen wären daher nach Ziffer 5.2.1 AUB bei der Ermittlung einer unfallbedingten Invalidität nicht zu berücksichtigen".

### 19.2.2 Blutungen aus inneren Organen und Gehirnblutungen

Die Formulierung „Blutungen aus inneren Organen" dient der Abgrenzung gegenüber Blutungen durch äußere Ereignisse. Das heißt nicht, dass derartige Blutungen nicht nach außen treten können. Als Ursache von „Gehirnblutungen" kommen bei einer alternden Bevölkerung und einer dadurch bedingten Zunahme von Eingriffen im Bereich des Herzens in Betracht vor allem Blutgerinnungsstörungen, verursacht durch Medikamente, aber auch durch Aneurysmen und Alkoholmissbrauch.

> Der Versicherte, 75 Jahre alt, litt als Folge eines 5 Jahre zurückliegenden Schlaganfalls unter einer diskreten Halbseitenlähmung rechts mit Beteiligung des rechten Beins und einer dadurch bedingten Gangunsicherheit. Beim nächtlichen Gang zur Toilette stürzte er aus ungeklärter Ursache. Am nächsten Morgen wurde der Versicherte ohne Bewusstsein aufgefunden – Folge einer Subarachnoidalblutung (Blutung in den Hirnschädel). Äußere Verletzungszeichen im Bereich des Kopfes fanden sich nicht. Sturzbedingt erlitten hatte er einen handgelenksnahen Speichenbruch rechts.

Zwei unfallbedingte Gesundheitsschädigungen stehen zur Diskussion: Der Speichenbruch und die Einblutung in den Hirnschädel. Nur zur Auffrischung: Die Gangunsicherheit hat naheliegend mitgewirkt am *Unfallereignis*. Das ist aber kein

Ausschluss- oder Mitwirkungstatbestand in den AUB. Die Gangunsicherheit ist also zu vernachlässigen. Sie käme allenfalls als Vorinvalidität in Betracht.

- Die Subarachnoidalblutung (Blutung in den Hirnschädel unter die Spinngewebshaut) ist ein Ausschlusstatbestand, den der Versicherer zu beweisen hat. Der Versicherungsnehmer hat dagegen die den Wiedereinschluss begründenden Tatsachen zu beweisen. Da sich jedoch keinerlei Verletzungszeichen im Bereich des Kopfes fanden, wird dieser Beweis nicht gelingen.
- Der Speichenbruch ist naheliegend Folge des Sturzes. Es stellt sich die Frage, warum der Versicherte gestürzt ist. Ist der Versicherte gestürzt, weil er z. B. über eine Teppichkante gestolpert ist, hat er sich dadurch einen Speichenbruch zugezogen und ist erst dann, z. B. durch den mit dem Sturz verbundenen Schreck und einen dadurch verursachten Blutdruckanstieg, ein anlagebedingtes Aneurysma (Gefäßwandaussackung) geplatzt, ist der Speichenbruch versichert. War aber die Blutung in den Hirnschädel die erste Ursache, ist er deshalb gestürzt und ist der Speichenbruch Folge der Blutung, ist er vom Versicherungsschutz ausgeschlossen, zwar nicht als Folge der Blutung in den Hirnschädel. Denn das sieht Ziff. 5.2.1 AUB 2020 nicht vor, wohl aber nach Ziff. 5.1.1, als Folge einer Bewusstseinsstörung. Da vorliegend beide Ursachenzusammenhänge möglich sind, der Versicherer aber für die Ausschlusstatbestände die Beweislast trägt, wird ihm dieser Beweis vorliegend nicht gelingen, sodass der Speichenbruch versichert ist.

### 19.2.3 Zusammenfassung: "Ausgeschlossene Gesundheitsschäden", "Schäden an Bandscheiben" sowie "Blutungen aus inneren Organen und Gehirnblutungen"

- Die Sicherung des Unfallzusammenhangs eines Bandscheibenvorfalls ist aufgrund der zwischenzeitlich routinemäßig durchgeführten kernspintomografischen Untersuchung eindeutig möglich.
- Gründe für allein oder überwiegend anlagebedingte Blutungen aus inneren Organen und Gehirnblutungen können sein: Aneurysmen, Blutgerinnungsstörungen – z. B. infolge Medikamenteneinnahme oder Alkoholismus – sowie verschleißbedingte Gefäßveränderungen. Eine "zu mehr als 50 %" unfallbedingte Verursachung ist nur zu diskutieren, wenn deutliche äußere Verletzungszeichen vorliegen.

## 19.3 Ausschluss von "Gesundheitsschäden durch Heilmaßnahmen oder Eingriffe am Körper der versicherten Person": Ziff. 5.2.3 AUB 2020

*"Als Heilmaßnahmen oder Eingriffe gelten auch strahlendiagnostische und strahlentherapeutische Handlungen.*
  *Ausnahme:*

- *Die Heilmaßnahmen oder Eingriffe waren durch einen Unfall veranlasst, und*
- *für diesen Unfall besteht Versicherungsschutz nach diesem Vertrag.*

*In diesem Fall gilt der Ausschluss nicht."*

### 19.3.1 „Heilmaßnahmen"

Heilmaßnahmen sind gekennzeichnet durch ihren therapeutischen Zweck. Diese beschränken sich weder auf ärztliche Behandlungsmaßnahmen, noch auf behandlungsfehlerfreie Maßnahmen. Entscheidend ist, dass der Versicherte verletzt wird im Zusammenhang mit einer Heilmaßnahme und nicht nur gelegentlich derselben.

> BGH, Urteil vom 21.09.1988 – VIa ZR 44/87: Dem Versicherten wurde im Dezember 1982 „eine künstliche Herzklappe eingesetzt. Diese bestand aus einem Kunststoffring mit einer Platinplatte, die an einem Bügel befestigt war. Am 12. Juni 1985 brach der Bügel. Die Platte wurde herausgeschwemmt und verklemmte sich in der Aorta. Daran verstarb der Versicherte am 15. Juni 1985."

Die Klage auf Leistungen aus dem Versicherungsvertrag wurde abgewiesen. Folgender Leitsatz ist dieser Entscheidung vorangestellt: *„Der Ausschluss umfasst alle Gesundheitsschädigungen, die die adäquate Folge einer Heilmaßnahme sind, auch wenn der Schaden erst nach Abschluss der Heilmaßnahme eintritt, sofern sich eine Gefahr verwirklicht, die der durchgeführten Heilmaßnahme eigentümlich ist.* Nicht von dem Ausschluss erfasst sind solche einen Schaden verursachende Umstände, die nur zufällig mit der Heilmaßnahme in Zusammenhang stehen." Dazu heißt es erläuternd in den Gründen: *„Allerdings muss sich dabei eine Gefahr verwirklicht haben, die der durchgeführten Heilmaßnahme eigentümlich ist. Der erkennbare Zweck der Klausel ist es, solche Unfälle vom Deckungsschutz auszunehmen, die die Folge einer medizinischen Behandlung sind. Medizinische Behandlung in diesem Sinne sind nach diesem Sinnzusammenhang zu Heilzwecken vorgenommene ärztliche Handlungen auch dann, wenn sie mit dem Einsatz von Medikamenten oder technischen Hilfsmitteln verbunden sind. Von dem Ausschluss nicht erfasst sind dagegen solche einen Schaden verursachende Umstände, die nur zufällig mit der Heilmaßnahme in Zusammenhang stehen, sich nur bei Gelegenheit der Heilmaßnahme ausgewirkt haben, wie etwa ein Ausrutschen und Fallen in der Arztpraxis. Denn dabei handelt es sich um Risiken des täglichen Lebens, gegen die Unfallversicherungsschutz gewährt werden soll."*

> OLG Celle, Urteil vom 19.11.2009 – 8 U 107/09:
> Der Versicherte befand sich wegen eines Krankheitsbildes im Bereich der Halswirbelsäule und der Schilddrüse in stationärer Behandlung. Im Rahmen einer Operationsvorbereitung nach Einleitung der Narkose sollte der Versicherte umgebettet werden. Infolge einer Ungeschicklichkeit des Pflegepersonals wurde der Versicherte fallen gelassen und schlug auf dem Boden auf – so der Vortrag des Versicherten.

Es fragt sich, ob dieser Vorgang noch unter **„Risiken des täglichen Lebens"** (BGH, Urteil vom 21.09.1988 – VIa ZR 44/87) zu fassen ist. Das OLG sah dies anders und fasste diesen Vorgang unter Folgen von „Heilmaßnahmen". Im vorliegenden Fall war der Versicherte infolge der Narkotisierung in vollem Umfang dem Pflegepersonal ausgeliefert. Durch dessen Fehler kam es zur Gesundheitsschädigung. Verwirklicht hat sich kein „Risiko des täglichen Lebens". Es handelt sich um eine Gesundheitsschädigung durch eine Heilmaßnahme, die vom Versicherungsschutz ausgeschlossen ist. Es ist nicht erforderlich, dass der Kern therapeutischer Behandlung betroffen ist. Es reicht aus, dass sich der Versicherte z. B. in die Obhut der die Heilbehandlung vornehmenden Klinik begibt, deren Maßnahmen jedoch, durchgeführt im Rahmen der Heilbehandlung, wie z. B. das Umlagern des Versicherten, missglücken.

> LG Offenburg, Urteil vom 25.03.2021 – 2 O 425/20:
> *Beabsichtigt war die Entfernung eines Lipoms an der Unterlippe des Versicherten. Die Betäubungsspritze rutschte dem behandelnden Arzt aus der Hand und traf das linke Auge des Versicherten.*

Die fehlgeschlagene Bedienung der Betäubungsspritze war kein Ereignis, das nur zufällig mit der Heilmaßnahme in Zusammenhang stand. Vielmehr handelte es sich um einen Fehlschlag einer bewußt geplanten Heilmaßnahme, nicht vergleichbar einer Verletzung z. B. durch die Unachtsamkeit einer Person, die – völlig unabhängig vom Versicherten – mit dem Aufräumen von Spritzen befasst ist, wobei ihr eine aus der Hand rutscht und den Versicherten, der zufällig in der Nähe ist, verletzt.

### 19.3.2 „Eingriffe am Körper"

Ein Eingriff am Körper kann eine Heilmaßnahme sein. Aber auch kosmetische Behandlungsmaßnahmen (Bodypiercing, Injektionen mit Botox und Hyaluron, Brustvergrößerung oder -verkleinerung, Magenverkleinerung etc.) sind Eingriffe am Körper.

> BGH, Urteil vom 08.11.2000 – IV ZR 1/00:
> Der Versicherte „verstarb bei der Vornahme einer sogenannten autoerotischen Handlung. In der Todesbescheinigung des Notarztes ist ausgeführt, dass der Ehemann an einer Türklinke hängend gefunden wurde und der Tod durch Erstickung als Folge einer Strangulation eingetreten sei."

Der Tod des Versicherten beruht auf einem „Eingriff am Körper". Der Tod ist nicht versichert. Dazu der BGH: ***„Insgesamt ergibt sich damit die Auslegung, dass Eingriffe am Körper solche gewollten Handlungen sind, die zu einer Substanzverletzung des Körpers führen oder Einwirkungen von außen sind, die eine Beeinträchtigung körperlicher Funktionen bezwecken."***

### 19.3.3 Zusammenfassung: „Gesundheitsschäden durch Heilmaßnahmen oder Eingriffe am Körper"

- „Heilmaßnahmen" sind gekennzeichnet durch ihren therapeutischen Zweck. Nicht erforderlich ist der zeitliche Zusammenhang zwischen Heilmaßnahme und Entstehung der Gesundheitsschädigung. Diese kann nach Jahren auftreten.
- Gesundheitsschädigungen infolge von Heilmaßnahmen sind abzugrenzen von Risiken des täglichen Lebens, die sich im Rahmen der Heilbehandlung verwirklichen. Nicht entscheidend ist, dass der Unfall sich im Rahmen der eigentlichen Heilmaßnahme ereignet. Auch vorbereitende Maßnahmen sind Teil der Heilmaßnahme.
- Die Gesundheitschädigung muss nicht mit dem Ziel der Heilmaßnahme im Zusammenhang stehen. Es reicht aus, dass sie sich bei Durchführung der Heilmaßnahme manifestiert.
- „Eingriffe am Körper" sind gewollte Handlungen, die zu einer Substanzverletzung des Körpers führen oder eine Beeinträchtigung körperlicher Funktionen bezwecken.

## 19.4 Ausschluss „krankhafter Störungen infolge psychischer Reaktionen, auch wenn diese durch einen Unfall verursacht wurden": Ziff 5.2.6 AUB 2020

Ausgeschlossen sind vom Versicherungsschutz alle psychischen Reaktionen, gleichgültig an welcher Stelle sie in der Kausalreihe stehen. Diese Bestimmung gilt ab den AUB 88 (§ 2 IV AUB 88). Die bis zu den AUB 88 geltenden AUB wiesen folgende Fassung auf:

> „§ 2 (3) AUB 61
> *Dagegen fallen nicht unter den Versicherungsschutz:*
> *b) Erkrankungen infolge psychischer Einwirkung;"*

Diese Bedingung wurde dahingehend interpretiert, dass Versicherungsschutz nicht gegeben war, „wenn die psychische Einwirkung an erster Stelle der Ursachenreihe steht". „War die psychische Einwirkung dagegen Folge eines Unfallereignisses, so musste der Versicherer für die aus der psychischen Einwirkung resultierenden Erkrankung einstehen" (BGH, Urteil vom 19.04.1972 – IV ZR 50/71). Dabei war „der Begriff der körperlichen Gesundheitsschädigung" „nicht zu ängstlich zu fassen." „Eine unmittelbare körperliche Verletzung des Versicherten ist nicht notwendig". Es reicht „eine Gesundheitsschädigung durch sinnliche Wahrnehmung oder seelische Einwirkung (Schockwirkung)." Damit waren versichert psychische Erkrankungen als Erstgesundheitsschädigung, also der „Tod durch Schreck". Diese Rechtslage erfuhr eine wesentliche Änderung ab den AUB 88 und zwar durch die Ergänzung *„auch wenn diese durch einen Unfall verursacht wurden"*. Der BGH (Urteil vom 23.06.2004 – IV ZR 130/03) hat zur Interpretation dieser bedeutenden Klausel wie folgt ausgeführt, wobei erläuternd anzuführen ist, dass § 2 IV. AUB 94 inhaltlich Ziff. 5.2.6 AUB 2020 entspricht:

*„Ausgehend vom Wortlaut wird der Versicherungsnehmer erkennen, dass die AUB 94 zunächst generell und umfassend Leistungen für Unfallfolgen einschließlich psychischer Folgen zusagt (§§ 1, 7 I 1 AUB 94 …). Bei Durchsicht des in § 2 AUB 94 enthaltenen Katalogs der „Ausschlüsse" wird er sodann gewahr, dass diese allgemeine Leistungszusage nicht uneingeschränkt gelten soll, vielmehr der Versicherungsschutz bei einer genau umschriebenen Art von Unfällen und Gesundheitsschädigungen (I, II), bei speziellen Verletzungsfolgen (III) und bei psychisch vermittelten Krankheitszuständen (IV) nicht gelten soll".* „Bei letzteren wird ihm die weite Fassung dieses Ausschlusses vor Augen geführt, mit dem krankhafte Störungen infolge psychischer Reaktionen gleichgültig, wodurch diese verursacht worden sind, vom Versicherungsschutz ausgenommen werden. Das erfasst Gesundheitsschädigungen infolge psychischer Reaktionen, die sowohl auf Einwirkungen von außen über Schock, Schreck, Angst und ähnliches erfolgen, als auch auf unfallbedingter Fehlverarbeitung beruhen." „Damit werden ihm auch die für den Versicherungsschutz vorausgesetzten Zusammenhänge zwischen den Gesundheitsschäden und ihren Ursachen deutlich. Fehlt es an körperlichen Traumata oder kann die krankhafte Störung des Körpers nur mit ihrer psychogenen Natur erklärt werden, will der Versicherer keinen Versicherungsschutz übernehmen". „Anders dagegen soll – wie schon das Berufungsgericht zutreffend sieht – Versicherungsschutz bestehen, wenn er durch den Unfall beispielsweise hirnorganisch beeinträchtigt wird, was dann seine Psyche krankhaft verändert." „Die organische Schädigung oder Reaktion, die zu einem psychischen Leiden führt, vermag den Ausschlusstatbestand nicht auszulösen; diese seelischen Beschwerden beruhen dann nicht, wie von der Klausel wörtlich verlangt, ihrerseits auf psychischen Reaktionen, sondern sind physisch hervorgerufen und mithin nicht vom Ausschluss erfasst."

- **Vom Ausschluss *nicht* betroffen sind nicht nur die „hirnorganische Schädigung oder Reaktion". Alle psychischen Folgen einer strukturellen Verletzung bleiben mitversichert, wobei erforderlich ist, dass die organische Schädigung/strukturelle Verletzung medizinisch-naturwissenschaftlich auf die Psyche wirkt.**
- **Vom Versicherungsschutz ausgeschlossen sind demgegenüber:**
  – **Unfallschock und seine Folgen**
  – **Erregung mit der Folge des Ausstoßes von Stresshormonen**
  – **Folgen von verzögerten Behandlungsverläufen**
  – **Psychische Veränderungen ohne objektiviertes morphologisches Substrat – z. B. das sog. Schleudertrauma**

**Fraglich ist die Zuordnung von geklagten Beschwerden beim Tinnitus**

> Der Versicherte erleidet eine gedeckte Schädel-Hirnverletzung. In der Folge kommt es zu psychischen Veränderungen, zu Konzentrationsstörungen und zu einer vermehrten Reizbarkeit.

Ist primär eine Hirnverletzung, also eine „organische Schädigung", gesichert und kommt es dadurch zu Folgen auf psychiatrischem Gebiet, so sind diese versichert. Das sind keine psychischen Reaktionen, die vom Versicherungsschutz ausgeschlossen sind. Die psychische Veränderung ist vielmehr durch eine Strukturschädigung verursacht.

> OLG Frankfurt, Urteil vom 13.07.2022 – 7 U 88/21:
> Der Kläger erlitt prellungsbedingt eine Schleimbeutelverletzung im Bereich des Ellenbogengelenks, die infolge eines komplizierten Heilverlaufs zu einer Bewegungseinschränkung im Bereich des Ellenbogengelenks führte. Diese Unfallfolge wurde von der beklagten Versicherung reguliert. Der Kläger machte jedoch eine dauerhafte krankhafte Veränderung der Psyche in Form einer posttraumatischen Belastungsstörung bzw. rezidivierende depressive Störungen geltend, die durch den komplizierten Heilverlauf entstanden seien. Er argumentierte: Der Ausschluss für psychische Beeinträchtigungen greife nicht, weil der Unfall zu strukturellen Veränderungen geführt habe, welche durch den komplizierten Verlauf die psychische Erkrankung zur Folge gehabt hätten.

Dieses Argument ist nicht stichhaltig. Denn, wie das OLG Frankfurt zutreffend ausführt, kommt es nicht darauf an, ob die psychische Reaktion, das Reagieren des Versicherten auf Unfallfolgen, medizinisch nachvollziehbar ist. Jede Form der psychischen Reaktion, sei sie die Ursache für den Unfall oder die Reaktion auf den Unfall oder die Reaktion auf eine dabei erlitten Gesundheitsschädigung ist vom Versicherungsschutz ausgeschlossen, es sei denn, die Erst-Gesundheitsschädigung selbst führt zu psychischen Veränderungen.

> BGH, Urteil vom 19.04.1972 – IV ZR 50/71:
> Dem Versicherten, Fahrer eines Kraftfahrzeugs, zerschlug ein von einem entgegenkommenden Lkw hochgeschleuderter Stein die Windschutzscheibe. Er wendete sein Fahrzeug, wechselte bei nächster Gelegenheit mit dem Lkw-Fahrer die Adressen und setzte seine Fahrt fort. Während der Weiterfahrt wurde ihm übel. Er verstarb auf dem Weg zum Krankenhaus. Als Todesursache ist im Leichenschauschein angegeben: „Möglicherweise akuter Herztod" und „Unfallfolge?".

Nach dem ab den AUB 88 gültigen Bedingungstext ist der Tod des Versicherten infolge eines Unfallschocks vom Versicherungsschutz ausgeschlossen. Zwar ist „der Begriff der körperlichen Gesundheitsschädigung" nicht zu eng zu fassen. Kommt es durch „sinnliche Wahrnehmung oder seelische Einwirkungen (Schockwirkung)" zu einer Gesundheitsschädigung, reagiert der Versicherte also, wie vorliegend, auf einen Sachschaden derart, dass es zu einer Gesundheitsschädigung kommt, ist diese jedoch nach Ziff. 5.2.6 AUB 2020 nicht versichert.

> OLG Dresden, Beschluss vom 09.10.2019 – 4 U 1627/19:
> *Der Versicherte führte eine „Angststörung" und eine „mittelschwere depressive Episode" darauf zurück, dass er von seinem Vorgesetzten massiv angeschrien worden sei. Der Versicherte trug vor, diese psychischen Symptome beruhten auf dem Ausstoß von Stresshormonen durch das Anschreien.*

Das OLG Dresden hat in diesem Zusammenhang detailliert zu dem zu erbringenden Beweis und zur Beweislastverteilung Stellung genommen. Der Versicherungsnehmer hat sowohl ein Unfallereignis als auch einen unfallbedingten Primärschaden als auch dessen Unfallzusammenhang zu beweisen (§ 286 ZPO). Er hat weiter zu beweisen, dass der Primärschaden zu einer physischen, invaliditätsbegründenden Reaktion geführt hat (§ 287 ZPO). Erst dann trägt der Versicherer die Beweislast für

## 19.4 Ausschluss „krankhafter Störungen infolge psychischer Reaktionen, ...

den Ausschlusstatbestand. Im Beispielsfall fehlt sowohl der Beweis des Unfallereignisses als auch des Primärschadens. Der Ausstoß von Stresshormonen – dies unterstellt – ist kein geeigneter organisch bedingter Primärschaden. Es handelt sich selbst um eine psychische Reaktion und ist deshalb vom Ausschluss erfasst.

> Die 42-jährige Lehrerin suchte 3 Tage nach einer Heckkollision erstmals den Arzt auf. Sie war bis zu diesem Zeitpunkt ihrem Dienst als Lehrerin nachgegangen. Sie führte die Beweglichkeit der Halswirbelsäule eingeschränkt vor und gab bewegungsabhängige Schmerzen im Bereich der Halswirbelsäule an. Verordnet wurde eine Halskrawatte. Die Beamtin, der ab dem 3. Tag nach dem Verkehrsunfall Dienstunfähigkeit bescheinigt wurde, nahm den Dienst nicht wieder auf. Sie entwickelte ein Beschwerdebild mit umfangreichen und ausgeprägten Befindensstörungen – Kopfschmerzen, Schwindel, Ohrgeräusche, Missempfindungen in den Händen, Konzentrationsstörungen, Flimmern vor den Augen usw. Krankhafte Befunde, insbesondere unfallbedingte Befunde, konnten auf keinem Fachgebiet objektiviert werden. Das im Rechtsstreit eingeholte unfallanalytische Gutachten kam zu dem Schluss, dass der von der Lehrerin gesteuerte Pkw unfallbedingt nicht beschleunigt/versetzt worden war.

Die Suche nach dem morphologischen Substrat von geklagten Beschwerden, prägt das sog. Schleudertrauma. Eine objektivierbare Erstgesundheitsschädigung kann vorliegend ausgeschlossen werden. Hinweise auf eine stattgehabte Verletzung konnten klinisch und bildgebend zu keinem Zeitpunkt gesichert werden. Nicht einmal zu begründen war die unfallbedingte Gefährdung, wobei diese nicht ausreicht, um irgendwelche Ansprüche zu begründen. Dieser Fall ist Teil der angeblichen 10 %, in denen es zur Chronifizierung kommt, wobei diese Zahlenangaben ebenso wenig gesichert sind, wie die Zahl der so genannten Schleudertrauma-Betroffenen überhaupt. Die nachfolgende Tab. 19.1 zeigt an Hand der Namensvielfalt die Spannungsbreite der Erklärungsversuche auf.

**Tab. 19.1** Die Namensvielfalt beim sog. Schleudertrauma

| Karrikierende Bezeichnungen |
|---|
| – Taxlerseuche |
| – Schnick-Schnack-Verletzung |
| – Coup de lapin-Verletzung (Hasenschlagverletzung) |
| Benennung des Unfall-/Verletzungsmechanisus |
| – Whiplash injury of the neck (Peitschenschlagverletzung des Nackens) |
| – Akzelerationstrauma |
| – Schleuderverletzung |
| – Schleudertrauma |
| – Beschleunigungsverletzung |
| – Überstreckungsverletzung |
| – HWS-Distorsion |
| – Zervikozephales (halswirbelsäulen-hirnbedingtes) Beschleunigungstrauma |
| Erster unterstellter Verletzungserfolg |
| – WS-Syndrom |
| – Blockierungen/Dysfunktionen der HWS |
| – Verletzung der Kopfgelenke bzw. der Ligamenta alaria |
| – Verletzung im Bereich der Kopfgelenke durch Translation bzw. Schermechanismen |
| – muskuläre Funktionsstörungen infolge einer muskulären Verletzung im Bereich der Halswirbelsäule bzw. myogene Distorsion der HWS, also muskelbedingte Zerrung/Verdrehung/Verrenkung/Stauchung der Halswirbelsäule |

Einerseits werden allein subjektive Klagen für ausreichend angesehen, um die Invalidität zu begründen, andererseits wird die Objektivierung des morphologischen Substrats, der strukturellen Veränderung, gefordert. Für die erst genannte Meinung spricht das Urteil des BGH vom 23.06.2020 – VI ZR 435/19: *„Dieses", das Berufungsgericht, „wird die Feststellungen zur Frage des Vorliegens unfallbedingter starker Nacken- und Kopfschmerzen nachzuholen haben. Auch diese Beschwerden können als unfallbedingte Körperverletzung zu bewerten sein."* Selbstverständlich können Schmerzen auf eine unfallbedingte Verletzung hinweisen. In Zeiten der Kernspintomografie sind diese jedoch nur dann invaliditätsrelevant, wenn zumindest eine Krafteinwirkung als deren Ursache gesichert werden kann. Diese ist durch Ödeme (Flüssigkeitseinlagerungen), die bis zu 3 Monate nach einem Unfall zur Darstellung kommen, zu sichern. Fehlen insofern jegliche Hinweise, lässt der eingangs geschilderte Verlauf nicht auf eine unfallbedingte Invalidität rückschließen. Die Beweislast liegt insofern bei der Lehrerin. Ihr obliegt der Vollbeweis der Gesundheitsschädigung (§ 286 ZPO) und – mit hinreichender Wahrscheinlichkeit – der Beweis der Folgeschäden. Erst wenn ihr dies gelingt, hat die Versicherung den Ausschlusstatbestand, die psychische Reaktion zu beweisen. Nicht richtig ist einer der Leitsätze des OLG Karlsruhe (Beschluss vom 28.10.2019 – 9 U 152/17): *„Die Auffassung eines Sachverständigen, eine HWS-Distorsion könne eine gesundheitliche Dauerfolge, die nicht rein psychischer Natur ist, nur dann verursachen, wenn nach dem Unfall ein pathomorphologisches Schadenssubstrat festgestellt wurde, entspricht nicht dem Stand der medizinischen Wissenschaft".* Die Kernspintomografie macht es möglich, bereits die Krafteinwirkung zur Darstellung zu bringen und damit den ersten Schritt zu einer Tangierung des Körpers als Grundlage für die Invalidität.

> BGH, Urteil vom 29.09.2004 – IV ZR 233/03:
> „Am 9. April 1998 wollte der Kläger einem Polizeibeamten zu Hilfe kommen, der von einem Hund zu Fall gebracht und in den Oberschenkel gebissen worden war. Als der Kläger sich bückte, um den Hund wegzuziehen, erschoss der Polizeibeamte das Tier mit seiner Dienstwaffe. Durch den in seiner unmittelbaren Nähe abgegebenen Schuss erlitt der Kläger ein sog. Knalltrauma. Eine dadurch bedingte Schwerhörigkeit auf dem linken Ohr, die die Funktion des Sinnesorgans zu 10 % beeinträchtigte, entschädigte die Beklagte". Darüber hinaus gehende Versicherungsleistungen lehnte sie ab. Der Kläger machte als weitere Unfallfolge Ohrgeräusche (Tinnitus) beiderseits geltend.

Die Abgrenzung einer psychischen Reaktion gegenüber einer physischbedingten, verletzungsbedingten, Reaktion ist das Problem beim *Tinnitus* (Ohrgeräusch). Der BGH ist davon ausgegangen, dass der vom Versicherten geklagte Tinnitus Unfallfolge ist und zwar Folge einer Verletzung der Haarzellen im Innenohr. Gesichert ist diese derzeit herrschende Meinung nicht. Dieser Sachverhalt stellt den ärztlichen Gutachter gleich vor mehrere Probleme: Die Verletzung der Haarzellen als unfallbedingte Erstgesundheitsschädigung unterliegt dem Vollbeweis (§ 286 ZPO). Der Tinnitus selbst ist nur ein Symptom, ein für eine Unfallfolge charakteristische Erscheinung (Michel 2023). Um ihn zu sichern, kommen Beweiserleichterungen in Betracht (§ 287 ZPO, OLG Hamm, Urteil vom 09.05.2014 – U 183/13). Die Beweislast obliegt dem Versicherten. Es gibt jedoch bisher keine Untersuchungsmethode, die eine unfallbedingte Verletzung der Haarzellen im Innenohr oder einen unfallbedingten Tinnitus objektivieren ließe und es erlauben würde, einen unfallbedingten von einem allein anlagebedingten, einem psychischbedingten oder vorgespielten Tinnitus zu unterscheiden. Geht man grundsätzlich (herrschende Meinung) von der Möglichkeit eines morphologischen Substrats eines unfallbedingten Tinnitus aus, also von einer Schädigung der Haarzellen als Ursache, so sind Prüfungskriterien, um sich einem morphologischen Substrat zu nähern, nachfolgende 5 Voraussetzungen:

1. *Es liegt ein das Innenohr belastendes Unfallereignis vor.*
2. *Das Ohrgeräusch tritt im zeitlichen Zusammenhang mit dem äußeren Ereignis auf.*
3. *Das Ohrgeräusch muss reproduzierbar und audiometrisch über der Hörschwelle im Bereich der Hörminderung verdeckbar sein („Tinnitus-Matching").*
4. *Das Ohrgeräusch darf nicht nur in Zeiten von Stille empfunden werden und muss vom natürlichen, physiologischen Ohrrauschen abgrenzbar sein.*
5. *Das Ohrgeräusch muss fortdauernd vorliegen.*

Geht man davon aus, dass ein organisch bedingter Tinnitus beim Versicherten unfallbedingt gesichert ist, sind dessen funktionelle Auswirkungen jedoch weitgehend abhängig von dessen Verarbeitung durch den Versicherten. Dies unterscheidet jedoch das Ohrgeräusch nur unwesentlich von anderen Unfallfolgen. Der Verlust beider Beine wird z. B. unterschiedlich toleriert – auch in Abhängigkeit von dem in gesundem Zustand ausgeübten Beruf. Dennoch wird die Invalidität nach dem abstrakt generellen Maßstab der Gliedertaxe bemessen. Auszugehen ist also von einem Invaliditätsgrad von 30 % für den Verlust des Gehörs. Zu entschädigen sind die Unfallfolgen, die organisch mit einem Ohrgeräusch in Verbindung zu bringen sind, rein psychische Reaktionen dagegen nicht.

> Dazu der BGH: *Vielmehr hat die Beklagte bislang den ihr als Versicherer obliegenden Nachweis nicht erbracht, dass der krankhafte Zustand des Klägers in einer psychischen Reaktion und nicht in einer organischen – wenngleich psychische Folgen auslösenden – Schädigung seine Ursache hat. Vom Standpunkt des Berufungsgerichts aus folgerichtig, fehlt es bislang an ausreichenden Feststellungen zum Grad der durch das Unfallereignis hervorgerufenen Invalidität. Das wird nachzuholen sein. Dabei hat der Versicherungsnehmer den Nachweis unfallbedingter Invalidität zu erbringen, wobei für die konkrete Ausgestaltung des Gesundheitsschadens und seine Dauerhaftigkeit der Maßstab des § 286 ZPO und dafür, ob der unfallbedingte Gesundheitsschaden für die bewiesene Invalidität ursächlich war, die Beweiserleichterung des § 287 ZPO gilt."*

**Einfach ausgedrückt: Die Verletzung der Haarzellen im Innenohr unterliegt dem Vollbeweis. Der Zusammenhang zwischen der Verletzung der Haarzellen und dem Symptom Tinnitus sowie dessen Auswirkungen auf die Psyche unter-**

liegen als Folgeschaden den Beweiserleichterungen des § 287 ZPO. Der Mehrzahl der Betroffenen gelingt eine gute Kompensation des Tinnitus.

> OLG Köln, Urteil vom 12.01.2000 – 5 U 194/98:
> *Der Kläger erlitt unfallbedingt infolge eines Schädelbasisbruches einen vollständigen Hörverlust links, Invalidität 30 % (Gliedertaxe). Er machte darüber hinaus eine „schwere Ausprägung eines Tinnitusschadens" geltend, den er mit einer Invalidität von 30 % bemaß.*
> *Der vom Gericht beauftragte Sachverständige hielt das Ohrgeräusch für gesichert. Er führte aus, dass sich die davon ausgehende Invalidität „aber ausschließlich am individuell zu bemessenden „Belästigungscharakter" des subjektiv ganz unterschiedlich als belastend empfundenen Geräuschs" messen lasse. Er wies weiter darauf hin, dass in der Gesetzlichen Unfallversicherung eine MdE von 5–10 % „gängige Praxis" sei.*

Das OLG Köln differenzierte zunächst zwischen „Verlust des Gehörs" und „Tinnitus". Der Verlust des Gehörs beruhe auf einer Einwirkung von außen, während der Tinnitus eine Störung „der Hörsinneszellen oder des Hörnervs" darstelle, die vorliegend „durch die linksseitig erlittene Schädelbasisfraktur hervorgerufen" worden seien. Die Ausprägung dieser „subjektiv empfundenen Beeinträchtigung" hänge allein von der „psychischen Reaktion" des Klägers auf das Ohrgeräusch ab. Die Einschätzung des durch das Ohrgeräusch verursachten Gesundheitsschadens in der Gesetzlichen Unfallversicherung mit 5 bis 10 % sei keine Richtschnur für die Bemessung der Invalidität, da psychische Reaktionen in der Gesetzlichen Unfallversicherung vom Versicherungsschutz nicht ausgeschlossen seien. Eine unfallbedingte Gesundheitsschädigung messbaren Ausmaßes durch den Tinnitus wurde verneint.

Die Beweislastverteilung und das Beweismaß ist wie folgt:

- Die Schädigung „der Hörsinneszellen oder des Hörnervs" ist nach § 286 ZPO im Vollbeweis zu erbringen, wobei – darauf darf nochmals hingewiesen werden – die These, dass das Ohrgeräusch auf einer Verletzung von „Hörsinneszellen oder des Hörnervs" beruht, nicht gesichert ist aber der herrschenden Meinung entspricht.
- Die Ausprägung des Tinnitus ist ein Folgeschaden. Es greifen die Beweiserleichterungen des § 287 ZPO, wobei die Beweislast beim Versicherten verbleibt.
- Dass die vom Versicherten bewiesene Ausprägung des Tinnitus eine krankhafte Störung infolge einer psychischen Reaktion ist, ist vom Versicherer zu beweisen.

### 19.4.1 Zusammenfassung: „Krankhafte Störungen infolge psychischer Reaktionen"

- Führt eine unfallbedingte Gesundheitsschädigung (Hirnverletzung) zu Veränderungen auf psychiatrischem Gebiet, handelt es sich nicht um eine „psychische Reaktion", vielmehr um eine unfallbedingte Gesundheitsschädigung.
- Jede Form der psychischen Reaktion ist vom Versicherungsschutz ausgeschlossen.

- Der Ausstoß von Stresshormonen ist keine physisch bedingte unfallbedingte Gesundheitsschädigung. Die Beweislast des Versicherers setzt erst ein, wenn das Unfallereignis, eine physischbedingte Erstgesundheitsschädigung, der Kausalzusammenhang und die Invalidität auf Dauer gesichert sind. Erst dann hat der Versicherer zu beweisen, dass die Invalidität auf einer psychischen Reaktion beruht.
- Anhaltende subjektive Beschwerden ohne klinisch oder bildgebend zu sicherndes morphologisches Substrat sprechen für eine psychische Reaktion – das sog. Schleudertrauma.
- Ein unfallbedingter Tinnitus ist nach herrschender Meinung Folge, ein Symptom, einer Verletzung der Haarzellen im Innenohr. Diese Verletzung zu objektivieren, ist nach dem derzeitigen Kenntnisstand nicht möglich. Es sind aber Hinweise formuliert. Der Versicherte trägt die Beweislast für die unfallbedingte Verletzung der Haarzellen (§ 286 ZPO) und für deren Folgen (§ 287 ZPO). Die Versicherung trägt die Beweislast, soweit sie sich auf eine psychische Reaktion auf Unfallfolgen beruft (§ 286 ZPO).
- Der unfallbedingte Tinnitus beruht auf einer Strukturverletzung. Der individuell zu bemessende „Belästigungscharakter" des subjektiv ganz unterschiedlich als belastend empfundenen Geräuschs hängt weitgehend von der psychischen Reaktion auf dieses ab. Diese psychische Reaktion ist in der Privaten Unfallversicherung vom Versicherungsschutz ausgeschlossen.

## Literatur

Michel O (2023) Tinnitus. In: Ludolph/Schürmann/Gaidzik (2005) Kursbuch der ärztlichen Begutachtung. 72. Erg.-Lfg. 12/23

# „Was ist nach einem Unfall zu beachten (Obliegenheiten)?": Ziff. 7.1 AUB 2020

> *„Nach einem Unfall, der voraussichtlich zu einer Leistung führt, müssen Sie oder die versicherte Person unverzüglich einen Arzt hinzuziehen, seine Anordnungen befolgen und uns unterrichten."*

Diese Obliegenheit kollidiert, legt man den Wortlaut „müssen … seine Anordnungen befolgen" zugrunde, mit dem Selbstbestimmungsrecht des Versicherten.

> *Der 30-jährige Versicherte erlitt unfallbedingt eine Zusammenhangstrennung des vorderen Kreuzbandes. Es erfolgte eine konservative Behandlung. Es verblieb eine signifikante vordere Instabilität, die muskulär nicht kompensierbar war und im weiteren Verlauf umformende Veränderungen mit Sicherheit erwarten ließ. Der gerichtlich beauftragte Sachverständige gab den dringenden Rat, das in seinem Zusammenhang getrennte vordere Kreuzband operativ zu ersetzen, worauf sich der Versicherte jedoch nicht einließ, wobei dessen Motivation unklar blieb.*

Es stellt sich die Frage, ob der Versicherer Leistungen auf die unfallbedingte Invalidität verweigern darf unter Hinweis auf einen Verstoß gegen die Obliegenheit nach Ziff. 7.1 AUB 2020. Argumentiert werden könnte, dass derjenige, der bewusst eine Invalidität verursacht, obwohl gut abgesicherte Therapiemöglichkeiten zur Verfügung stehen, Leistungen verwirkt hat. Gegen diese Argumentation sprechen aber folgende Gründe:

- Nur der Therapeut kann „Anordnungen" erteilen, nicht der vom Versicherer oder vom Gericht beauftragte Gutachter/Sachverständige.
- Die „Anordnungen" müssen ihrer Art nach zumutbar sein und zwar vom Standpunkt des Versicherten aus. Als unzumutbar kann im vorliegenden Fall – in Abhängigkeit vom Alter, von Vorerkrankungen, von zur Diskussion stehenden Funktionseinbußen des Versicherten – das Narkoserisiko beurteilt werden.

- Die „Anordnungen" müssen mit den weltanschaulichen Überzeugungen des Versicherten übereinstimmen. Eine Weigerung, ärztliche Hilfe in Anspruch zu nehmen, muss vor dem Hintergrund der garantierten Religionsfreiheit (Art. 4 (1) GG) und dem Selbstbestimmungsrecht (Art. 2 (1) i. V. m. Art. 1 (1) GG) akzeptiert werden.
- Die „Anordnungen" müssen Aussicht auf Erfolg haben.

## 20.1 Zusammenfassung: „Was ist nach einem Unfall zu beachten (Obliegenheiten)?"

- Eine Obliegenheitsverletzung wird aus einer Verweigerung bestimmter grundsätzlich indizierter Therapien nur dann zu begründen sein, wenn sich die Weigerung nur vor dem Hintergrund von möglichen Versicherungsleistungen erklärt. Auch für den Unfallversicherten gilt das Recht zur Selbstbestimmung.

# „Neubemessung des Invaliditätsgrads": Ziff. 9.4 AUB 2020 {21}

> *„Nach der Bemessung des Invaliditätsgrads können sich Veränderungen des Gesundheitszustands ergeben.*
> *Sie und wir sind berechtigt, den Grad der Invalidität jährlich erneut ärztlich bemessen zu lassen.*
> *Dieses Recht steht Ihnen und uns längstens bis zu 3 Jahren nach dem Unfall zu."*

Die Erstbemessung kann im Rahmen einer Neubemessung bis zum Ablauf des dritten Unfalljahres überprüft werden. Später als drei Jahre nach dem Unfall – bei Kindern ist in aller Regel ein längerer Zeitraum vereinbart – kann eine Neubemessung des Invaliditätsgrades nicht mehr verlangt werden. Voraussetzung für eine Neubemessung des Invaliditätsgrads ist die Erstbemessung. Ohne Erstbemessung, d. h. ohne Einigung von Versicherungsnehmer und Versicherer über den Grad der Invalidität bzw. dessen Anerkennung durch den Versicherer, ist eine Neubemessung nicht möglich. Fehlt die Erstbemessung, so sind die Vertragsparteien auch nach Ablauf von drei Jahren und darüber hinaus an die Prognose (voraussichtliche Entwicklung) der Unfallfolgen gebunden, die zum Ablauf des Erstbemessungszeitpunktes (Ziff. 2.1.1.2 AUB 2020) möglich war.

> *Der Versicherte, 56 Jahre alt, erlitt unfallbedingt einen Speichenschaftbruch rechts, der infolge unzureichender knöcherner Ausheilung zum Ende der Invaliditätseintrittsfrist (Ziff. 2.1.1.2 AUB 2020: 15 Monate) instabil war. Es bestand ein instabiles Falschgelenk (Pseudarthrose). Der Erstbemessung zu Grunde zu legen war somit die instabile Knochensituation, wobei deren Prognose offen war. Die Versicherung behielt sich eine Neubemessung vor. Vor Ablauf des 3. Unfalljahres veranlasste die Versicherung die Neubemessung, die einen in guter Stellung stabil verheilten Speichenbruch ergab.*

Im vorliegenden Beispielsfall folgt der Erstbemessung die Neubemessung, wobei die Versicherung, die sich auf eine Verbesserung der Unfallfolgen beruft, diese zu beweisen hat. In den meisten Fällen, die vor Gericht landen, streiten die Parteien nicht über die Neu- sondern (bereits) über die Erstbemessung. Grundlage des (gerichtlichen) Sachverständigengutachtens ist dann der Zustand, der zum Zeitpunkt des Ablaufs der Invaliditätseintrittsfrist vorlag. Die Neubemessung kommt nur zum Tragen, wenn diese nach Vorliegen der Erstbemessung von einer der Vertragsparteien entsprechend den Vorgaben im Vertrag verlangt wird. Dies ist immer dann der Fall, wenn es – nach Meinung einer Partei – innerhalb der Drei-Jahres-Frist zu einer Änderung des Gesundheitszustands (Verbesserung oder Verschlechterung) gekommen ist.

> BGH, Urteil vom 18.10.2017 – IV ZR 188/16:
> Ohne *dass eine Erstbemessung zum Ende der Invaliditätseintrittsfrist erfolgt wäre, macht der Versicherungsnehmer innerhalb von 3 Jahren, also vor Ablauf der Neubemessungsfrist, einen Anspruch auf Invaliditätsleistungen nach einem Oberarmbruch klageweise geltend. Abzusehen ist, dass eine Entscheidung erst nach Ablauf der Neubemessungsfrist, also nach Ablauf von 3 Jahren, erfolgen wird. Es stellt sich die Frage, welcher Zeitpunkt – 15 Monate (Erstbemessungsfrist) oder drei Jahre (Ende der Neubemessungsfrist) – der Begutachtung zugrunde zu legen ist.*

Der BGH lässt eine vermeintliche Ausnahme von der Regel zu, dass eine „Neubemessung", also eine Bemessung zum Ende des 3. Unfalljahres, eine Erstbemessung voraussetzt und zwar dann, wenn der Versicherungsnehmer noch vor Ablauf der Neubemessungsfrist von drei Jahren Invaliditätsansprüche klageweise geltend macht. **Vermeintlich ist die Ausnahme deshalb, weil zwar der Zeitpunkt der Bemessung von Unfallfolgen auf den Ablauf der Drei-Jahres-Frist verschoben wird. Es bleibt aber dennoch dabei, dass es sich um eine Erstbemessung handelt, dass also ohne Erstbemessung eine Neubemessung nicht möglich ist. Die Feststellung, dass es sich auch dann um eine Erstbemessung handelt, wobei zwar der Zeitpunkt der Erstbemessung auf das Ende des 3. Unfalljahres verschoben wird, ist für die Frage der Beweislast von entscheidender Bedeutung.** Der Versicherungsnehmer hat grundsätzlich die Invalidität zum Zeitpunkt der Invaliditätseintrittsfrist zu beweisen, also zum Ende der 15 Monate. Verlangt der Versicherer nach Erstbemessung bis zum Ende des 3. Unfalljahres eine Neubemessung, hat er zu beweisen, dass sich die Unfallfolgen – zu seinen Gunsten – gebessert haben. Umgekehrt gilt dies auch für den Versicherungsnehmer, wenn er sich nach der Erstbemessung auf eine Verschlechterung der Unfallfolgen beruft und die Neubemessung verlangt. Handelt es sich jedoch um die Erstbemessung, die nur auf das Ende des 3. Unfalljahres verschoben wurde, bleibt es bei der ursprünglichen Verteilung der Beweislast. Der Versicherte trägt die Beweislast für das Ausmaß der Invalidität. Begründet wird die Verschiebung des Erstfeststellungszeitpunkts auf das Ende des 3. Unfalljahres damit, dass die Parteien in einem solchen Fall typischerweise davon ausgehen würden, dass der Streit insgesamt in dem vor Ablauf der Drei-Jahres-Frist begonnenen Prozess ausgetragen werden solle, einschließlich aller etwaiger weiterer Invaliditätsfeststellungen. In einem solchen Fall sei von einem beidseitigen Einverständnis der Parteien mit der Invaliditätsfeststellung zum Ablauf des dritten Jahres nach dem Unfalltag auszugehen. Für die Entscheidung des BGH spricht zwar, dass dem Versicherungsnehmer in einem solchen Fall andernfalls regelmäßig die Möglichkeit abgeschnitten sein dürfte, eine Verschlechterung seines Gesundheitszustandes, die zwischen dem (eigentlichen) Erstbemessungszeitpunkt und dem Zeitpunkt der Neubemessung entstanden ist, geltend zu machen. Allerdings kann sich die Rechtsprechung auch zum Nachteil des Versicherungsnehmers auswirken, wenn es nämlich in diesem Zeitraum zu einer Verbesserung gekommen ist. Dann ist der Invaliditätsbemessung nämlich der spätere, bessere Zustand zugrunde zu legen. Dessen ungeachtet darf bezweifelt werden, dass sich die Parteien tatsächlich dergestalt einig sind, wie der BGH dies unterstellt. Vor allem aber lässt sich nicht erklären, warum die Invaliditätsbemessung bei einer erst nach Ablauf der Drei-Jahres-Frist erhobenen Klage auf den früheren Zeitpunkt von 12 bzw. 15 Monaten abzustellen hat, während bei einer noch kurz vor Ablauf der Drei-Jahres-Frist erhobenen Klage der spätere Drei-Jahres-Zeitpunkt maßgeblich sein soll. Wenn der Zeitpunkt der Erstbemessung durch die in den Versicherungsbedingungen vorgesehene Invaliditäts eintrittsfrist vorgegeben ist, dann muss dies eigentlich unabhängig vom Zeitpunkt der Klageerhebung gelten. Eine Rechtfertigung findet die BGH-Entscheidung darin, dass naheliegend weder der Versicherte noch die Versicherung neben dem Rechtsstreit ein Verfahren zur Neubemessung anstrengen werden, sodass ihnen nach Ablauf der Drei-Jahres-Frist die Neubemessung endgültig verwehrt ist.

> 4 Jahre nach einer nach einem kurzen Aufflackern zur Ruhe gekommenen Osteomyelitis kommt es zu deren erneuten Manifestation mit der Folge, dass nachfolgend das betroffene Bein unterhalb des Kniegelenks amputiert werden muss.

Dieser Verlauf nach Ablauf von 3 Jahren ist unerheblich für die Bemessung der Invalidität. Der Drei-Jahres-Zeitpunkt ist die äußerste zeitliche Begrenzung für die Beurteilung des Invaliditätsgrades im Rahmen der Neubemessung, sodass bei der Bemessung der Dauerfolgen eines Unfalls nur Tatsachen und Erkenntnisse berücksichtigt werden dürfen, die innerhalb der dreijährigen Frist *erkennbar* geworden sind. Bei der Beurteilung des Invaliditätsgrades ist auf den Sachverhalt abzustellen, der spätestens am Ende der dreijährigen Frist erkennbar ist, sowie darauf, welcher Grad dauernder Beeinträchtigung der Leistungsfähigkeit aufgrund dieses Sachverhalts vorausgesehen, prognostiziert, werden kann, also hinreichend wahrscheinlich ist. Die bloße Möglichkeit einer Besserung oder Verschlechterung des Unfallfolgezustands berechtigt indes nicht zur Annahme eines niedrigeren oder höheren Invaliditätsgrades. Ist zum Ablauf des dritten Unfalljahres überhaupt noch keine verlässliche Prognose hinsichtlich des Invaliditätsgrades möglich, muss dennoch über den Invaliditätsanspruch entschieden werden. Ein weiteres Hinausschieben sehen die Versicherungsbedingungen nicht vor, dies kann allenfalls zwischen den Vertragspartnern vereinbart werden.

## 21.1 Zusammenfassung: „Neubemessung des Invaliditätsgrad"

- Die Neubemessung setzt die Erstbemessung zwingend voraus.
- Wird vor Ablauf der 3-Jahres Frist, innerhalb der eine Neubemessung verlangt werden kann, Klage in Bezug auf die Erstbemessung erhoben, wird der Zeitpunkt

für die Erstbemessung auf das Ende des 3. Unfalljahres verlegt (Rechtsprechung) mit der Begründung, das entspreche dem vermutlichen Willen der Parteien. Wesentlich ist die Unterscheidung zwischen Erstbemessung und Neubemessung für die Verteilung der Beweislast.
- Änderungen der Unfallfolgen nach Ablauf der 3-Jahres Frist, die nicht zum Ende der 3-Jahres Frist erkennbar sind, sind unbeachtlich.

# „Was bedeutet die vorvertragliche Anzeigepflicht und welche Folgen hat ihre Verletzung?": Ziff. 13 AUB 2020

> *„Sie sind bis zur Abgabe Ihrer Vertragserklärung verpflichtet, alle Ihnen bekannten gefahrerheblichen Umstände, nach denen wir in Textform gefragt haben, wahrheitsgemäß und vollständig anzuzeigen. Gefahrerheblich sind die Umstände, die für unsere Entscheidung, den Vertrag überhaupt oder mit dem vereinbarten Inhalt zu schließen, erheblich sind."*

Im Gegensatz zu älteren Versicherungsbedingungen stellt Ziff. 13.1 AUB 2020 ab auf *„Ihnen bekannte gefahrerhebliche Umstände, nach denen wir in Textform gefragt haben"*. Dies besagt, dass nur „gefahrerheblichen Umstände" benannt werden müssen, die ausdrücklich erfragt wurden.

> Der 62-jährige Versicherte nimmt wegen in der Vergangenheit abgelaufener Thrombosen das blutgerinnungshemmende Medikament Marcumar ein. Er zeigt die Einnahme von Marcumar bei Vertragsschluss nicht an.

Eine jedenfalls in der Vergangenheit strittige Frage, die unter Berücksichtigung einer immer älter werdenden Bevölkerung und der damit verbundenen Gesundheitsrisiken und unter Zunahme von Eingriffen im Bereich des Herzens immer aktueller wird, ist die Anzeigepflicht einer herabgesetzten Blutgerinnung, also z. B. die Einnahme von Marcumar. Marcumar gehört zur Gruppe der Cumarine. Es ist ein indirektes Antikoagulanz. Es greift – anders als Heparin – nicht unmittelbar in die Blutgerinnung ein, hemmt aber die Bildung von für die Gerinnung notwendigen Faktoren. Gegen eine Anzeigepflicht wird argumentiert, die Einnahme von Marcumar sei eine Medikation und keine Vorerkrankung. Dabei wird einmal übersehen, dass nicht nach „Vorerkrankungen", sondern nach „gefahrerheblichen Umständen" gefragt ist, und zum anderen, dass Marcumar – zwar gewollt – zu einer krankhaften Herabsetzung der Blutgerinnung führt. Jeder kleinste Anstoß, jede feste Berührung führt zu blauen Flecken, jede kleinste offene Verletzung hat eine länger dauernde

Blutung zur Folge. Dass es sich bei der herabgesetzten Blutgerinnung um einen „gefahrerheblichen Umstand" handelt, wird dem Versicherten schon dadurch kenntlich gemacht, dass er unter ständiger ärztlicher Kontrolle stehen muss und einen Ausweis über die Antikoagulanztherapie (Therapie zur Herabsetzung der Blutgerinnung) bei sich tragen muss. Die Blutgerinnung muss, um wirksam einer erneuten Thrombose vorzubeugen, stetig überwacht werden. Der Quickwert unter Cumarintherapie muss im therapeutischen Bereich liegen (Quick-Wert um 20 %, INR 3 g/l). Sinkt er darunter, kann es zu unbeherrschbaren Blutungen kommen. Der unter Marcumar stehende Versicherte muss Tätigkeiten vermeiden, die mit einem Verletzungsrisiko verbunden sind. Vor notwendigen Injektionen oder Operationen ist das Medikament abzusetzen bzw. es ist ein Gegenmittel zu verabreichen. **Die Einnahme von Marcumar ist also mit gegenwärtigen Funktionseinbußen verbunden, sie ist ein „gefahrerheblicher Umstand".**

> Dem Versicherten ist aufgrund einer mit anderer Indikation durchgeführten Röntgenuntersuchung des rechten Kniegelenks bekannt, dass dort ausgeprägte umformende Veränderungen bestehen, die jedoch klinisch stumm sind. Er zeigt diese bei Abschluss des Versicherungsvertrages nicht an.

Anders als die Einnahme von Marcumar sind umformende Gelenkveränderungen (Arthrose) nicht regelhaft mit gegenwärtigen Funktionseinbußen verbunden. Ob und vor allem wann sie klinisch manifest werden, ist offen. Zwar können sich Unfallfolgen bei einem umformend veränderten Gelenk deutlich schlimmer auswirken als bei einem altersentsprechenden Gelenk. Einmal bezieht sich eine mögliche Gefährdung nur auf das umformend veränderte Gelenk. Zum anderen sind sie nicht gegenwärtig „gefahrerheblich". Bildgebend zur Darstellung kommende Veränderungen ohne akute klinische Relevanz sind kein „gefahrerheblicher Umstand".

> Der 62-jährige Versicherte zeigt zwar die Einnahme von Marcumar nicht an, aber die in der Vergangenheit abgelaufenen Thrombosen.

In jedem Fall anzeigepflichtig ist die Grunderkrankung, die die Medikation von Marcumar indiziert. Es ist dann Sache des Versicherers, sich die erforderlichen Informationen zu verschaffen, wobei die Benennung einer Thrombose als Vorerkrankung keinen Rückschluss darauf zulässt, dass der Versicherte bei Abschluss des Versicherungsvertrages unter Marcumar steht. Denn eine abgelaufene Thrombose bedingt in der Regel eine blutgerinnungshemmende Therapie von 6 bis 12 Monaten. Mit der Benennung einer Thrombose wird also die verminderte Blutgerinnung durch die Einnahme von Marcumar nicht sozusagen mitbenannt. Das damit verbundene hohe Risiko und die gegenwärtigen Funktionseinbußen sind für den Versicherer nicht offensichtlich. Der Weg, den Versicherer auf seine Nachfragemöglichkeit zu verweisen, ist also zweifelhaft.

## 22.1 Zusammenfassung: „Was bedeutet die vorvertragliche Anzeigepflicht und welche Folgen hat ihre Verletzung?"

- Eine herabgesetzte Blutgerinnung ist als gefahrerheblicher Umstand anzeigepflichtig.
- Nicht anzeigepflichtig sind demgegenüber in aller Regel klinisch stumme umformende Gelenkveränderungen.
- Ob die Anzeige der Erkrankung, die der Hemmung der Blutgerinnung zugrunde liegt, ausreicht, ist eine Einzelfallfrage. Es kommt darauf an, ob zu erwarten ist, dass der Versicherer daraufhin nachfragt.

# „Tagegeld, Voraussetzungen für die Leistung": Ziff. 2.4 und 2.4.1 AUB 2020

*„Die versicherte Person ist unfallbedingt*

- *in ihrer Arbeitsfähigkeit beeinträchtigt und*
- *in ärztlicher Behandlung."*

## 23.1 Höhe und Dauer der Leistung: Ziff. 2.4.2 AUB 2020

*„Grundlagen für die Berechnung der Leistung sind*

- *die vereinbarte Versicherungssumme und*
- *der unfallbedingte Grad der Beeinträchtigung der Arbeitsfähigkeit.*

*Der Grad der Beeinträchtigung bemisst sich*

- *nach der Fähigkeit der versicherten Person, ihrem bis zum Unfall ausgeübten Beruf weiter nachzugehen.*
- *nach der allgemeinen Fähigkeit der versicherten Person, Arbeit zu leisten, wenn sie zum Zeitpunkt des Unfalls nicht berufstätig war.*

*Das Tagegeld wird nach dem Grad der Beeinträchtigung abgestuft.*
*Wir zahlen das Tagegeld für die Dauer der ärztlichen Behandlung, längstens für ein Jahr ab dem Tag des Unfalls."*

Mit der Zahlung eines Tagegeldes werden im Falle einer durch einen Unfall verursachten Arbeitsunfähigkeit Einkommenseinbußen ausgeglichen. Die Leistung richtet sich nach der **vertraglich vereinbarten Summe und dem Grad der Arbeitsunfähigkeit bezogen auf den konkret vor dem Unfall ausgeübten Beruf** des Versicherten. Entscheidend ist also einerseits das Ausmaß der unfallbedingten Funktionseinbußen und andererseits die Anforderungen durch den vor dem Unfall ausgeübten Beruf.

Einem Lkw-Fahrer springt beim Holzhacken ein Holzsplitter in ein Auge. Der Beruf als Lkw-Fahrer ist ihm zu 100 % verschlossen, möglicherweise auf Dauer, während er als Hausmeister nach wenigen Tagen arbeitsfähig wäre. Ist der Lkw-Fahrer selbstständig, so könnte er möglicherweise aufgrund seines Direktionsrechts seine Arbeitsunfähigkeit dadurch vermeiden, dass er mit einem seiner Arbeitnehmer das Tätigkeitsfeld wechselt.

Entscheidend ist der **tatsächlich zum Unfallzeitpunkt ausgeübte Beruf** als Lkw-Fahrer. Eine Verpflichtung zur Neuorientierung oder Umgestaltung aufgrund des Direktionsrechts, um Arbeitsunfähigkeit zu vermeiden, besteht nicht. Schwierigkeiten machen Sachverhalte, in denen nur ein Teilbereich des Berufs unfallbedingt betroffen ist. Arbeitsunfähigkeit ist dann gegeben, wenn ein prägender/essenzieller Teil (Kerntätigkeit) der Berufsausübung wegfällt.

Ein Ingenieur, der auf die Begutachtung von Sturmschäden spezialisiert ist, erleidet unfallbedingt einen Oberschenkelbruch links, der operativ behandelt wird. Seine Tätigkeit in gesunden Tagen besteht zu 80 % in der Aufnahme der Schäden mit Hilfe von Leitern auf Dächern oder zu Fuß auf unebenem vom Sturm verwüsteten Gelände, und zu 20 % in der schriftlichen Aufbereitung der Schäden für die Versicherungen, in deren Auftrag er tätig ist.

Die Bürotätigkeit, die der Versicherte wenige Tage nach der operativen Behandlung ausüben könnte, entfällt durch Wegfall der die Berufstätigkeit prägenden/essenziellen Aufnahme der Sturmschäden vor Ort. Der Versicherte ist zu 100 % arbeitsunfähig bis der Oberschenkelbruch sich so stabilisiert hat, dass er die Schäden vor Ort besichtigen und aufnehmen kann. Der Versicherte ist nicht verpflichtet, seine Berufstätigkeit anders zu organisieren. Hat er z. B. eine Hilfskraft zur fotografischen Dokumentation der Schäden, muss er diese nicht dazu anleiten, Schäden und deren Ursache zu ermitteln. **Entscheidend ist allein, dass der Ingenieur den prägenden oder essenziellen Teil seiner beruflichen Tätigkeit, wie er diese vor dem Unfall verrichtet hat, nicht mehr ausüben kann.**

Der Versicherte, Mechaniker, erleidet unfallbedingt eine Verletzung von Milz und Darm. Die Milz wird entfernt. Wegen der Verletzung im Bereich des Darms erhält er einen künstlichen Darmausgang, der aber nachfolgend zurückverlegt werden soll. Der Versicherte ist zum Zeitpunkt des Unfalls seit 6 Monaten arbeitslos.

Welcher Beruf ist der Beurteilung der Arbeitsunfähigkeit zugrunde zu legen? Ist es der Beruf, den der Versicherte vor Eintritt seiner Arbeitsunfähigkeit ausgeübt hat, ist es der Allgemeine Arbeitsmarkt oder ist es das Profil, das basierend auf vorhandenen Kenntnissen und Kompetenzen vom Arbeitsamt für den Versicherten erstellt wurde? Ist der Versicherte arbeitslos, ist er **arbeitsunfähig, wenn er das Berufsprofil nicht ausüben kann, das für ihn erstellt wurde**.

Der Versicherte ist Rentner. Er erleidet unfallbedingt einen Wirbelbruch.

**Ist der Versicherte nicht berufstätig, also z. B. Rentner, bemisst sich der Grad der Beeinträchtigung bezogen auf die allgemeine Fähigkeit, Arbeit zu leisten.** Gemeint ist die Fähigkeit einer arbeitsähnlichen Beschäftigung nachzugehen,

z. B. zu gärtnern, Enkelkinder zu betreuen oder ein Ehrenamt auszuüben – z. B. Migranten bei Amtsgängen zu begleiten.

> Die Versicherte, Hausfrau mit 3 kleinen Kindern, erleidet unfallbedingt einen Oberschenkelbruch rechts, der operativ stabilisiert wird. Sie nimmt nach Entlassung aus dem Krankenhaus nach 5 Tagen ihre Hausarbeit einschließlich der Versorgung ihrer Kinder wieder auf, wenn auch durch die Entlastung des rechten Beins deutlich gehandicapt.

Die Aufnahme der Arbeit ist **überobligationsmäßig**. Zwar resultiert keine gesundheitliche Gefährdung, wenn die Versicherte sich richtig verhält. Die Hausfrau ist aber nach Entlassung aus dem Krankenhaus weiter arbeitsunfähig. Sie erhält Tagegeld. **Die Annahme einer überobligationsmäßigen Arbeitsleistung ist im Einzelfall sehr kritisch zu prüfen**

> Ein aktiv mitarbeitender Dachdeckermeister hat einen geschlossenen Schienbeinschaftbruch erlitten, der konservativ behandelt wurde. Bescheinigt wird ihm Arbeitsunfähigkeit zu 100 % für 3 Monate.

Die Dauer der Arbeitsunfähigkeit im Einzelnen unterliegt der ärztlichen Beurteilung. Es gibt zwar Erfahrungswerte, auf Grund derer wurde die sog. **Weller Tabelle** errichtet. Sie wird fortgeschrieben von der FSA (Forschungsgesellschaft für angewandte Systemsicherheit und Arbeitsmedizin). Diese Erfahrungswerte sind nur bedingt auf den Einzelfall übertragbar. Anders als in der Gesetzlichen Krankenversicherung, die keine graduelle Abstufung der Arbeitsunfähigkeit kennt, hat der Arzt, wenn das Tagegeld zur Diskussion steht, die Beeinträchtigung der Arbeitsfähigkeit nach dem Stand des jeweiligen Heilungs-/Genesungsprozesses graduell abzustufen. „Das Tagegeld wird nach dem Grad der Beeinträchtigung abgestuft." Ist vorgegeben, dass der Dachdeckermeister ausschließlich aktiv mitarbeitet, ist die Arbeitsunfähigkeit z. B. wie folgt abzustufen:

- Erster Monat: 100 %
- Zweiter Monat: 100 %
- Dritter Monat: 50 %.

Das Tagegeld wird gezahlt für die Dauer der ärztlichen Behandlung. Was darunter zu verstehen ist, dazu der BGH, Urteil vom 04.12.2020 – IV ZR 19/19:

> Der Kläger erlitt am 4. April 2016 einen bedingungsgemäßen Unfall, bei dem er sich einen Finger verletzte. Ab dem 11. April 2016 war er bei einem Facharzt in Behandlung, dessen Praxis er zuletzt am 16. Juni 2016 besuchte. Dabei wurde ihm wegen eines andauernden Bewegungsdefizits 10 x Krankengymnastik verschrieben. Streitig war, ob der Kläger auch nach dem 16.06.2016 bis zum Ende der Krankengymnastik in ärztlicher Behandlung stand oder ob diese am 16.06.2016 mit dem letzten Arztbesuch beendet war. Dazu der BGH (Die Entscheidung ist zwar zu den AUB 2008 ergangen, gilt aber ebenso für die AUB 2020):
> *„Bei der Beurteilung der Frage, ob der Anspruch auf Tagegeld mit dem letzten Arztbesuch endet oder ob er die Dauer einer vom Arzt verordneten Medikamenteneinnahme oder Therapie umfasst, wird sich der Versicherungsnehmer zunächst am Wortlaut von Ziffer 2.5 AUB*

2008 orientieren. *Er wird erkennen, dass die Klausel nicht auf den (letzten) Arztbesuch abstellt, sondern auf die Dauer der ärztlichen Behandlung". „Das wird er dahingehend verstehen, dass es zwar in erster Linie auf das Handeln des Arztes ankommt, dass aber im Regelfall auch etwaige von dem Arzt angeordnete Behandlungsmaßnahmen, wie die Einnahme eines verschriebenen Medikaments oder die Durchführung einer verordneten Therapie, einzubeziehen sind. Ein durchschnittlicher Versicherungsnehmer wird die Dauer solcher von der ärztlichen Fürsorge und Verantwortung umfasster Behandlungsmaßnahmen regelmäßig als Teil der ärztlichen Behandlung ansehen, und zwar unabhängig davon, ob sie möglicherweise nach dem letzten Arztbesuch erfolgen, ob Dritte bei ihrer Durchführung tätig werden und inwieweit der Arzt Maßnahmen selbst spezifiziert oder ihre konkrete Ausgestaltung einem Dritten überlassen hat (wie im Streitfall durch die Verordnung von „10 x Krankengymnastik")."*

## 23.2 Vorinvalidität und Mitwirkung unfallfremder Krankheiten oder Gebrechen

Ein Diabetiker, dem bereits krankheitsbedingt die Großzehe rechts amputiert wurde, tritt barfuß mit dem rechten Fuß in eine Glasscheibe. Ihm wird Arbeitsunfähigkeit attestiert. Nach 3 Tagen infiziert sich die Wunde. Der Versicherte, Bauarbeiter, ist 56 Tage arbeitsunfähig. Die **Vorinvalidität,** der Verlust der Großzehe rechts, ist für die Tagegeldversicherung unbeachtlich. Denn diese stellt ab auf die Gründe für die Arbeitsunfähigkeit. Dies kommt in den AUB dadurch zum Ausdruck, dass Ziff. 2.1.2.2.3 nur auf die Minderung des Invaliditätsgrades, also nicht z. B. auf Tagegeldzahlungen, bei Vorinvalidität abstellt. Relevant für die Dauer der unfallbedingten Arbeitsunfähigkeit ist aber die **unfallfremde Mitwirkung** der Zuckerkrankheit an den „Folgen" der Glasscherbenverletzung. Denn diese hat sowohl daran mitgewirkt, dass die Wunde sich infizierte als auch an der Dauer des Heilungsprozesses, also an der Dauer der Arbeitsunfähigkeit und zwar – geschätzt – zu 80 %, wobei für die ersten 3 Tage keine Mitwirkung zu diskutieren ist.

## 23.3 Darlegungslast, Beweislast und Beweismaß

Es fragt sich, wie diese, wenn das Tagegeld zur Diskussion steht, zwischen Versichertem und Versicherung verteilt sind.

> Der Versicherte, Rechtshänder, der unfallbedingt einen Mehrfragmentbruch des rechten Oberarmknochens erlitten hat, gibt dem ärztlichen Gutachter auf die Frage nach seinem Beruf an, er sei Besitzer/Chef eines Autohauses. Diese Angabe 3 legt der ärztliche Gutachter der Beurteilung zu Grunde. Er hält den Versicherten nach 4 Wochen für arbeitsfähig.

Der Versicherte trägt die Darlegungs- und Beweislast sowohl für den Unfall, die unfallbedingte Arbeitsunfähigkeit und für seine berufliche Tätigkeit vor dem Unfall (Vollbeweis). Die Angabe, Besitzer eines Autohauses zu sein, reicht nicht, um die unfallbedingte Unfähigkeit zu beweisen, über einen Zeitraum von 4 Wochen hinaus seinem vor dem Unfall ausgeübten Beruf nachgehen zu können. Vielmehr muss der Versicherte konkret vortragen und beweisen, welche Tätigkeiten er in seinem Beruf vor dem Unfall ausgeübt hat. Besteht seine Tätigkeit ausschließlich in einer Repräsentation des Autohauses, ist seine Aufgabe die Erledigung des Schriftwechsels und die Buchhaltung, führt er selbst Autos vor, führt er Kundengespräche, arbeitet er in der angeschlossenen Werkstatt mit? Diese Angaben sind dem ärztlichen Gutachter mit dem Auftrag vorzugeben. Er hat sie nicht vom Versicherten zu erfragen. Er hat auch in diesem Fall kein eigenes Ermittlungsrecht. Dies ist Aufgabe des Versicherers, dem der Versicherte auskunftspflichtig (Darlegungs- und Beweislast) ist. Das Tagegeld richtet sich nach der konkret vor dem Unfall ausgeführten Tätigkeit. Die Beweislast für den Anspruch auf Tagegeld liegt beim Versicherten. Das Beweismaß sind der Vollbeweis (§ 286 ZPO) für den Ursachenzusammenhang zwischen Unfall und Arbeitsunfähigkeit und Beweiserleichterungen (§ 287 ZPO) für die Unfallfolgen, soweit diese im weiteren Verlauf die Arbeitsunfähigkeit bestimmen.

> Im Rahmen der Neubemessung der unfallbedingten Invalidität kommt der Versicherer zu der Überzeugung, er habe für zu viele Tage Tagegeld gezahlt.

Ist der Versicherer der Meinung, er habe Tagegeld zu Unrecht gezahlt, liegt die Beweislast beim diesem (§ 812 BGB).

## 23.4 Zusammenfassung: „Tagegeld"

- Für die Arbeitsunfähigkeit ist entscheidend der tatsächlich zum Unfallzeitpunkt ausgeübte Beruf. Eine Neuorientierung kann nicht verlangt werden, auch nicht im Rahmen des Direktionsrechts des Arbeitgebers.
- Entfällt unfallbedingt der prägende/essenzielle Teil der Tätigkeit, ist Arbeitsunfähigkeit insgesamt gegeben.
- Ist der Versicherte zum Zeitpunkt des Unfalls arbeitslos, ist maßgeblich das vom Arbeitsamt erstellte Profil für die Vermittlung des Versicherten.
- Bei nicht berufstätigen Versicherten bezieht sich Arbeitsunfähigkeit auf die allgemeine Fähigkeit, Arbeit zu leisten.
- Überobligationsmäßige Arbeitsleistung steht der Arbeitsunfähigkeit im Sinne der PUV nicht entgegen, bedarf aber sehr kritischer Prüfung.
- Das Tagegeld wird nach dem Grad der unfallbedingten Beeinträchtigung abgestuft. „Alles oder Nichts" gilt – anders als in der Gesetzlichen Krankenversicherung – in der PUV nicht. Für die Dauer der Arbeitsunfähigkeit gibt es – unter Vorbehalt – die sog. Weller-Tabelle.
- Die „ärztliche Behandlung" endet nicht mit dem letzten Arztbesuch. Sie endet mit dem Ende der vom Arzt verordneten Behandlungsmaßnahmen.
- Für die Tagegeldleistung ist die Vorinvalidität (Ziff. 2.1.2.2.3 AUB 2020) irrelevant. Zu beachten ist aber die Mitwirkung von Krankheiten oder Gebrechen (Ziff. 3 AUB 2020).

- Dem ärztlichen Gutachter sind die Anknüpfungstatsachen, also auch die konkret vor dem Unfall ausgeübte berufliche Tätigkeit, vom Auftraggeber, dem Versicherer, vorzugeben. Er hat kein eigenes Ermittlungsrecht. Der Versicherte trägt die Vortrags- und Beweislast für die unfallbedingte Arbeitsunfähigkeit bezogen auf seinen Beruf.
- Verlangt der Versicherer Tagegeld zurück, liegt die Beweislast bei diesem.

# 24 Krankenhaustagegeld, „Voraussetzungen für die Leistung": Ziff. 2.5.1 AUB 2020

*„Die versicherte Person*

- *ist unfallbedingt in medizinisch notwendiger vollstationärer Heilbehandlung.*

*Es besteht kein Versicherungsschutz für stationäre Aufenthalte, bei denen nicht die akute Heilbehandlung im Vordergrund steht, sondern die medizinische Rehabilitation.*
*oder*

- *unterzieht sich unfallbedingt einer ambulanten Operation.*

*Eine ambulante Operation ist ein chirurgischer Eingriff zur Vermeidung einer vollstationären Heilbehandlung.*
*Aufenthalte in Sanatorien und Erholuungsheimen gelten nicht als medizinisch notwendige Heilbehandlung."*

## 24.1 „Höhe und Dauer der Leistung": Ziff. 2.5.2 AUB 2020

*„Wir zahlen das vereinbarte Krankenhaustagegeld*

- *für jeden Kalendertag der vollstationären Behandlung, längstens für X Jahre ab dem Tag des Unfalls.*
- *für X Tage bei ambulanten chirurgischen Operationen."*

**Die PUV ist eine Summenversicherung und keine Schadenversicherung.** Allein entscheidend ist der **tatsächliche Aufenthalt im Krankenhaus**. Dafür fällt das Krankenhaustagegeld an. Es kommt z. B. nicht darauf an, welches Einkommen dem Versicherten durch den Krankenhausaufenthalt entgangen ist, bzw. welche Kosten er dafür bezahlen muss.

BGH, Urteil vom 11.04.1984 – IVa ZR 38/83:
Der Versicherte, der eine Krankenhaustagegeldversicherung abgeschlossen hatte, wurde während einer stationären Behandlung mehrfach über das Wochenende beurlaubt, während die Krankenhauskosten jedoch weiterliefen.

Landgericht und Oberlandesgericht vertraten die Meinung, das Krankenhaustagegeld diene auch der Absicherung der Krankenhauskosten. Sie gaben deshalb der Klage auf Zahlung des Krankenhaustagegeldes auch für die Tage der Beurlaubung statt mit der Begründung, die Krankenhauskosten würden weiter anfallen. Der BGH wies die Klage ab mit dem Hinweis auf den Charakter der Krankenhaustagegeldversicherung als Summenversicherung.

Der Versicherte wird während stationärer Behandlung stundenweise beurlaubt.

Entscheidend ist in diesem Fall, ob die Behandlung, so wie geplant, weiter fortgeführt werden kann, die „vollstationäre Behandlung" also nicht unterbrochen wird. Dann entfällt der Anspruch auf Krankenhaustagegeld nicht.

Ein 19-jähriger Versicherte erlitt unfallbedingt schwere Brandverletzungen im Gesicht. Die Verbrennungsnarben wurden unter stationären Bedingungen korrigiert.

Die Heilbehandlung im Krankenhaus muss **unfallbedingt „medizinisch notwendig"** sein, „wenn es nach den objektiven medizinischen Befunden und wissenschaftlichen Erkenntnissen im Zeitpunkt der Behandlung vertretbar war, sie als medizinisch notwendig anzusehen." (BGH, Urteil vom 23.03.2003 – IV ZR 278/01). Die Korrektur der Verbrennungsnarben darf keine rein kosmetische Korrektur sein, was bei entstellenden und funktionsbehindernden Narben nicht der Fall ist. Krankenhaustagegeld wird geschuldet. Problematisch ist die medizinische Notwendigkeit einer unfallbedingten Krankenhausbehandlung nicht nur bei kosmetischen Korrekturen, sondern auch bei Behandlungsmethoden der Alternativmedizin.

Die 72-jährige Versicherte stürzt und schlägt mit dem Kopf auf. Obwohl eine Hirnerschütterung nicht gesichert ist, wird die Versicherte dennoch für eine Nacht stationär zur Beobachtung aufgenommen, weil sie allein lebt und deshalb niemand da ist, der, wenn es doch zu Auffälligkeiten kommen sollte, dies bemerken und Hilfe leisten würde.

Krankenhaustagegeld wird nicht geschuldet, da die stationäre Behandlung nicht „medizinisch notwendig" ist. Die Tatsache, dass die Versicherte zu Hause allein lebt, ist kein „medizinisches" Problem.

Die Versicherte, 87 Jahre alt, droht auf einer Treppe zu stürzen. Sie kann sich noch gerade mit dem rechten Arm am Treppengeländer halten. Da der rechte Arm stark schmerzt, sucht sie einen Arzt auf. Bildgebend gesichert wird ein geschlossener schultergelenksnaher Oberarmschaftbruch bei totalprothetisch ersetztem Schultergelenk. Sie wird stationär aufgenommen zwecks operativer Stabilisierung des Oberarmschaftbruchs. Die präoperative internistische Untersuchung kommt jedoch zu dem Schluss, dass zuvor die Behandlung einer unfallfremden Herzerkrankung erforderlich ist. Die operative Behandlung des Oberarmschaftbruchs wird erst nach 6 Tagen durchgeführt.

Ein häufiges Problem der älter werdenden Bevölkerung sind dieser und der nachfolgende Fall. Die präoperative stationäre Behandlung während 5 Tagen ist zwar „medizinisch notwendig", aber nicht unfallbedingt. Der Unfall ist nur der Auslöser für die Sicherung der behandlungsbedürftigen Herzerkrankung. Krankenhaustagegeld, als Teil der Unfallversicherung, ist für die 5 Tage nicht zu zahlen. Anders der nachfolgende Fall:

> Die 87-jährige Versicherte steht zum Zeitpunkt des Unfalls unter einer blutgerinnungshemmenden Medikation. Die Operation wird daher – nach Normalisierung der Gerinnungswerte – nach 3 Tagen durchgeführt.

Die Normalisierung der Gerinnungswerte ist gezielt unfallbedingt erforderlich. Zwar ist die zum Zeitpunkt des Unfalls bestehende verminderte Blutgerinnung nicht unfallbedingt. Die operative Behandlung setzt aber zwingend deren Normalisierung voraus. Der Unterschied zum vorangegangenen Beispiel ist darin begründet, dass die Behandlung der Herzerkrankung ein unfallfremdes Krankheitsbild ist, das anlässlich der stationären Behandlung gesichert und behandelt wurde. Die verminderte Blutgerinnung ist zwar auch unfallfremd. Ihre Normalisierung ist aber nur deshalb erforderlich, um die unfallbedingte Verletzung zu behandeln.

> Die Versicherte hat bei einer Skiabfahrt unfallbedingt einen Riss des vorderen Kreuzbandes rechts erlitten. Durchgeführt wird noch am Unfalltag die operative Rekonstruktion. Die Versicherte wird nach einer Aufwach- und Ruhephase aus der ärztlichen Behandlung entlassen.

Seit dem AUB 2008 hat neben demjenigen, der unfallbedingt „vollstationär" behandelt wird, auch derjenige Anspruch auf „Krankenhaustagegeld", der „sich unfallbedingt einer ambulanten Operation" „zur Vermeidung einer vollstationären Heilbehandlung" unterzieht. Die Zunahme der ambulant durchgeführten Operationen vor allem infolge arthroskopischer Operationstechniken war der Grund – im Sinne der Gleichbehandlung der Versicherten – für die Erweiterung des Krankenhaustagegelds auf diesen Bereich. Auch wenn derartige Monoverletzungen immer häufiger ambulant behandelt werden, steht diese Behandlungsform dennoch anstelle einer stationären Behandlung. Einmal ist auch nach Entlassung aus ärztlicher Behandlung weiterhin Hilfe und Beobachtung erforderlich. Zum anderen erfordert aber auch die weitere ambulante Behandlung Beweglichkeit und Geschicklichkeit der versicherten Person. Geschuldet wird also Krankenhaustagegeld, das nach den AUB 2020 auf „X Tage" begrenzt ist.

> Der Versicherte nimmt 14 Tage nach Entlassung aus stationärer Behandlung an einer 3-wöchigen Anschlussheilbehandlung (AHB) teil.

**Kuren oder Aufenthalte in Sanatorien und Erholungsheimen gelten nicht als medizinisch notwendige Heilbehandlung.** Nicht entscheidend ist der Name der Institution, in der sich die versicherte Person befindet. Entscheidend ist, ob eine ständige, gezielte, ärztlich gesteuerte und überwachte Heilbehandlung durchgeführt wird mit dem Ziel die Unfallfolgen so weitgehend wie möglich zu beheben. Ein zu händelndes Unterscheidungskriterium ist die Frage, ob die durchgeführten Behandlungs- und Trainingsmaßnahmen auch ambulant hätten durchgeführt werden können. Dann ist kein Krankenhaustagegeld zu zahlen.

## 24.2 Vorinvalidität und Mitwirkung unfallfremder Krankheiten oder Gebrechen

> Die Versicherte verlor beim Treppabsteigen das Gleichgewicht. Sie drohte zu stürzen, konnte sich aber noch mit der rechten Hand am Treppengeländer festhalten. Sie suchte wegen starker Schmerzen und Funktionseinbußen im Bereich des rechten Arms das Krankenhaus auf. Vorbestehend war der künstliche Ersatz des rechten Schultergelenks. Die am Unfalltag bei der 87-jährigen Versicherten durchgeführte computertomographische Untersuchung ergab, dass die Knochenrinde des Oberarmschaftes im Bruchbereich, der in unmittelbarem Anschluss an den Prothesenschaft lag, nahezu aufgebraucht war. Damit stand in Übereinstimmung, dass Auslöser des Knochenbruchs das Festhalten am Geländer war, also allenfalls das eigene Körpergewicht unfallbedingt auf den Arm gewirkt hatte. Der Oberarmschaft war krankheitsbedingt annähernd bruchbereit.

Das Krankenhaustagegeld ist zu zahlen, jedoch nur zu 20 %. Denn entscheidende Ursache war die Minderbelastbarkeit des rechten Arms. Die älter werdende Bevölkerung ist ein Problem auch der Krankenhaustagegeldversicherung. Die Frage, ob z. B. Trainingsmaßnahmen ambulant oder stationär durchführbar sind, hängt weitgehend von der Konstitution des Versicherten ab.

> Der 82-jährige, an einer Parkinson'schen Erkrankung leidende Versicherte, stürzt über eine Baumwurzel und erleidet einen Oberschenkelschaftbruch rechts. Nach operativer Stabilisierung des Verletzungsbereich wird er – der stationäre Aufenthalt ist aufgrund seines Alters, das jedoch weder eine Vorinvalidität, noch eine Krankheit, noch ein Gebrechen ist, verlängert – nach 12 Tagen zur geriatrischen Nachbehandlung verlegt. Durchgeführt wird unter stationären Bedingungen eine intensive Trainingstherapie

Die **Vorinvalidität** aufgrund der Parkinson'schen Erkrankung führt nicht zu einer Kürzung des Krankenhaustagegeldes. Sie war nicht die Ursache für die Notwendigkeit stationärer Behandlung. Das war der Oberschenkelschaftbruch. Ziff. 2.1.2.2.3 sieht deshalb zwar eine Minderung des „Invaliditätsgrades" bei Vorinvalidät vor, nicht aber des Krankenhaustagegeldes, auch wenn eine Gangunsicherheit durch die Vorerkrankung bei dem Sturz mitgewirkt haben mag. Dies ist aber unbeachtlich. Zu berücksichtigen ist aber die **Mitwirkung von Krankheiten und Gebrechen** „bei den anderen Leistungsarten" (Ziff. 3.2.1 AUB 2020), beim Krankenhaustagegeld also. Auszugehen ist von einem Mitwirkungsfaktor von mindestens 50 % ab Verlegung in die Geriartrie.

## 24.3 Darlegungslast, Beweislast und Beweismaß

Verwiesen werden kann auf den Gliederungspunkt Kap. 23.3.

## 24.4 Zusammenfassung: „Krankenhaustagegeld"

- Krankenhaustagegeld wird auch bei stundenweiser Abwesenheit vom Krankenhaus gezahlt, wenn die Therapie dennoch konsequent fortgesetzt wird.
- Unfallbedingte rein kosmetische Korrekturen lösen keinen Anspruch auf Krankenhaustagegeld aus.
- Ein Krankenhausaufenthalt infolge fehlender häuslicher Pflege löst kein Krankenhaustagegeld aus.
- Die einer unfallbedingten Operation vorangestellte stationäre Behandlung unfallfremder Krankheiten führt nicht zu einem Anspruch auf Krankenhaustagegeld.
- Unfallbedingtes Krankenhaustagegeld wird jedoch geschuldet, wenn die Unfallfolgen die Ursache für die Behandlung unfallfremder Regelwidrigkeiten sind (Normalisierung der Blutgerinnung).
- Steht die ambulante Behandlung anstelle der stationären Behandlung, wird Krankenhaustagegeld geschuldet.
- Bei Behandlungsmaßnahmen (Kuren, Sanatoriumsaufenthalten), die sich an eine stationäre Behandlung anschließen, richtet sich die Frage, ob es sich um eine unfallbedingte akute Heilbehandlung handelt, danach ob diese auch ambulant durchführbar gewesen wäre.
- Zu beachten ist die Mitwirkung von Krankheiten oder Gebrechen (Ziff. 3 AUB 2020).

# Anhang: Übergangsleistung (AUB 61 bis AUB 2014) 25

Die Übergangsleistung ist in den AUB 2020 (Musterbedingungen) entfallen. Sie kann jedoch ergänzend zu Ziff. 2 vereinbart werden: „Besondere Bedingungen für die Übergangsleistung (BB Übergangsleistung 2020) Musterbedingungen des GDV Stand: 21.06.2021." Die Übergangsleistung, die seit den AUB 61, zunächst als „Übergangsentschädigung" und ab den AUB 88 als „Übergangsleistung" als regulärer Bestandteil des Unfallversicherungsvertrages vereinbart ist, ist nach den AUB 2014 wie folgt gefasst:

## 25.1 Übergangsleistung, Voraussetzung für die Leistung: Ziff. 2.3.1 AUB 2014

*Ziff. 2.3.1.1 AUB 2014 „Die versicherte Person ist unfallbedingt*

- *im beruflichen oder außerberuflichen Bereich*
- *ohne Mitwirkung von Krankheiten oder Gebrechen*
- *zu mindestens 50 Prozent in ihrer normalen körperlichen oder geistigen Leistungsfähigkeit beeinträchtigt.*

*Die Beeinträchtigung dauert, vom Unfalltag an gerechnet, ununterbrochen mehr als 6 Monate an.*
*Ziff. 2.3.1.2 AUB 2014 Sie müssen die Beeinträchtigung innerhalb von 7 Monaten nach dem Unfall bei uns durch ein ärztliches Attest geltend machen. Geltend machen heißt: Sie teilen uns mit, dass Sie von einer Beeinträchtigung von mehr als 6 Monaten ausgehen. Nur in besonderen Ausnahmefällen lässt es sich entschuldigen, wenn Sie die Frist versäumt haben."*
*Ziff. 2.3.2 AUB 2014 Art und Höhe der Leistung*
*„Wir zahlen die Übergangsleistung in Höhe der vereinbarten Versicherungssumme."*

Die Übergangsleistung, die in den AUB 2020 (Musterbedingungen) nicht mehr vorgesehen ist, war/ist gedacht für schwere Unfallverletzungen, die über einen Zeitraum von mehr als 6 Monate zur Beeinträchtigung der Leistungsfähigkeit führen. Da die Tatsachen, die einen Invaliditätsanspruch begründen, häufig nicht vor Ablauf eines Jahres ab dem Unfall festgestellt werden können, müssen Schwerverletzte nicht selten längere Zeit auf eine Invaliditätsleistung aus ihrer Unfallversicherung warten. Diesen Zeitraum überbrückt die Übergangsleistung. Auch diese ist eine Summenversicherung. Es wird „Alles oder Nichts" fällig, abhängig davon, ob die Mindestbeeinträchtigung – „mindestens 50 %" (bis zu den AUB 99 „mehr als 50 %") – nach 6 Monaten noch erreicht wird. Leistungsvoraussetzung ist die Beeinträchtigung im „beruflichen oder außerberuflichen Bereich" – nicht die Gliedertaxe.

*Der 40-jährige Versicherte hat unfallbedingt einen Oberschenkelschaftbruch erlitten, der konservativ behandelt wird. Der Verletzungsbereich ist nach 6 Monaten noch nicht vollständig knöchern durchbaut. Der Versicherte ist von Beruf Straßenbauer.*

Der Versicherte ist bezogen auf seinen Beruf „mindestens 50 %" arbeitsunfähig. Die Prüfung in Bezug auf den „außerberuflichen Bereich" kann dahingestellt bleiben, da diese nur alternativ zu erfolgen hat.

*Der Versicherte, angestellter Rechtsanwalt, der wegen Beschwerden im Bereich der Lendenwirbelsäule in der Vergangenheit operativ behandelt worden war, war wegen dieser Beschwerden erneut arbeitsunfähig krank. Während der krankheitsbedingten Arbeitsunfähigkeit rutschte der Versicherte am 27.06.2023 gegen 11.00 Uhr auf einer Treppenstufe ab und knickte mit dem linken Fuß um. Er suchte am 28.06.2023 erstmals einen Arzt auf. Dieser veranlasste eine kernspintomographische Untersuchung des linken Fußes. Diese wurde am 30.06.2023 durchgeführt. Knöcherne Verletzungen wurden ausgeschlossen. Zur Darstellung kam eine Kapsel-Bandverletzung, die konservativ behandelt wurde.*

*Am 29.01.2024, also ca. 6 Monate nach der stattgehabten Verletzung, attestierte der behandelnde Arzt bei anhaltender Schwellneigung im Bereich des linken Sprunggelenks eine „Belastungsinsuffizienz und Bewegungseinschränkung" und „persistierende ischialgieforme Reizzustände" im Bereich der Wirbelsäule.*

Die Wirbelsäulenbeschwerden, die die Leistungsfähigkeit des Versicherten unfallfremd beeinträchtigen, sind grundsätzlich unbeachtlich. Unbeachtlich sind auch die Gründe für die Arbeitsunfähigkeit des Versicherten. Die Arbeitsfähigkeit ist nicht der maßgebliche Gesichtspunkt für die Zahlung des Übergangsgeldes. Das ist die unfallbedingte Einschränkung der Leistungsfähigkeit. Diese richtet sich allein nach den Befunden im Bereich des linken Fußes. Es fragt sich aber, inwiefern ein infolge des Wirbelsäulenleidens unfallfremd nicht Leistungsfähiger durch einen Unfall im „beruflichen oder außerberuflichen Bereich" zu mindestens 50 % in seiner Leistungsfähigkeit eingeschränkt werden kann. Treffen die Unfallfolgen auf unfallfremde Funktionseinbußen ist die individuelle unfallbedingte Leistungseinbuße maßgeblich. Diese erreicht vorliegend nicht mindestens 50 %. Dass die individuelle Leistungseinbuße maßgeblich ist, erklärt sich auch vor dem Zweck der Übergangsleistung, die einen finanziellen Ausgleich für die Einschränkung der Leistungsfähigkeit durch schwere Unfallfolgen bietet, die sich jedoch bei fehlender individueller Leistungsfähigkeit aus unfallfremden Gründen nicht in gleicher Form auswirkt.

> Die 35-jährige Versicherte hat unfallbedingt eine Verletzung der Milz, die operativ entfernt wird, einen Bruch des 4. Lendenwirbels, der konservativ behandelt wird, und einen Sprunggelenksverrenkungsbruch rechts, der operativ behandelt wird, erlitten. Nach Ablauf von 6 Monaten ist das rechte Bein noch minderbelastbar. Im Bereich des rechten Sprunggelenks findet sich noch eine deutliche Bewegungseinschränkung. Die Beweglichkeit im Bereich der Wirbelsäule ist deutlich eingeschränkt. Durchgeführt wird eine intensive physiotherapeutische Behandlung. Die Versicherte ist von Beruf Sportlehrerin.

Bemessen wird die Beeinträchtigung der Leistungsfähigkeit durch die Gesamtheit der Unfallfolgen „unter ausschließlich medizinischen Gesichtspunkten" (Ziff. 2.1.2.2.2 AUB 2014). Als Sportlehrerin dürfte ihre Leistungsfähigkeit nach 6 Monaten durch die Unfallfolgen insgesamt noch um mindestens 50 % beeinträchtigt sein.

> Der Versicherte stürzt während einer Bergtour, bleibt unverletzt, ist aber auf fremde Hilfe angewiesen, um sich aus seiner sturzbedingten Lage zu retten. Er wird erst nach 8 Tagen gefunden. Wegen eines starken Nachtfrostes in der 7. Nacht hat er schwere Erfrierungen an Händen und Füßen erlitten.

Die Beeinträchtigung muss „vom Unfalltag" an bestehen. Der Unfallbegriff setzt die unfallbedingte Gesundheitsschädigung voraus, die erst mit dem Zeitpunkt der Erfrierungen an Händen und Füßen gegeben ist, sodass das Intervall zwischen Sturz und Frostschaden unerheblich ist.

## 25.2 Vorinvalidität und Mitwirkung unfallfremder Krankheiten oder Gebrechen

> Die 60-jährige Versicherte stürzt auf das Gesäß. Sie erleidet einen Bruch des 5. Lendenwirbelkörpers. Mitgewirkt hat zu 70 % eine allein anlagebedingte Osteoporose.

Während die Vorinvalidität bedingungsgemäß nicht zu berücksichtigen ist (Ziff. 2.1.2.2.3 AUB 2020), gilt dies nicht für die Mitwirkung. Unterstellt, die Versicherte ist nach 6 Monaten noch zu mindestens 50 % in ihrer Leistungsfähigkeit beeinträchtigt, hat sie von vornherein keinen Anspruch auf eine Übergangsleistung, weil die Osteoporose zu 70 % an der Entstehung des Wirbelbruchs mitgewirkt hat.

## 25.3 Darlegungslast, Beweislast und Beweismaß

Verwiesen werden kann auf den Kap. 23.3.

## 25.4 Zusammenfassung: „Übergangsleistung"

a. Die unfallbedingte Beeinträchtigung kann alternativ den beruflichen oder außerberuflichen Bereich betreffen.
b. Maßgeblich ist die individuelle unfallbedingte Leistungseinbuße.

c. Für die Übergangsleistung wird bemessen die Gesamtheit der Unfallfolgen unter ausschließlich medizinischen Gesichtspunkten (Ziff. 2.1.2.2.2 AUB 2014). Die Gliedertaxe ist irrelevant.
d. Der Unfallbegriff setzt die unfallbedingte Gesundheitsschädigung voraus. Deshalb ist ein zeitliches Intervall zwischen Unfallereignis und Gesundheitsschädigung kein Hindernis für die Berechnung des Zeitraums von 6 Monaten „vom Unfalltag an".
e. Die unfallbedingte Gesundheitsschädigung muss zu einer Invalidität von mindestens 50 % führen „ohne Mitwirkung von Krankheiten oder Gebrechen".

# Literatur

Bichler KH (2004) Das urologische Gutachten, 2. Aufl. Springer, Heidelberg

Fabra M (2001) Neurologische Begutachtung der erektilen Dysfunktion. MedSach 97 S. 4ff.

GDV (2020). https://www.gdv.de/resource/blob/6252/f5121ebea18eb5800be7566316330293/01-allgemeine-unfallversicherungsbedingungen-aub-2020%2D%2Ddata.pdf

Gramberg-Danielsen B, Thomann KD (1983) Bewertung der Brille in der Privaten Unfallversicherung. Der Augenarzt: 407 ff.

Grimm, Kloth (2021) Unfallversicherung AUB Kommentar, 6. Aufl. C.H.BECK, München

Jakob M (2022) Unfallversicherung AUB 2020, 3. Aufl. Nomos, Baden-Baden

Klemm HT, Wittchen V, Willauschus W, Fuhrmann RA, Hohendorff B (2020) Joint arthrodesis in functionally favorable position : Considerations on measurement of disability in private accident insurance. Unfallchirurg 123(12):988–998. https://doi.org/10.1007/s00113-020-00913-4 (Gelenkversteifung in gebrauchsgünstiger Stellung: Überlegungen zur Invaliditätsbemessung in der privaten Unfallversicherung)

Klemm HT, Ludolph E, Willauschus W, Wich M (2022a) New assessment recommendations for disability in private accident insurance part 3: an interdisciplinary consensus approach-Lower extremities. Unfallchirurgie (Heidelb). https://doi.org/10.1007/s00113-022-01265-x (Neue Bemessungsempfehlungen zur Invaliditat in der PUV, Teil 3: Ein fachubergreifend konsentierter Ansatz – untere Extremitaten)

Klemm HT, Ludolph E, Willauschus W, Wich M (2022b) New assessment recommendations for disability in private accident insurance, part 1: an interdisciplinary consented approach-basics. Unfallchirurg. https://doi.org/10.1007/s00113-022-01161-4 (Neue Bemessungsempfehlungen zur Invaliditat in der PUV, Teil 1: Ein fachubergreifend konsentierter Ansatz – Grundlagen)

Klemm HT, Ludolph E, Willauschus W, Wich M (2022c) New assessment recommendations for disability in private accident insurance, part 2: an interdisciplinary consented approach-upper extremities. Unfallchirurgie (Heidelb). https://doi.org/10.1007/s00113-022-01223-7 (Neue Bemessungsempfehlungen zur Invaliditat in der PUV, Teil 2: Ein fachubergreifend konsentierter Ansatz – Obere Extremitaten)

Klemm HT, Ludolph E, Willauschus W, Wich M, Heintel T (2023a) New assessment recommendations for disability in private accident insurance, part 4: an interdisciplinary consensus approach-Disability outside the compensation scheme]. Unfallchirurgie (Heidelb). https://doi.org/10.1007/s00113-023-01344-7 (Neue Bemessungsempfehlungen zur Invaliditat in der PUV, Teil 4: Ein fachubergreifend konsentierter Ansatz – Invaliditat ausserhalb der Gliedertaxe)

Klemm HT, Ludolph E, Willauschus W, Wich M, Heintel T (2023b) New assessment recommendations for disability in private accident insurance, part 4: an interdisciplinary consensus approach-disability outside the compensation scheme]. Unfallchirurgie (Heidelb) 126(9):736–746. https://doi.org/10.1007/s00113-023-01344-7 (Neue Bemessungsempfehlungen zur Invaliditat in der PUV, Teil 4: Ein fachubergreifend konsentierter Ansatz – Invaliditat ausserhalb der Gliedertaxe)

Lehmann, Ludolph (2013) Die Invalidität in der privaten Unfallversicherung, 4. Aufl. VVW, Karlsruhe

„Leitlinie Schmerzbegutachtung", 5. Version, Stand 05.08.2023, gültig bis 01.08.2028, AWMF-Registernummer 187-006

Löllgen H (2005) Kardiopulmonale Funktionsdiagnostik, 4. Aufl. Novartis Pharma, Nürnberg

Ludolph E (2022) Der Unfallmann, 14. Aufl. Springer, Heidelberg

Ludolph, Reis (2022) Die Invalidität in der privaten Unfallversicherung, 6. Aufl. VVW, Karlsruhe

Ludolph, Schürmann/Gaidzik (2005) Kursbuch der ärztlichen Begutachtung. Loseblatt. ecomed MEDIZIN, Landsberg

Menke H (2016) Begutachtung von Verbrennungsfolgen. In: Lehnhardt M, Hartmann B, Reichert B (Hrsg) Verbrennungschirurgie. Springer, Berlin/Heidelberg, S 473–479. https://doi.org/10.1007/978-3-642-54444-6_41

Michel O (2023) Tinnitus. In: Ludolph, Schürmann, Gaidzik (Hrsg) (2005) Kursbuch der ärztlichen Begutachtung. 72. Erg.-Lfg. 12/23

Mollowitz GG (1998) Der Unfallmann, 12. Aufl. Springer, Heidelberg

Naumann, Brinkmann (2012) Die private Unfallversicherung in der Beraterpraxis, 2. Aufl. Deutscher Anwaltverlag, Bonn

Putz R (1981) In: Doerr W, Leonhardt H (Hrsg) Funktionelle Anatomie der Wirbelgelenke, Bd 43. Georg Thieme Verlag Stuttgart, New York

White AA, Panjabi MM (1990) Clinical biomechanics of the spine, 2. Aufl. Lippincott, Philadelphia

# Stichwortverzeichnis

**A**
Adäquanz 48
Adäquanztheorie 51, 52
Allergie 131, 224, 232
Alter 17
Aneurysma 239
Anknüpfungstatsache 16
Anscheinsbeweis 234
Anspruchsvoraussetzung 165
Anzeigepflicht 257, 259
Arm
    im Handgelenk 185
    im Schultergelenk 185
Arthrose 154, 258
Ausschlusstatbestand 234, 238, 239
Austausch der Wesensgrundlage 206

**B**
Bandscheibenschaden 238
BAV (Bundesaufsichtsamt für das
    Versicherungswesen) 4
Beckenwaage 18
Befangenheit 10, 14
Befund
    funktionsspezifischer 25, 43
    objektiver 17, 19, 21, 25, 43, 44
    Rangordnung 19, 43, 45
    semi-objektiver 17, 19, 24, 25, 43, 44
    ständiger Wechsel 155
    subjektiver 17, 21, 25, 43
Begutachtung
    Vorgehen 69
Behandlung, nicht abgeschlossene 155
Beibringungsgrundsatz 56
Bemessung
    bei Funktionseinbußen des Herzens 110
    bei Lungenfunktionsstörungen 116
    bei Lymphödem 118
    getrennte 176
    nach Nierenverletzung 117
    nach Verbrennungen/Verbrühungen/
        Verätzungen 117
Bemessungsempfehlung 67, 71
    Aufbau 67
    nach Abdominalverletzung 103
Beschwerde/Schmerz 197
Bestätigung, ärztliche 164
Beurteilung, objektive 24
Beweglichkeit 34, 37
    aktiv vorgeführte 34
Bewegungsausschlag, geführt
    überprüfter 34
Bewegungsausmaß, normales
    durchschnittliches 37
Beweiserleichterung 60, 61
Beweislast 56, 163, 171, 204, 234, 238, 247,
    248, 254
Beweismaß 56, 59, 163, 248
Beweismittel 61
Bewertung der Instabilität 22
Bewusstseinsstörung 233, 234
    alkoholbedingte 236
Blutgerinnung 214, 226, 257
Blutung 239
Brillenausgleich 187

**C**
Conditio sine qua non 51, 52

**D**
Daumen 187
Diabetes mellitus 225
Dynamometer 24

**E**
Eigenbewegung 4, 142
Einnierigkeit 107, 117, 215
Empathie 13
Ereignis
 auf den Körper einwirkendes 135
 plötzliches 132
Ersatz von Körperstrukturen 186, 189
Erstbemessung 161, 253

**F**
Feststellung der Invalidität, ärztliche 165
Finalgutachten 9, 63
Fotodokumentation 41
Fragen an den Radiologen 40
Freiwilligkeit 59, 137
Frist 10
Funktionsbeeinträchtigung 17
Funktionsprüfung 17, 22, 23
Fuß im Fußgelenk 185

**G**
Gangunsicherheit 238
Ganzkörperstatus 17
GDV 4
Gebrechen 221, 223
Gefäßveränderung 225
Gehirnblutung 238
Gelegenheitsursache 53
Gelenkersatz, künstlicher 157, 189
Gelenkrechtsprechung 185
Geltendmachung der Invalidität 167
Gesichtspunkt, medizinischer 192
Gesundheitsschaden 48
Gesundheitsschädigung 5, 48, 140, 222
Gewicht 17
Glaubhaftigkeit 49, 50
Glaubwürdigkeit 49, 50
Gleichbehandlung 176
Gliedertaxe 63, 175, 177, 178, 184, 193
 außerhalb der 189, 211, 215
 hat Vorrang 195
Gutachtenauftrag 9
Gutachter 47
 Befangenheit 49

**H**
Halswirbelsäule 184
Händigkeit 17
Handlung, autoerotische 241
Heilmaßnahme 239
Hoden 213
Hodenverlust 224
Hörverlust 187
Hüftgelenksersatz 188

**I**
Identität des Probanden 17
Indikation, rechtfertigende 37
Inspektion 17, 18
Invalidität 147, 191
 Geltendmachung 167
 gesamte 201, 212
 innerhalb der Gliedertaxe 190
Invaliditätseintrittsfrist 161, 254
Invaliditätsgrad 166, 176
 fester 175
Invaliditätsleistung 5, 173

**K**
Kausalität 51
 überholende 55
Kausalitätsbedürfnis 205
Kausalitätsgutachten 9
Kernspintomografie 40, 245
Klage, subjektive 245
Knalltrauma 187
Knocheninfektion 226
Kollektivunfallversicherung 4
Kontrollüberlegung 193
Körperlänge 17
Kraft, grobe 24
Kraftanstrengung, erhöhte 141
Krafteinwirkung
 direkte 230
 indirekte 230
Kraftgrad 24
Kraftprüfung 17
Krankenhaustagegeld 267
Krankheit 221, 223

**L**
Leistungsfähigkeit
 eines durchschnittlichen Unversehrten 194
 geistige 193
 individuelle 191, 192
 normale 191, 193

## M
Marcumar 214, 225, 257
Maßstab
  abstrakter 175
  abstrakter, genereller 175, 177
  genereller 175
Mehrfachverletzung 194, 195
Meinung, herrschende 50
Messblatt 25, 34
Mikroangiopathie 225
Minderbelastbarkeit 197
Minderbeweglichkeit, anlagebedingte 37
Mitwirkung 60, 158, 264, 270, 275
  altersentsprechender Veränderungen 228
  am Eintritt der Gesundheitsschädigung 224
  an den Folgen der
    Gesundheitsschädigung 225
  einer Krankheit 213
  unfallfremder Erkrankungen am
    Unfallereignis 207
  unfallfremder Krankheiten oder
    Gebrechen 53, 221
  von Krankheiten und Gebrechen 171
Mitwirkungsanteil 54
Musterbedingung 4

## N
Nachschaden 55, 203
Neubemessung 253
Neutral-0-Methode 25, 26
Nierenverlust 224
  beidseitiger 107
non liquet 57, 58
Normabweichung 177
Nutzen einer Röntgenuntersuchung 38

## O
Obliegenheit 251
Ohrgeräusch 248
Operation, ambulante 269

## P
Palpation 17, 21
Parkinson-Krankheit 207
Partialkausalität 53, 221
Prognose 153, 255
Promillegrenze 237
Prothese 188
  abnehmbare 189
Prothesenzuschlag 204

## Q
Querschnittlähmung 179, 196

## R
Rangordnung der Befunde 19, 43, 45
Reaktion, psychische 242, 248
Rechtsfolge der Versäumung 163
Reichshaftpflichtgesetz (RHG) 3
Reichversicherungsordnung (RVO) 4
Ringmaßband 35
Risiko 38
Röntgenaufnahme
  in einem Strahlengang 39
  im Seitenvergleich 38, 39
Rotatorenmanschette 189, 229
Rückschluss 39

## S
Schadenversicherung 5
Schädigung
  hirnorganische 243
  organische 243
Schleudertrauma 245
Schriftform 166
Schulter 190
  AUB 2000 bis AUB 2020 183
Schulterverrenkung 228
Schweigepflicht, ärztliche 10
Sehhilfe 187
Sekundenschlaf 235
Skelettskizze 25
Somnabulismus 235
Sozialgesetzbuch VII 4
Sprache 47
Stabilitätsprüfung 17, 21
Subarachnoidalblutung 239
Summenversicherung 5, 173

## T
Tagegeld 261
Tatsache
  anspruchsbegründete 60
  anspruchsvernichtende 60
Texturstörung 222
Tinnitus 243, 246

## U
Übergangsleistung 273
Übermüdung 235

Umfangmaß 36
Umkehr der Beweislast 137
Unfall, ausgeschlossener 233
Unfallbegriff, erweiterter 140
Unfälle, mehrere 215
Unfallfolge innerhalb der Gliedertaxe 202
Unfallschock 243
Unfalltod 169
Unfallversicherungsgesetz (UVG) 4
Unfreiwilligkeit 58, 137
Unklarheitenregel 6
Untersuchung
 bildgebende 37
 gutachtliche 13
 klinische 16
Untersuchungssituation 14

**V**
Verletzung
 der Harn- und Geschlechtsorgane 108
 des Hodens 109
 des Verdauungstrakts 109
Verlust
 der Milz 105
 der Niere 106
Vermutung 58
Verrenkung 144
Versicherungsvertragsgesetz (VVG) 5
Vigorimeter 24

Vollbeweis 60, 61
Vor dem Unfall 203
Vorerkrankungsverzeichnis 60
Vorgehen bei der Begutachtung 69
Vorinvalidität 48, 171, 201, 202, 205, 206,
 210, 211, 213–215, 264,
 270, 275
 typische Fehler 215
 zum Ende des 3. Unfalljahres 202
Vorsatz 137
Vorschaden 48
Vorschädigung, altersentsprechende 231

**W**
Wahrscheinlichkeit 60
Werkvertrag 10
Wertungswiderspruch 183, 189
Winkelmesser 34, 35
 für die Finger 35

**Z**
Zeitpunkt 162
Zerreißung 144
Zerrung 144
Zitaterich 48
Zuckerkrankheit 225
Zustandsgutachten 9, 62, 63
Zweiersituation 14

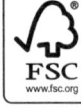

MIX
Papier aus verantwortungsvollen Quellen
Paper from responsible sources
FSC® C105338

If you have any concerns about our products,
you can contact us on
**ProductSafety@springernature.com**

In case Publisher is established outside the EU,
the EU authorized representative is:
**Springer Nature Customer Service Center GmbH
Europaplatz 3, 69115 Heidelberg, Germany**

Printed by Libri Plureos GmbH
in Hamburg, Germany